# 40位中西醫嚴選健康食物

## 教你排毒減肥、防癌抗老，愈吃愈年輕

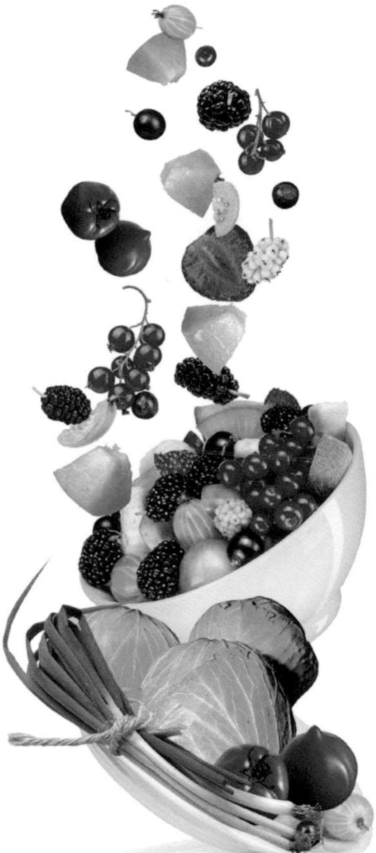

# 目錄

## Part1 保護心臟、維持血管暢通



## Part2 保持血壓穩定



## Part3 維持血糖平穩

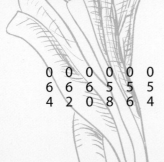

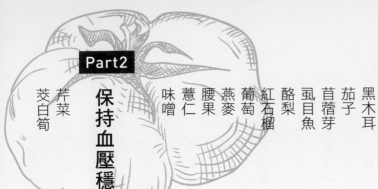

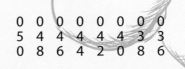

## Part4

### 防癌、抗癌



## Part5

### 促進腸胃蠕動、幫助營養吸收



## Part6

### 改善肺功能、保護呼吸系統

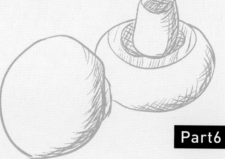

## Part7

### 幫助養肝補腎，恢復元氣



## Part8

### 補血活血，改善血液品質



## Part9

### 抗老防氧化、對抗自由基

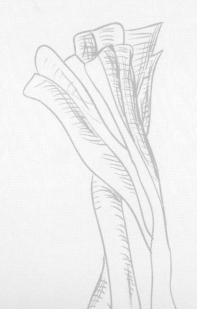

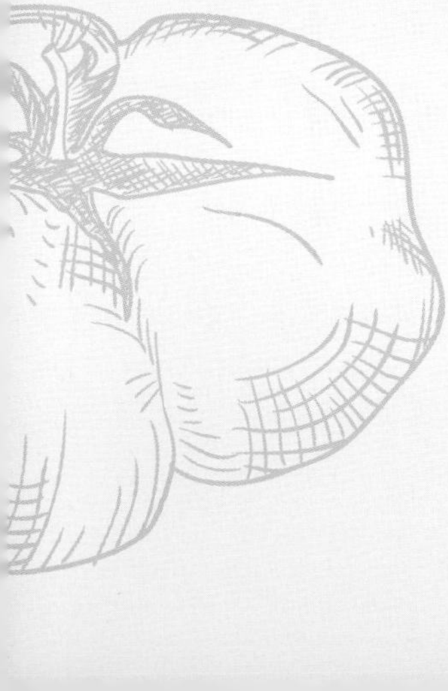

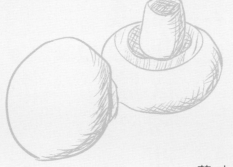

Part 1

# 保護心臟、維持血管暢通

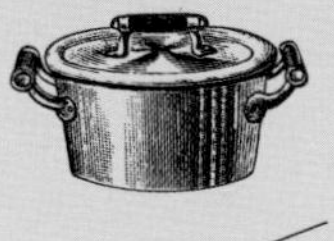

心臟疾病與腦血管疾病是國人十大死因的前三名，由此可見心血管疾病已嚴重威脅國人的生命健康，萬萬不可輕忽。任何影響心臟血管系統的疾病統稱為心血管疾病，會造成心臟、腦部與周遭血管病變，像是心臟病、中風、心肌梗塞等，透過日常精選飲食可以將罹病機率降低。

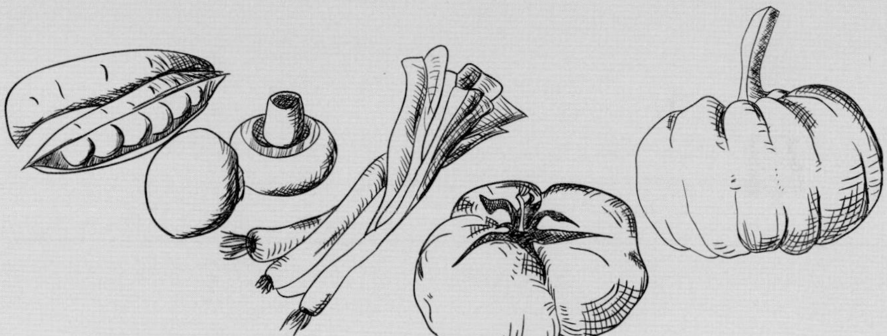

# 黑木耳

有益心臟血管
膳食纖維含量高

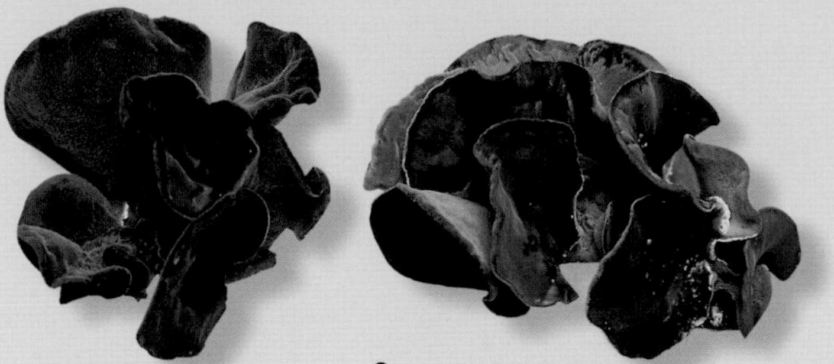

黑木耳（每 100 公克的營養成分）

| 熱量 | 脂肪 | 膳食纖維 | 鐵 | 磷 |
|---|---|---|---|---|
| 39Kcal | 89.5g | 7.7g | 26.8mg | 24.8mg |

資料來源／食品營養成分資料庫

## 中醫師觀點

**立生中醫診所院長 ‧ 陳旺全**

黑木耳依產季有春耳、秋耳之分，春耳斗大、耳肉厚，品質較佳。黑木耳也被國外研究證實，含有九種抗凝血物質，有益心臟血管。

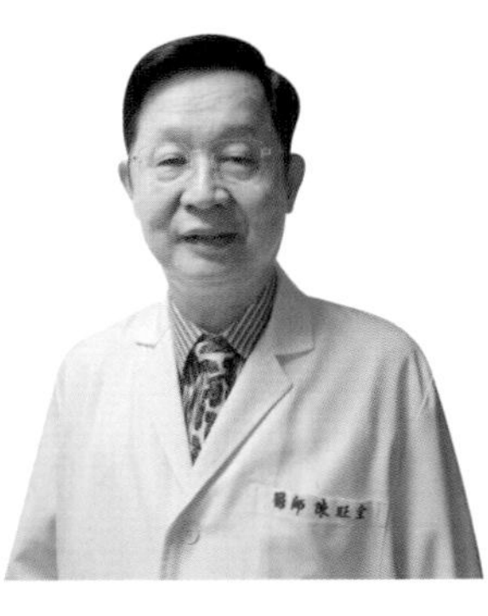

## 營養師觀點

**臺安醫院營養師 ‧ 劉怡里**

現代醫學研究發現，黑木耳膳食纖維高，一百克含有七 ‧ 七克，而其中水溶性膳食纖維具有幫助膽固醇代謝，穩定餐後血糖，可以降低心血管疾病的發生率。

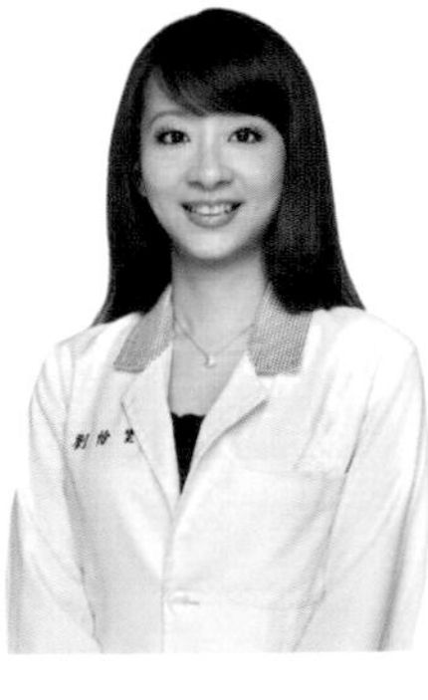

幾年前，國內掀起吃「黑木耳」養生風潮，不少老人家把它當成養生抗老聖品。在中醫的上品藥材裡，除靈芝、人參、黃耆、山藥外，黑木耳的營養價值相當高，有「血管清道夫」之稱，多食可預防心血管疾病。

自古以來，黑木耳一直是很好的養生食材，就中醫而言，黑木耳味甘、性平，入胃、大腸經，具活血補血、益氣補腦、生津止渴、潤肺清肺、強精補腎、消痔通便等功效。

初春是養肝的最佳時機，民眾可多吃黑木耳，有助肝臟將囤積在體內的壞膽固醇轉換成中性脂肪，改善肝臟的代謝能力，預防脂肪肝。

現代人大魚大肉，許多人在吃大餐前會先服用抑制吸收的保健食品，與其吃後天加工的藥錠，倒不如餐前多吃黑木耳，黑木耳熱量低，但膳食纖維含量卻相當高，可增加飽足感，是減肥美容的聖品。

國外研究發現，每天食用五到十克的黑木耳，可以預防血液中膽固醇在血管上的沉積與凝結，防止血栓發生。

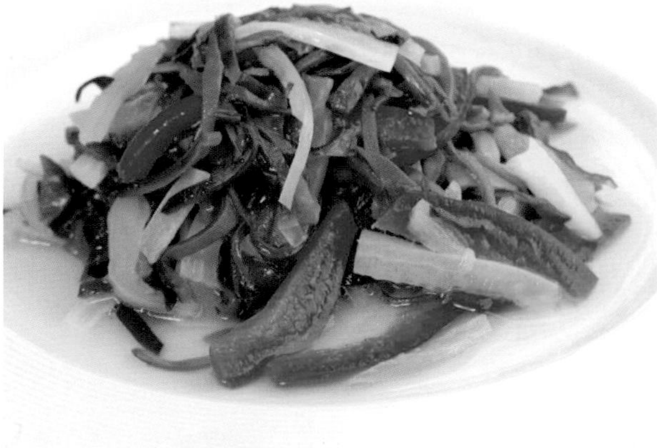

### 這樣吃最健康

從中醫角度看，黑木耳屬質地陰柔、偏寒涼的食物，比較適合夏天食用。

常吃黑木耳雖然可以補血，但長期過量服用可能會傷害脾胃、損傷人體陽氣，建議民眾可搭配薑、辣椒等辛香溫熱等調味料一起烹煮。

Tips

### 生活小常識

吃大量的黑木耳擔心有抗凝血作用，有出血性疾病的人不宜食用，孕婦也不宜多吃。

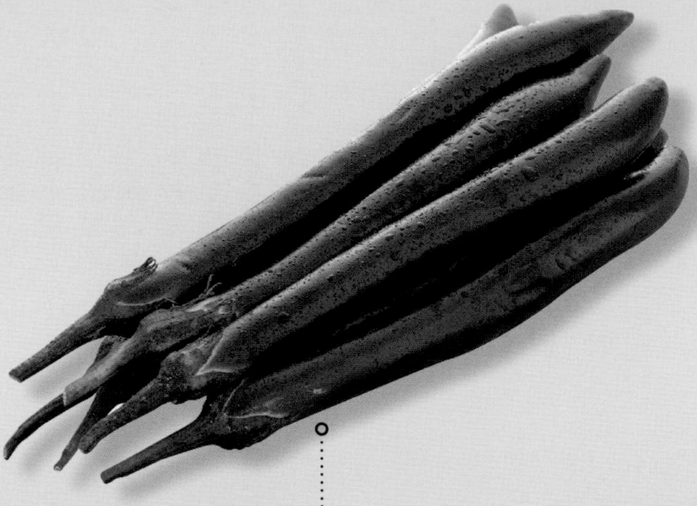

# 茄子

抗氧化、抗發炎
保護心血管

**茄子**（每 100 公克的營養成分）

| 水份 | 膳食纖維 | 維生素 A | 維生素 C | 鉀 |
|---|---|---|---|---|
| 93g | 2.3g | 4.9IU | 3.4mg | 224mg |

資料來源／食品營養成分資料庫

## 營養師觀點

**臺北榮民總醫院營養師 ・ 邱哲琳**

茄子是少見的紫色蔬菜，但有許多小孩討厭吃茄子，可能不喜歡口感或認為顏色很怪，建議家長可嘗試用不同的料理方式：比如孩子不喜歡吃軟爛的茄子，可塗上烤肉醬來烤茄子；也可以把茄子中間挖開鑲肉，做成茄盒；或是煮咖哩時加入茄子，用較重的咖哩味壓過茄子原味。

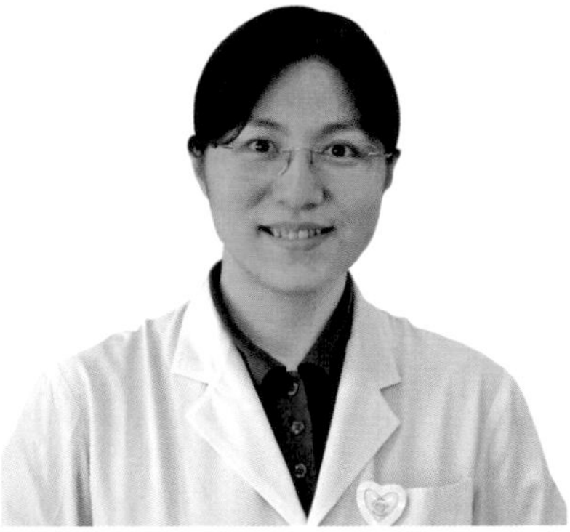

紫色茄子最獨特的營養素是類黃酮，可抗氧化與抗發炎，對心血管有保護作用。茄子含有多酚氧化酶，接觸空氣時就會變黑，但用些小技巧，比如烹調時不接觸空氣、加醋或炒之前先泡一點醋，可以防止變色。

茄子是最具代表性的紫色蔬菜，百分之九十是水分，含有微量營養素，包括維生素A、B群、C、E、菸鹼酸、鈣、磷、鎂、鉀、鐵等，還有膳食纖維與皂甘，動物實驗中顯示可降低膽固醇。

然而，茄子最獨特的營養素是類黃酮，過去被稱為維生素P，其中所含的花青素是使茄子呈現紫色的原因。類黃酮具有抗氧化與抗發炎的功能，可減少動脈粥狀硬化、調節微血管通透性與防止微血管破裂出血，因此多吃茄子對心血管有保護作用。

茄子比較健康的吃法是水煮或油炒，但與油炸相比，比較難維持茄子的漂亮色澤。有幾個小撇步可保持漂亮色澤：一是水煮時等到水滾再放入茄子，將茄子壓入水底以避免接觸到空氣；二是因為茄子含有多酚氧化酶，接觸空氣會變色，其弱點是怕高溫也怕酸，所以烹調時不接觸空氣、加醋或炒之前先泡一點醋，都可防止外皮變黑。

食用茄子時記得不要去皮，因為茄子外皮含有最多的類黃酮與花青素，營養價值最高。挑選茄子當選擇外皮呈現亮紫色最佳，果皮愈完整表示愈新鮮。另一個觀察指標是看蒂頭，太熟的茄子蒂頭會明顯分叉，而且尾端比較膨大，口感比較差。

文獻上有吃茄子引起過敏的報告，症狀為皮膚癢、輕微頭痛或腸胃不適，有的可以在兩小時內緩解。因此，曾有疑似過敏症狀者，最好避免食用。

### 這樣吃最健康

**涼拌茄子**

水滾後放入六百克茄子，並用器具將茄子壓入水中以防變色，燙五至十分鐘，可用筷子試試看軟硬度。燙好的茄子放入有冰塊的冰水中冰鎮，吃時淋上醬料即可。

**醬料**：蒜末$1/2$湯匙、蔥末$2/3$湯匙（或可改加九層塔）、醬油膏兩湯匙與一茶匙糖（加點辣椒）。

Tips

### 生活小常識

要保存的茄子不能用水洗，可放在陰涼處或冰箱內冷藏保存。

# 苜蓿芽

降低膽固醇
預防動脈硬化

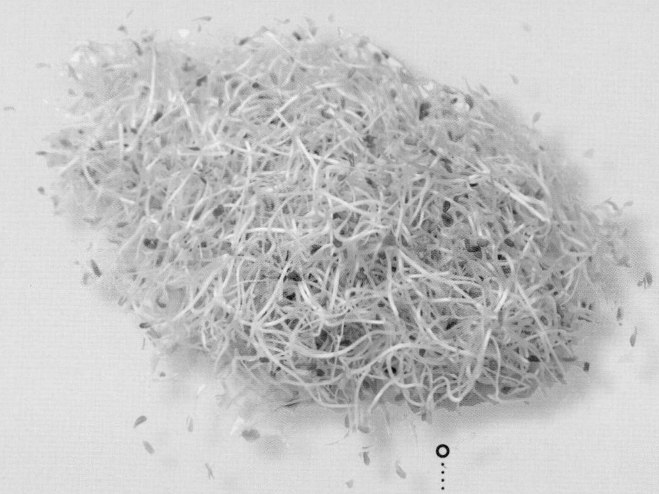

**苜蓿芽（每 100 公克的營養成分）**

| 熱量 | 水份 | 粗蛋白 | 維生素 C | 鉀 |
|---|---|---|---|---|
| 20kcal | 93g | 3.3g | 6.6mg | 345mg |

資料來源／食品營養成分資料庫

## 專家觀點

**生機飲食達人 ・ 王明勇**

苜蓿芽有低熱量、高纖維的特性，在營養學被歸類為蔬菜類。苜蓿芽在相關的動物實驗顯示，可降低血液裡的總膽固醇和壞的膽固醇，有預防動脈硬化的保健作用。

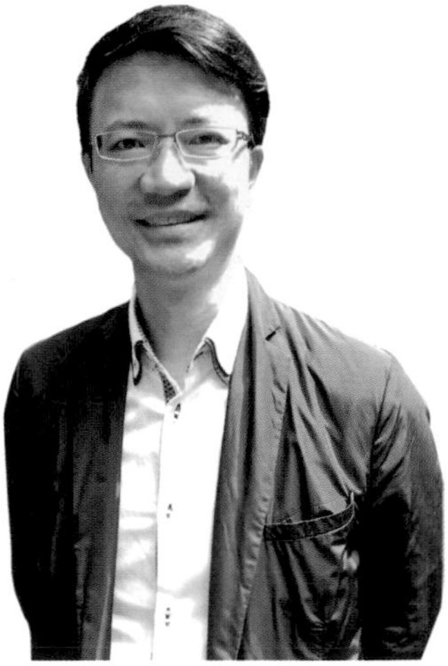

苜蓿芽低熱量、高纖維，不論用來打精力湯、做沙拉或手捲，各有風味。研究顯示，苜蓿芽有預防動脈硬化的保健作用，不過若已是自體免疫疾病患者，因含有特殊的刀豆氨基酸，不建議食用。

苜蓿芽的營養素包括酵素、蛋白質、纖維質以及維生素A、B群、C、D、E，礦物質部分則有鈣、鐵、磷、鉀等，生機飲食達人王明勇說，因為有均衡營養素，阿拉伯人甚至稱苜蓿芽為「食物之父」。

不過苜蓿芽含有一種刀豆氨基酸成分，曾有研究報告指出吃多了可能引起自體免疫疾病。而該研究內容設定為動物實驗需吃到相當大量的苜蓿芽才會引發，一般人正常飲食不會攝取這麼多；此外，亦有每天食用一公斤苜蓿芽的長輩並沒有因此罹病，因此目前認為一般人吃苜蓿芽是安全的，但如果已經罹患自體免疫疾病（比如紅斑性狼瘡），就不建議食用。

苜蓿芽一般吃法多為生吃，有時會引發安全疑慮，建議選購時最好選擇有品牌的苜蓿芽，確保廠商選用安全的種子來源，以乾淨的水質種植，可降低生食的風險。外觀上需注意芽體是否潔白乾淨、長度均勻；若已經發黃乾枯、甚至有黏液產生，就不要購買。

現在流行自己種苜蓿芽，掌握三個重點：一、先泡水一個晚上，苜蓿芽脹起來後用乾淨的棉布包起來，放在陰涼通風處。二、每五小時要沾水再擰乾，要放在下面有網狀簍空的容器內。三、大約長到五公分長的時候即可食用。一般溫度愈高、長得愈快，但也容易爛，溫度建議別超過攝氏二十七度。

Tips

### 生活小常識

苜蓿芽是有生命力的，保存時需要通風，因此若放密封袋冷藏，要記得打洞。此外，建議一周內要吃完。

### 這樣吃最健康

苜蓿芽常用來打精力湯、做沙拉，吃起來清涼爽口，簡單又好吃的做法就是拿海苔包苜蓿芽，再灑上一點肉鬆或是芝麻即可。也可以把海苔替換成鮭魚片或是烤肉片，搭配苜蓿芽可補充纖維質。

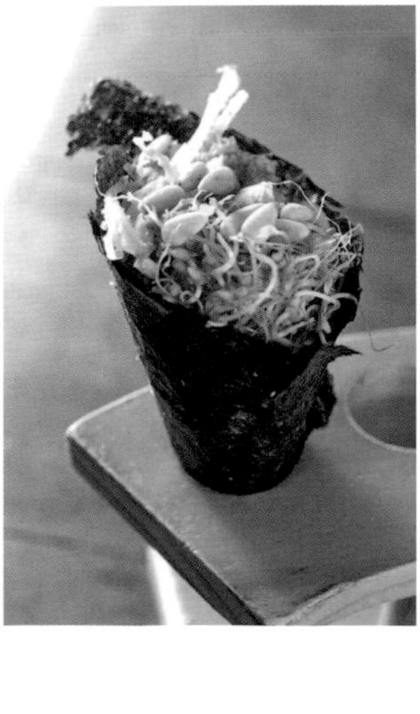

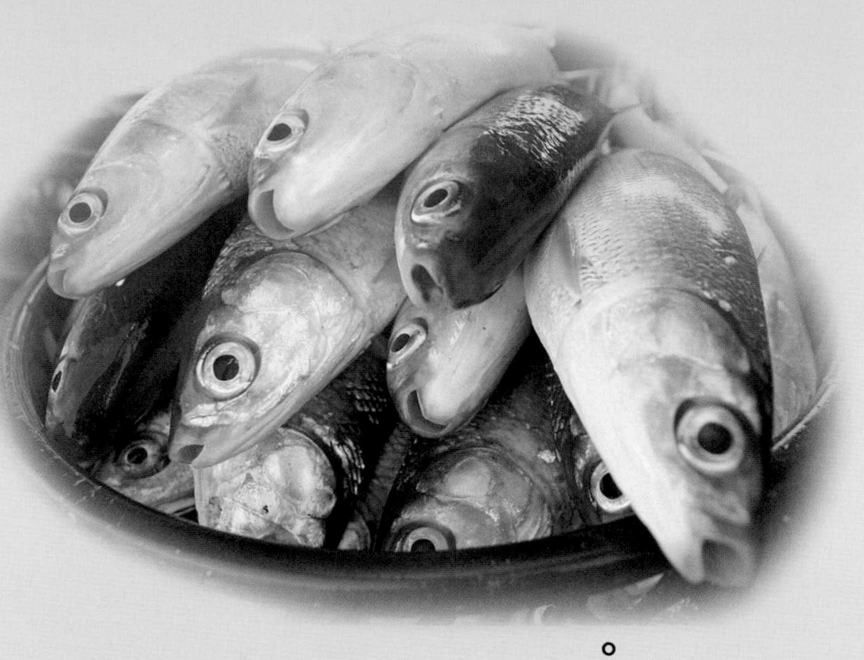

# 虱目魚

降血脂、護血管
促進腦部發育

**虱目魚**（每 100 公克的營養成分）

| 熱量 | 粗蛋白 | 粗脂肪 | 維生素 A | 維生素 C |
|---|---|---|---|---|
| 178kcal | 21.8g | 9.4g | 146IU | 0.98mg |

資料來源／食品營養成分資料庫

## 營養師觀點

**聯合營養諮詢中心營養師 ・ 陳彥甫**

虱目魚最常被提及的部位就是魚肚，含有最多的不飽和脂肪酸，像是 EPA 和 DHA，被認為可促進腦部發育，也有研究認為有助於抗憂鬱。魚皮則比其他魚種含有更多的膠質，幫助養顏美容，尤其煮湯食用，最能保存完整的膠質。

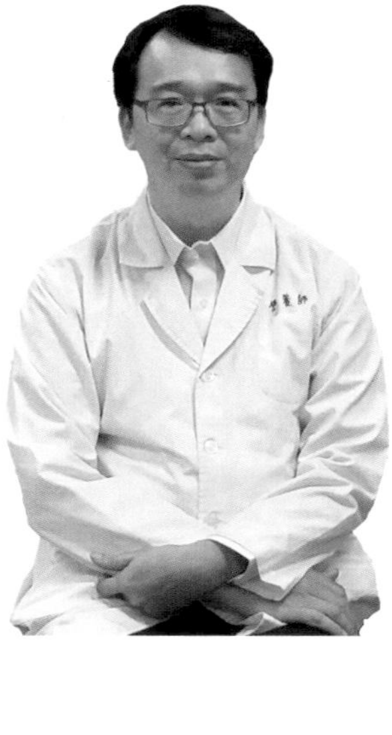

虱目魚又稱海草魚、安平魚、國姓魚，主要營養素包括蛋白質、不飽和脂肪酸、動物性膠質、鐵以及維生素A、B、E等。

虱目魚肉質細嫩又軟，且蛋白質優質豐富，特別對於牙口不好及吸收變差的老年人，是很好的營養來源。最常被提及的部位就是魚肚，含有豐富的不飽和脂肪酸，被認為可促進腦部發育。

虱目魚還有一種特殊的營養素是牛磺酸，牛磺酸屬於一種驅脂因子，促使原本不溶於水的脂肪乳化，脂肪就容易被消化、吸收、代謝，因此被認為有降血脂的好處，對心血管有保護效果。

許多人聽到虱目魚都退避三舍，因為嫌棄魚刺太多，這是事實，食用時務必要當心被魚刺傷到喉嚨，不過也有解決方式，比如超市販售已處理過的虱目魚肉，幾乎沒有刺，比較適合老人與小孩食用，但務必在真空包裝上的保存期限內吃完。

挑選整條虱目魚，要注意魚鰓必須鮮紅色、體背呈青灰色、腹部要銀白色，肉按壓下去要能回彈，才是新鮮的虱目魚。虱目魚最好當餐吃完，一直反覆加熱會導致魚肉變乾。

### 這樣吃最健康

利用虱目魚來製造粥品是最佳美味的烹調方法之一，對於怕魚刺的人而言，能夠放輕鬆的食用，而且虱目魚粥的魚片小塊易於消化吸收，又能嚐到魚品的鮮味。

Tips

### 生活小常識

即使購買的是加工過的虱目魚丸，陳彥甫提醒先分裝、再放冰箱冷凍，每次取出要吃的那一袋即可，但是冷凍期限最長也不要超過半年。

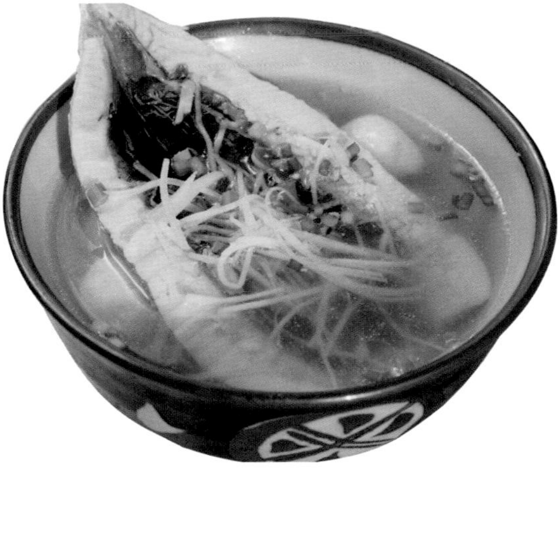

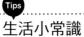

# 酪梨

顧心臟、抗發炎
延緩老化

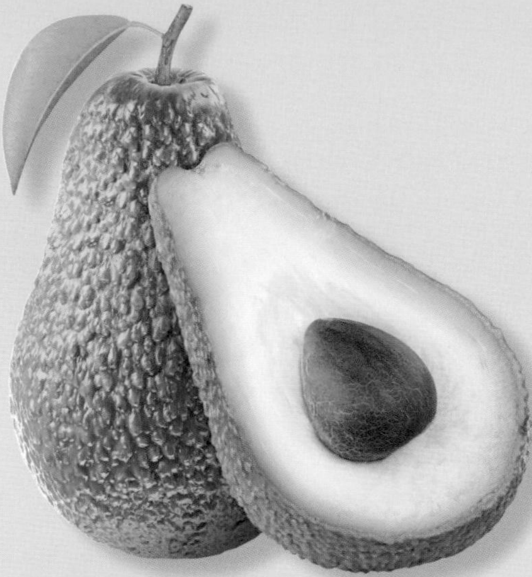

**酪梨（每100公克的營養成分）**

| 熱量 | 粗蛋白 | 脂肪 | 膳食纖維 | 維生素 A |
|---|---|---|---|---|
| 64.9kcal | 1.6g | 3.7g | 3.3g | 424.5IU |

資料來源／食品營養成分資料庫

## 營養師觀點

**臺灣營養基金會執行長 ‧ 吳映蓉**

酪梨是營養價值最豐富的水果，含有單元不飽和脂肪酸、Omega-3 脂肪酸，可預防糖尿病，又能顧心臟。酪梨也富含能抗發炎、抗老的植化素，如阿魏酸、綠原酸、谷胱甘、維生素 E 等氧化物，可減緩老化的過程。而其豐富膳食纖維與鉀、鎂、葉酸，則能能降血壓、預防中風。

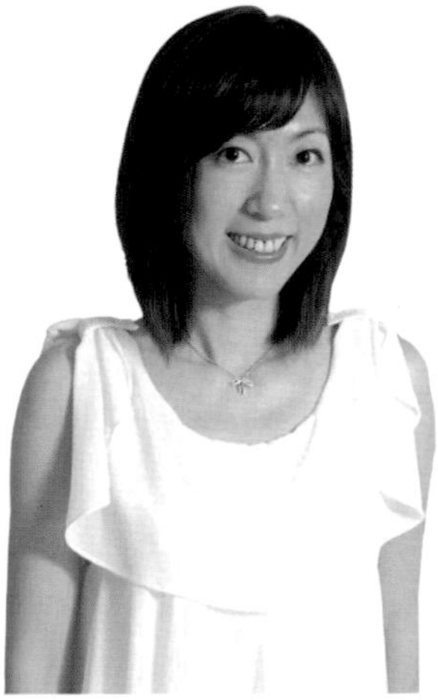

前立法委員沈富雄聲稱，天天吃一顆酪梨，年近七十還是一尾活龍，消息曝光後，不少人仿效他吃酪梨養生。營養師表示，酪梨能讓男人再度抬頭挺胸，主要是因為含有單元不飽和脂肪酸，可以增加血流量、顧心臟。

有「森林中的奶油」之稱的酪梨，曾被金氏世界紀錄列為世界上營養價值最高的水果，一顆酪梨含有二十一公克的單元不飽和脂肪酸，可以增加好膽固醇、保護心臟，預防心血管疾病。

酪梨的鉀含量也高於香蕉，有助於排出體內多餘水分、預防水腫。國外研究發現，以每盎司計算，酪梨是二十種經常食用水果中，含有最多植物營養素和營養的水果。酪梨中的葉黃素可預防攝護腺癌和眼疾，如白內障和黃斑部退化。

國外研究還發現，酪梨可抗發炎，預防癌症的發生。美國加州大學研究小組在《食物與營養》期刊上發表研究證實，吃新鮮酪梨可以抵消會引發癌症的蛋白質白介素6（癌細胞所分泌的致癌物質）。

研究主持人大衛．赫伯博士將民眾分成兩組：實驗組給予無添加酪梨的漢堡，對照組則給予添加半顆酪梨的漢堡，四小時之後抽血檢查發現，吃沒添加酪梨漢堡的民眾體內的炎性蛋白質增加70％，不過，數小時之內就會恢復正常。

酪梨不僅可以抗發炎、防癌、顧心臟，國外最新研究也發現，想要減肥可在餐後吃半顆酪梨，增加飽足感，減少飯後想吃零嘴的欲望。

### 這樣吃最健康

很多人以為酪梨吃法單調，只能打成酪梨牛奶，其實酪梨有很多吃法，切片沾醬油就很美味，也可以搭配壽司、沙拉，當早餐一起吃。酪梨含有20％的脂肪，當成早餐或晚餐食用，可以增加飽足感，減少零食的攝取，達到瘦身減肥效果。

Tips

### 生活小常識

酪梨油脂豐富、熱量高，吃一顆酪梨就相當於吃了兩碗飯的熱量，需適量攝取。一天約吃四分之一顆便足夠了。

# 紅石榴

護心、抗老、防血栓
預防心血管疾病

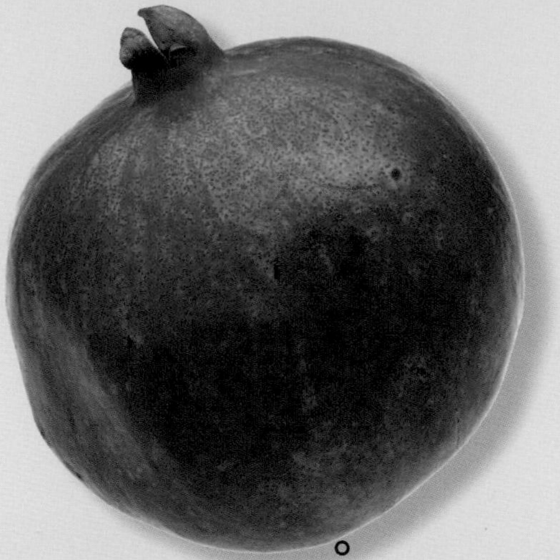

**紅石榴（每 100 公克的營養成分）**

| 熱量 | 膳食纖維 | 維生素 C | 維生素 K | 鎂 |
|---|---|---|---|---|
| 83 Kcal | 4 g | 10.2 mg | 16.4 ug | 12 mg |

資料來源／國外網站

## 營養師觀點

**郵政醫院資深營養師 ‧ 黃淑惠**

冬季水果除了柑橘類水果，也可以多吃紅石榴，其含有豐富的維生素、礦物質，還含有石榴多酚和花青素兩大抗氧化成分，抗氧化效果是綠茶和紅酒的三倍，具降血脂效果，預防心血管疾病。在中醫營養學裡，石榴性涼，有清熱解毒、潤肺止咳、養陰生津止渴功效。

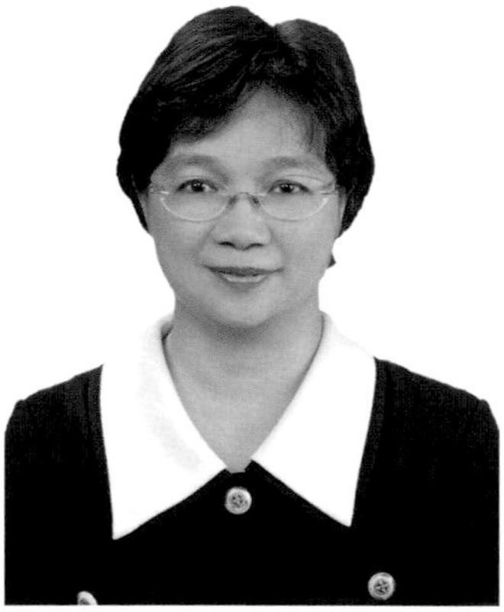

不少人喜歡睡前喝一小杯紅酒預防心血管疾病，美國最新研究發現，喝紅酒不如喝紅石榴汁，所含的抗氧化物，可改善血液循環，預防心血管疾病。

外表不起眼的紅石榴，果粒有著美麗誘人的顏色，宛如寶石一樣放在聚寶盆裡，在國外有「水果中的紅寶石」之稱。紅石榴的抗氧化能力非常強，是水果界的抗氧化之王，可預防攝護腺癌及心血管疾病。

一九九八年諾貝爾生理醫學獎得主斐里德．穆拉德博士研究發現，紅石榴中含有石榴多酚、花青素兩大抗氧化成分，及豐富維生素C、維生素E、維生素K，與鎂、鉀、鐵、鈣等礦物質，多吃有益健康。

斐里德．穆拉德認為，現代人不良的生活習慣，易使血管壁堆積膽固醇等物質，導致血管堵塞，而紅石榴中的抗氧化物質能防止血栓，使血流順暢。

國外對紅石榴有諸多研究發現，紅石榴不但防癌還可舒緩老年痴呆症和心臟病。雖然紅石榴對攝護腺癌的功效還未被證實，但它對於降血脂有很好的效果，是很好的護心食物。

美國曾發表一份醫學研究報告指出，只要每天飲二百三十六毫升的紅石榴汁，便能大大減少罹患心血管疾病的機會。以色列醫學研究員也透過試驗發現喝紅石榴汁可能有助推遲老化來臨，預防心臟病及動脈硬化。

研究人員表示，抗氧化物是人體內一種特殊物質，每天如果能適當補充抗氧化物，就能降低罹患心血管疾病及癌症的風險。

## 這樣吃最健康

紅石榴的營養價值很高，連皮也能吃，建議切開洗淨後，可以跟鳳梨、蘋果一起打成汁喝；或將果肉跟皮一起打成汁喝更好，因為皮是最具營養價值的地方，有研究指出，果皮的石榴多酚是果肉的十倍。值得注意的是，小心別沾到衣服，它會將衣服染上紅色。

Tips

### 生活小常識

紅石榴在中醫裡是涼性水果，身體虛寒的人多食易腹瀉；其鉀含量高，腎臟病患不宜吃過量。

# 葡萄

白藜蘆醇抗氧化
預防粥狀動脈硬化

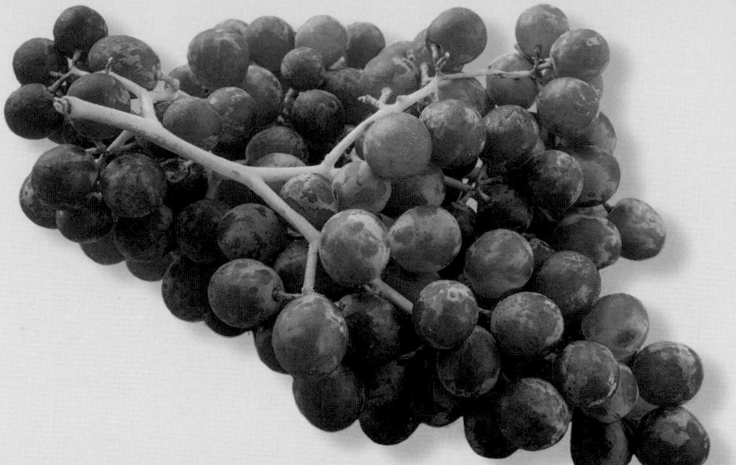

**葡萄（每 100 公克的營養成分）**

| 熱量 | 水分 | 維生素 C | 鉀 | 鈣 |
|---|---|---|---|---|
| 62Kcal | 82g | 2.1mg | 120mg | 5.6mg |

資料來源／食品營養成分資料庫

## 營養師觀點

### 汐止國泰醫院營養師 · 羅悅伶

許多人常說吃葡萄可補血，其實葡萄的鐵質含量只能算中等，不如草莓、聖女番茄高，不過若製成葡萄乾，因為濃縮更多的葡萄，一般來說兩杯葡萄約等於 1/4 杯的葡萄乾，因此葡萄乾的鐵質含量比較高，但熱量也跟著變高，攝取過多可能會變胖。

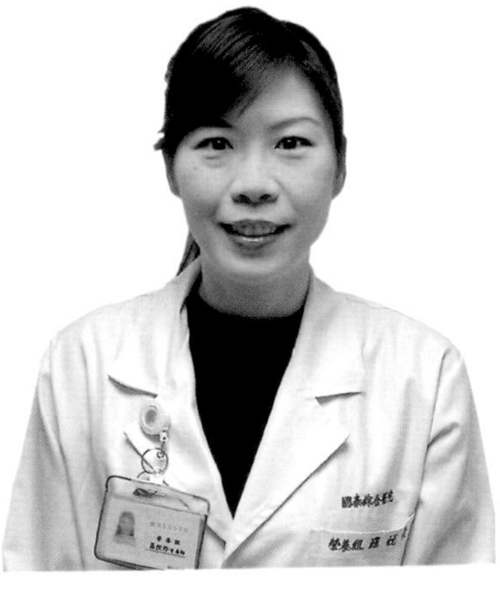

葡萄連皮吃最營養，因為包含白藜蘆醇等多酚類植化物，以葡萄果皮和紅葡萄酒中含量最多，抗氧化還能預防粥狀動脈硬化，有護心的好處；葡萄飯前、飯後吃都適合，但葡萄酒就不宜餐前喝、也不能過量。

葡萄除了能當水果吃，製成葡萄乾，也適合入菜增口感，釀成葡萄酒，適當飲用不僅能助興，也有護心的好處。從中醫角度，葡萄有生津開胃、益氣養血的作用；營養學觀點來說，葡萄含有豐富的維生素A、$B_1$、C以及鈣、鉀等礦物質。

一百公克葡萄的熱量約六十二大卡，飯前吃可促進食欲、飯後吃可幫助消化。葡萄隨品種而有大、小顆差異，若像白葡萄、紅地球等大葡萄，一份的量約六顆；若是較小顆的巨峰葡萄，一份的量約為十三顆，每人每天別攝取超過兩份。

葡萄醣類含量不低，需要控制血糖的糖尿病患必須限制食用量。此外，葡萄是高鉀水果，腎臟病患也必須謹慎食用。

若是製成葡萄乾，因為熱量變高，一天攝取別超過一湯匙，且最好搭配在食物裡，以免當點心容易吃過量；若是喝葡萄酒，一天不超過一百二十至一百三十毫升（約莫三分之二紅酒杯），且避免在餐前喝，以免延緩其他營養素的代謝。

葡萄本身的含水量高，一吸水會膨脹、破掉，建議要吃葡萄前再清洗外皮，不過別用泡的，而是用流水快速沖洗，並且瀝乾水分。

### 這樣吃最健康

不同顏色的葡萄，營養成分相差不大，但可攝取到不同花青素等植化物，是最健康的吃法。葡萄皮的多酚含量最多，因此吃葡萄最好連皮一起吃；不過葡萄的籽未必一定要吃，因為用牙齒咬，無法像萃取出的葡萄籽可獲得均質的營養，直接將籽吞下肚也無法吸收，所以若牙口咬不動、不必硬要連籽一起吃。

Tips

### 生活小常識

一串葡萄清洗前，要先一一剪開、不要用拔的，才能確保蒂頭留著，以免沖洗時髒東西流進去。

# 燕麥

降膽固醇
高纖低卡助甩肉

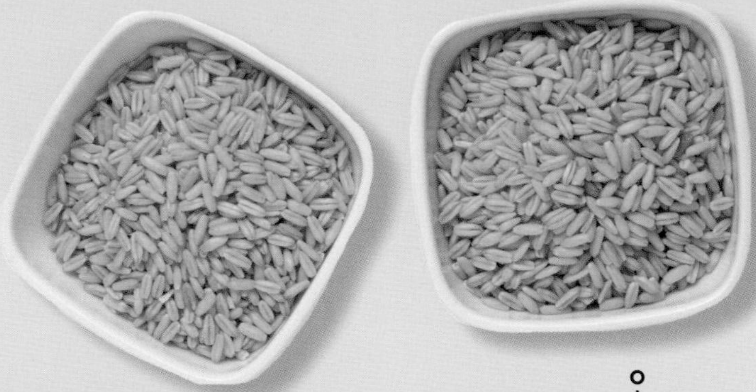

燕麥（每100公克的營養成分）

| 碳水化合物 | 膳食纖維 | 鈣 | 鐵 | 鎂 |
|---|---|---|---|---|
| 67g | 8.5g | 25mg | 3.7mg | 108mg |

資料來源／食品營養成分資料庫

## 中醫師觀點

**御絨中醫診所主治醫師 ・ 羅珮琳**

燕麥養生有多元吃法：燕麥片可分別與牛奶、豆漿、杏仁搭配沖泡，當早餐食用；也可以和低筋麵粉、蛋汁攪拌後，製成燕麥餅乾，建議奶油使用量可減半，口感雖然不那麼酥、會硬一點，但是比較健康。燕麥粒則可加入白米來煮，或是和薏仁、紅棗煮成燕麥粥。

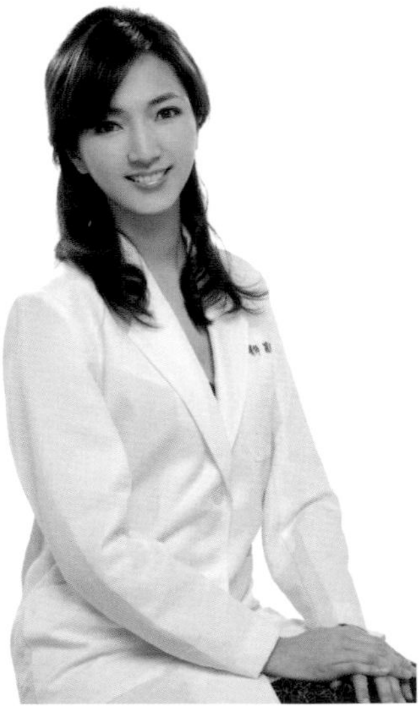

**燕**麥被視為養生的澱粉類食物，內含可溶性膳食纖維，能降低壞的膽固醇，預防心血管疾病，也很適合取代白米飯成為澱粉類來源，這種吃法可輔助控制體重。

燕麥是禾本科植物，屬於全穀類的澱粉食物，主要營養素是碳水化合物，也含有豐富的纖維質、維生素B群、鈣、磷、鎂、鐵等，燕麥有健脾補血、促進腸胃蠕動等功效。

近年來，許多民眾要養生都會想到燕麥，多項研究也證實，燕麥所含的可溶性膳食纖維，可減少腸道吸收膽固醇、改變血中脂肪酸濃度，能降低壞的膽固醇和三酸甘油酯，預防心血管疾病發生機率。膳食纖維還可延緩腸胃的排空時間，易產生飽足感，能促進體內廢物的排出，腸道較不會吸收毒素，可改善便祕問題。

對於想減肥的民眾來說，不吃澱粉容易餓，吃了又怕瘦不下來；而燕麥具有低熱量、高纖維的特性，很適合取代白米飯成為澱粉類來源，這種吃法可輔助控制體重。

燕麥雖然好處多多，但並非適合每個人，對於麥麩過敏或容易脹氣的人就不適合。此外，需要限制醣類攝取量的糖尿病患別忘了燕麥也是澱粉，食用時必須計入總醣量，以免吃多了，反而影響血糖控制。

市面上不同加工程度的燕麥有不同的吃法：整粒的燕麥營養成分最全面，建議選擇顏色帶點褐色的，代表採收時間最佳，適合與其他全穀類煮成粥；即食的燕麥片經過多道加工，導致部分營養素流失，建議與牛奶一起沖泡，可以補充營養。

### 這樣吃最健康

**燕麥杏仁飲**

對於經常咳嗽、喘咳，或者大便乾硬、排便不暢者，有改善效果。

**材料：**燕麥片二十克、杏仁粉三十克、核桃十五克、蜂蜜適量。

**做法：**一、將燕麥與杏仁粉用五十毫升的熱水沖開。二、加入核桃與適量的蜂蜜調味即可。

Tips

### 生活小常識

燕麥開封後，要在三個月內吃完；若沒有常常吃，最好放冰箱冷藏。

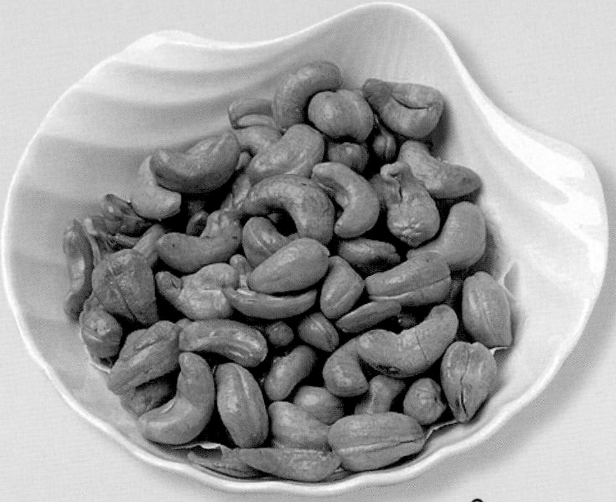

# 腰果

補身護心
提供優質膽固醇

**腰果（每 100 公克的營養成分）**

| 熱量 | 粗蛋白 | 粗脂肪 | 膳食纖維 | 鉀 |
| --- | --- | --- | --- | --- |
| 568Kcal | 19.9g | 45g | 3.6g | 646mg |

資料來源／食品營養成分資料庫

## 營養師觀點

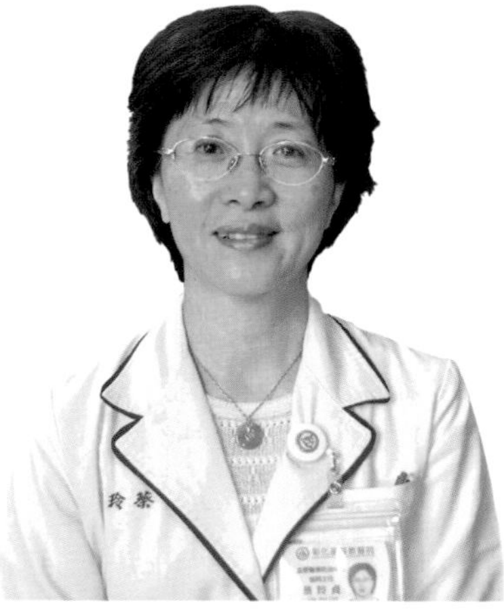

**彰基血管醫學防治中心主任 ・ 蔡玲貞**

腰果高達七成的成分是油脂，若增加腰果的食用量，總體油脂攝取量就必須減少，以免熱量過高。國人飲食指南建議，每天吃三至七茶匙的油脂加上一湯匙堅果。堅果類食物隨著體積大小不同，代換的數量如下：七顆腰果＝四顆夏威夷豆＝八顆杏仁＝三顆松子＝兩顆核桃＝八顆熟花生。

吃太油是現代人慢性病變多的原因之一，慎選好的油脂對身體有益處，堅果類食物可提供好的油脂，以腰果為例，最大特點是含有單元不飽和脂肪酸，這種油脂可增加或維持人體內好的膽固醇，適量攝取還可預防動脈硬化、腦中風和心臟病，有護心效果。

每一百公克腰果有十九公克的蛋白質，可做為素食者的蛋白質來源之一。不過，人體有八大必需胺基酸要透過飲食攝取，腰果的蛋白質不像肉、蛋、豆類，可直接補足八大必需胺基酸，但可透過和穀類一起食用，比如腰果配糙米吃，來互補缺少的必需胺基酸。

銀髮族常因牙口變差，導致營養不足，不妨吃點腰果，有時當零嘴吃，或在菜餚加一點腰果，不論常見的腰果蝦仁或是在米粥裡加腰果碎粒，都能幫助吸收好的油脂與營養素。

腰果可與核桃、杏仁等混搭食用，有助於增添風味。要注意的是，堅果類食物熱量都偏高，每一百公克腰果的熱量約五百六十八大卡，相當於兩碗白飯的熱量，若攝取過量，會吸收過多的熱量，造成肥胖問題。

腰果的鉀、磷偏高，飲食上需要限鉀的腎臟病患，要徵詢營養師的意見謹慎食用。

選購腰果時要注意，飽滿且完整的生腰果，比較新鮮；若直接買熟的腰果，最好選烘焙的，不要買油炸或加糖粉的腰果，以免額外攝取過多熱量。

Tips

### 生活小常識

腰果應保存在低溫、陰涼、乾燥處，最好是密封後放冰箱。

### 這樣吃最健康

#### 清涼蔬果雞

**材料：**雞胸肉八十克、蘆筍一百六十克、小番茄六十克、玉米筍六十公克、腰果三湯匙、葡萄乾少許。

**調味料：**低脂原味優格1/2罐、橄欖油一小匙、檸檬汁1/2個、黑胡椒、糖、鹽。

**做法：**雞胸肉煮熟切小條；蘆筍、玉米筍煮熟後斜切小段；小番茄洗淨切片。所有材料處理好後裝盤，並冷藏，食用時再撒上葡萄乾與腰果，拌上調味料即可。「清涼蔬果雞」以堅果取代部分油脂。

# 薏仁

降血脂、降膽固醇
美白抗癌小尖兵

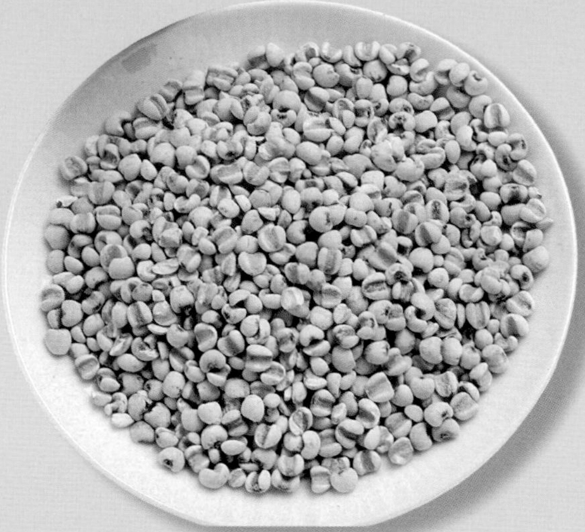

**薏仁**（每100公克的營養成分）

| 熱量 | 水分 | 粗蛋白 | 碳水化合物 | 膳食纖維 |
|---|---|---|---|---|
| 378Kcal | 11.5g | 14g | 66.2g | 1.7g |

資料來源／食品營養成分資料庫

## 中醫師觀點

**御絨中醫診所主治醫師 ‧ 羅珮琳**

薏仁是藥材也是食材。古籍記載，薏仁性微寒，有健脾去溼、消腫之功效，色白入肺，所以多吃薏仁具有潤膚美白的功效。由於薏仁具有去溼之功效，因此溼疹患者夏天可多吃薏仁，可緩解症狀。薏仁還可以調節腸胃功能，容易拉肚子的人，平常可適度吃一些薏仁，便祕的人則最好少吃。

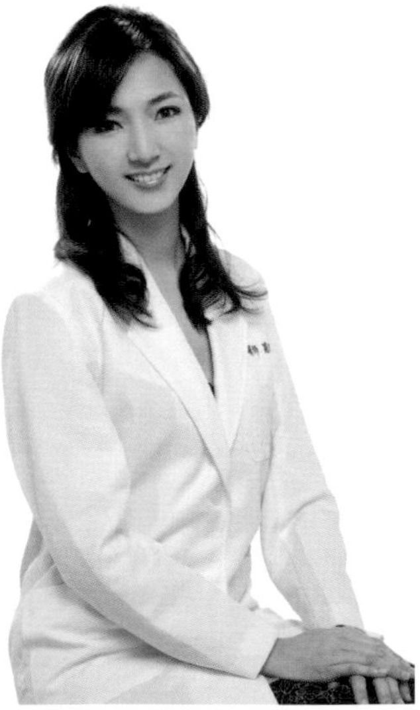

全臺曾瘋喝紅豆水消水腫，若要比消水腫的效果，其實薏仁比紅豆好，不但可以去除體內的溼氣，還可以消水腫，促進血液循環，改善下半身水腫。

酷熱夏天，不少人吃冰、瓜果消暑，但夏天吃過多的冰品、瓜果，加上天天待在冷氣房，體內溼氣不易排除，當季節轉換時，容易出現蕁麻疹和溼疹等皮膚疾病，建議夏天時多吃薏仁去溼，預防秋冬皮膚病找上門。

夏天氣候炎熱，汗流浹背，最容易發生夏季性溼疹，從中醫角度來看，溼疹是體質偏溼熱，加上外感風邪，風溼熱邪相搏，浸淫肌膚。主要好發於體質弱、抵抗力低的老人、小孩，身體多痰多溼的肥胖者、愛吃冰的人，因身體運化水溼的脾胃功能受損，也成為溼疹好發族群。

有溼疹困擾的人，夏天可多吃薏仁綠豆湯，綠豆可清熱解毒，而薏仁可去除體內的溼氣、消水腫、美白潤膚。現代營養學研究發現，每天吃六十克的薏仁，可降低血脂及膽固醇，至於是膳食纖維發生功效，抑或是其他機轉，目前仍無法確定。

幾年前，日本流行吃薏仁養生，他們認為，薏仁不但蛋白質含量高，含有豐富的膳食纖維，多吃可降血脂，預防心血管疾病。日本還將薏仁視為抗癌小尖兵，他們認為，平常多吃薏仁，可預防大腸癌的發生。

而若秋冬兩季易出現關節腫痛，依據《神農本草經》記載：「薏仁主治筋急拘攣，不可屈伸，風溼痹。」有此困擾的人也可多吃薏仁，緩解疼痛。

**Tips 生活小常識**

薏仁熱量高，不宜攝取過量。

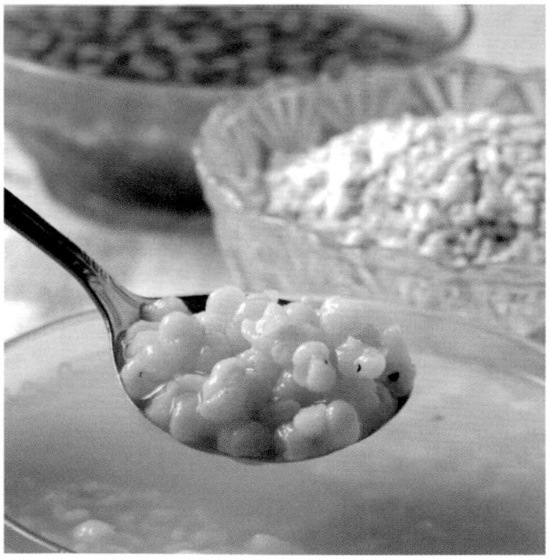

### 這樣吃最健康

網路流傳，吃薏仁可減肥，不少愛美女性信以為真，結果愈吃愈胖。薏仁跟米飯一樣也是主食，可別以為用薏仁取代米飯就不會讓人發胖，薏仁的熱量跟白米飯不相上下，民眾如果想要吃綠豆薏仁美白、降火氣，就要減少米飯的攝取量，才不會吃進過多的熱量。

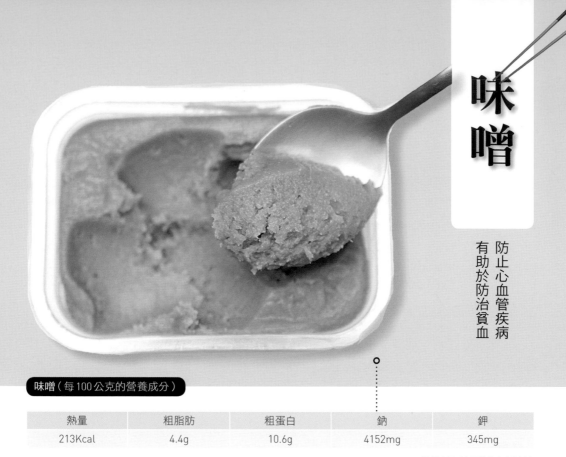

# 味噌

防止心血管疾病
有助於防治貧血

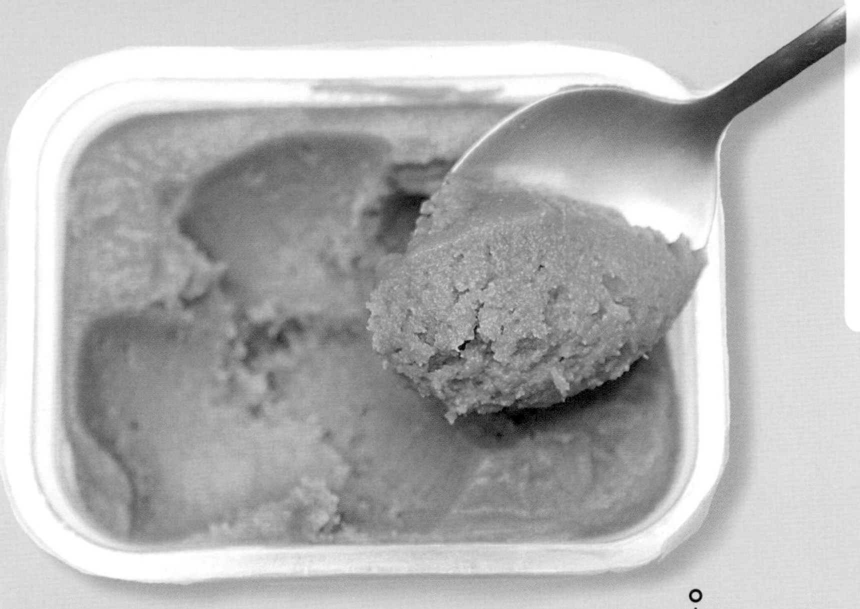

**味噌**（每 100 公克的營養成分）

| 熱量 | 粗脂肪 | 粗蛋白 | 鈉 | 鉀 |
|---|---|---|---|---|
| 213Kcal | 4.4g | 10.6g | 4152mg | 345mg |

資料來源／食品營養成分資料庫

## 營養師觀點

### 內湖國泰診所營養師 · 張斯蘭

味噌鈉含量雖比鹽巴低一點，但每一百公克也達四千一百多毫克，從健康觀點來說，不宜食用過量，尤其需限制攝取鈉量的人，比如高血壓及腎功能不佳者，最好少吃，或選擇低鈉配方的味噌產品。

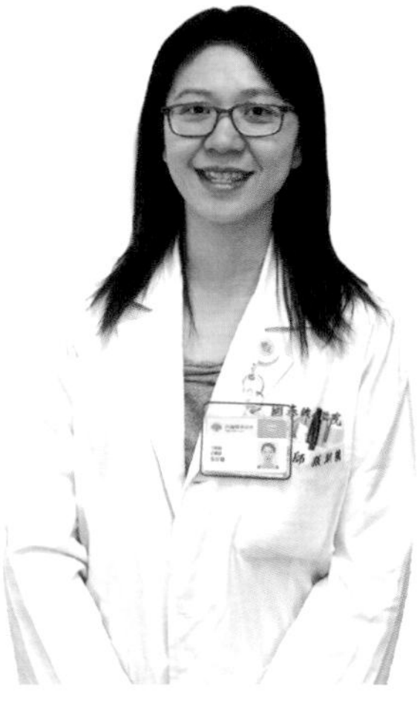

味噌在日本人飲食文化中，是不可缺少的一味，許多關於日本長壽村的研究顯示，食用味噌有助於防癌、抗老。味噌與鹽巴都是調味品，不過，味噌風味比較多元，還富有蛋白質和纖維質，營養價值更勝鹽巴。

味噌是一種黃豆的發酵製品，含有豐富的植物性蛋白質，與同樣是黃豆製成的豆腐相比，味噌是由整顆豆子經麴菌發酵熟成，不用濾除豆渣，因此纖維質的攝取比豆腐來得好。此外，味噌是素食中少數含有維生素$B_{12}$，因此素食者喝味噌湯，有助於防治貧血。

味噌被視為日本人長壽祕訣之一，因含有大豆異黃酮、卵磷脂及豐富的礦物質成分，有抗氧化的效果，被視為有助於防癌、抗老。而且，黃豆中的植物性蛋白質是低飽和脂肪，沒有動物性膽固醇，可降低罹患心血管疾病風險。

味噌是黃豆製成，有黃豆的高營養價值，可當作養生食材。味噌具有鹹味與甘味，與鹽巴同樣是調味品，但營養價值比鹽巴高，但要注意的是，味噌的鈉含量不低，而且這種發酵品也會增加肝臟的負擔，食用過量反而不好。

日本人幾乎餐餐都喝味噌湯，如何預防食入過量的鈉？其實只要一小匙味噌，就能煮出有味噌風味的湯品，只要別吃到感覺太重的鹹味，就不必擔心吃過量。

味噌不能煮太久，否則會失去風味、流失營養素。建議煮味噌湯時，先把味噌用冷開水調勻，再加進已經煮好且熄火的湯內，不要繼續滾煮。

Tips

**生活小常識**

味噌屬發酵食品，容易發霉，開封後要封緊蓋子，並且冷藏保存。

**這樣吃最健康**

味噌味道微鹹帶甘，喝味噌湯可兼得口感與營養，而且味噌湯底很適合搭各種食材，除了常搭配的海帶與豆腐，也可以增加其他蔬菜量，攝取更多的纖維質。此外，中秋烤肉時，調味時可使用味噌，一罐抵多罐，可減少調味品用量。

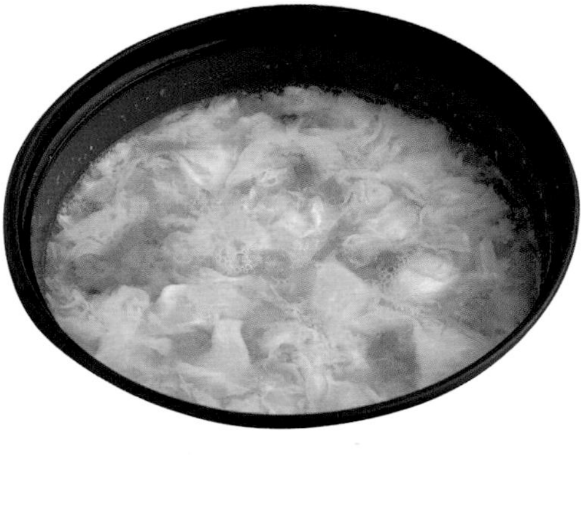

Part 2

# 保持血壓穩定

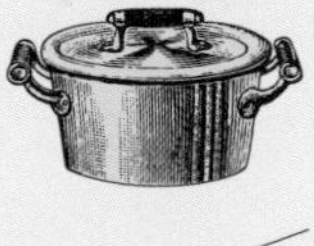

根據衛福部調查，四十歲以上的臺灣民眾，每三人就有一人患有高血壓。高血壓若未妥善控制，將容易引發心血管疾病，並連帶會造成其他器官的衰竭，釐清對高血壓的迷思，掌握正確觀念，維持健康飲食，為自己的身體健康保本。

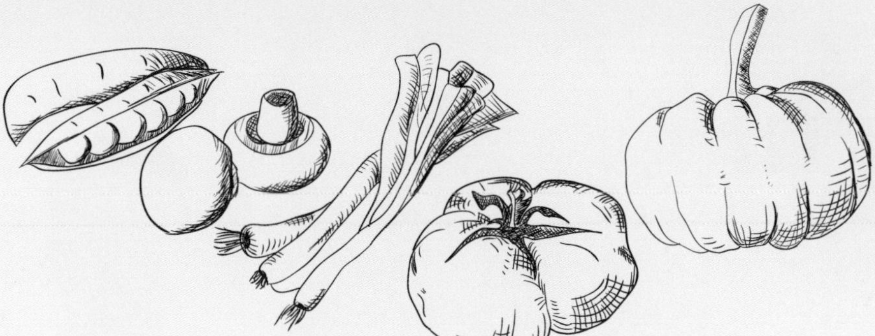

# 芹菜

降血壓
增強免疫力

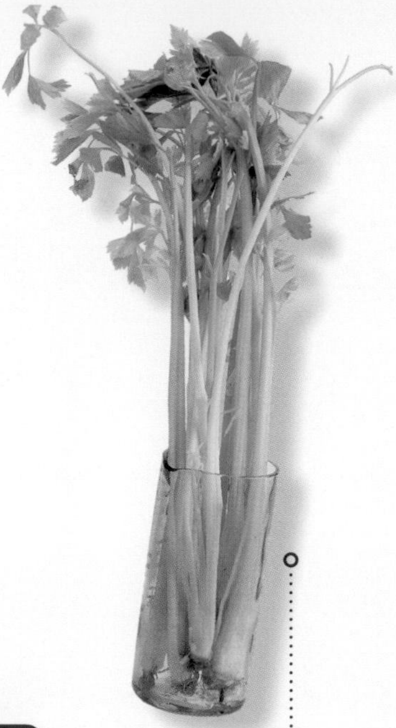

芹菜（每 100 公克的營養成分）

| 熱量 | 膳食纖維 | 鈉 | 鉀 | 鈣 |
|---|---|---|---|---|
| 15.4Kcal | 1.4g | 65.4mg | 314mg | 83mg |

資料來源／食品營養成分資料庫

## 中醫師觀點

**立生中醫診所院長 · 陳旺全**

芹菜味甘、苦、性涼，歸肺、胃、肝經，春天可多食用。有平肝清熱、祛風利溼、除煩消腫、解毒宣肺、健胃利血、清腸利便、潤胃止咳、降血壓等功效。芹菜雖具有利尿、降血壓等功效，但性寒，男性多食會抑制精蟲活動力，導致不孕。

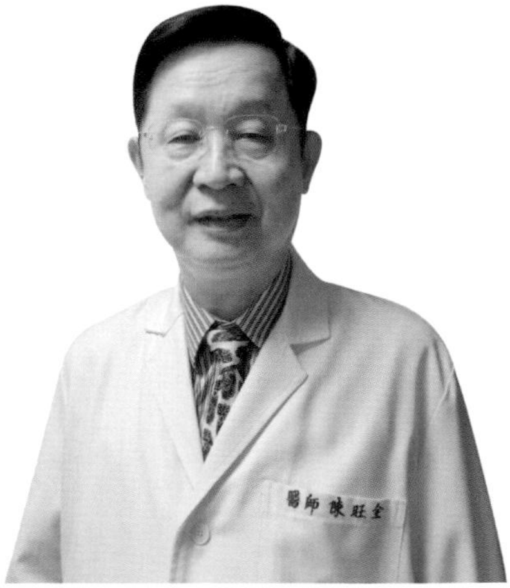

芹菜不僅是配角也是主角，加在貢丸湯、魚丸湯是配角，缺少它就失色不少；在蔬果汁裡，芹菜是主角，常喝有降血壓效果。研究發現，芹菜含有豐富的鉀，多吃可降血壓，有效率達66％，被公認為是高血壓、心血管疾病患者理想的食療蔬菜。

古人稱芹菜為「藥芹」，因為它有平肝清熱、祛風利溼的作用；芹菜含有某些成分具有利尿效果，在古希臘時，醫學之父希波克拉底把芹菜當成利尿劑；它所含的鉀具有降血壓之功效，因此，很多人喝芹菜汁降血壓。

在臺灣吃芹菜以莖為主，國外則是莖、葉一起食用。國外營養學家研究發現，芹菜葉比芹菜莖還營養，胡蘿蔔素含量是莖的八十八倍，維生素是莖的十七倍，維生素C是莖的十三倍，鈣則是莖的二．五倍。

芹菜不僅能降血壓，還具有抗癌效果。國外研究發現，芹菜含有一種香豆素的化合物，可防止自由基的傷害，進而達到預防癌症的作用，幫助活化白血球細胞，增強免疫系統抵抗癌症的能力。

中醫師陳旺全表示，常吃芹菜可以中和尿酸及體內酸性物質，對預防痛風有良好效果。不過，芹菜性寒，男生吃太多芹菜會影響精蟲活動力，泰國的一項研究發現，常吃芹菜會減少男性精子的數量。

在陳旺全門診裡，曾有一位求診男性，精蟲量每毫升低於三萬隻，經詢問才知，他幾乎天天吃芹菜炒花枝，停掉一陣子後，精蟲數即恢復到每毫升六萬隻左右。

Tips

### 生活小常識

芹菜雖具有降血壓效果，但鈉含量也相當高，嚴重腎臟疾病患者不宜多食。

### 這樣吃最健康

芹菜可以跟其他蔬果如蘋果、小黃瓜、鳳梨一起打汁喝，或是炒豆干、肉絲食用也不錯。

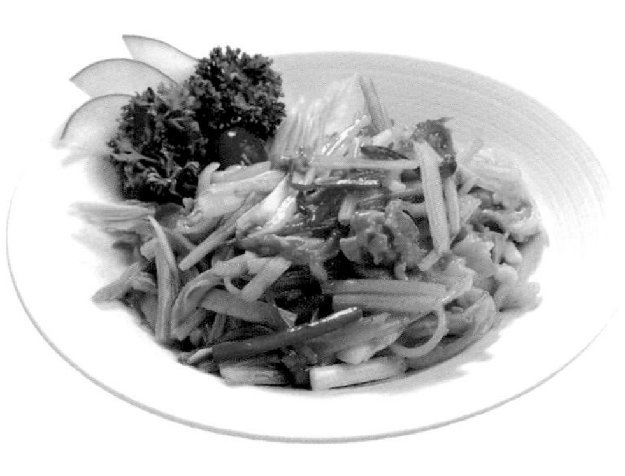

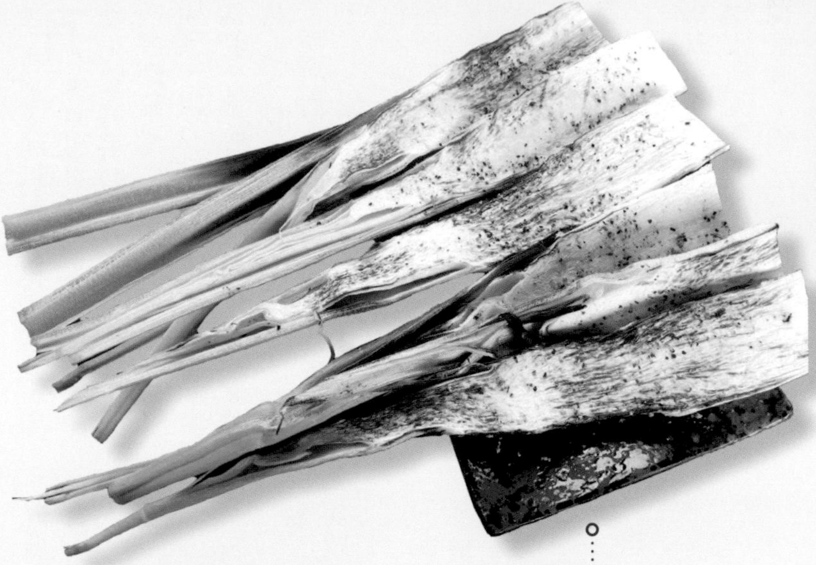

# 茭白筍

穩定血壓、血糖
預防骨質疏鬆

茭白筍（每100公克的營養成分）

| 熱量 | 水分 | 粗蛋白質 | 膳食纖維 | 鉀 |
|---|---|---|---|---|
| 22Kcal | 93g | 1.5g | 2.1g | 180mg |

資料來源／食品營養成分資料庫

## 營養師觀點

**臺安醫院營養師 · 劉怡里**

茭白筍水分含量高、熱量低、膳食纖維含量豐富，對於想減肥的人來說，是不錯的食材。熱量低外，茭白筍含有豐富的鉀，高血壓及心血管疾病患者常食用，有助於血壓的控制。值得注意的是，茭白筍含有草酸，應避免與豆腐一起食用，以免影響鈣質吸收。

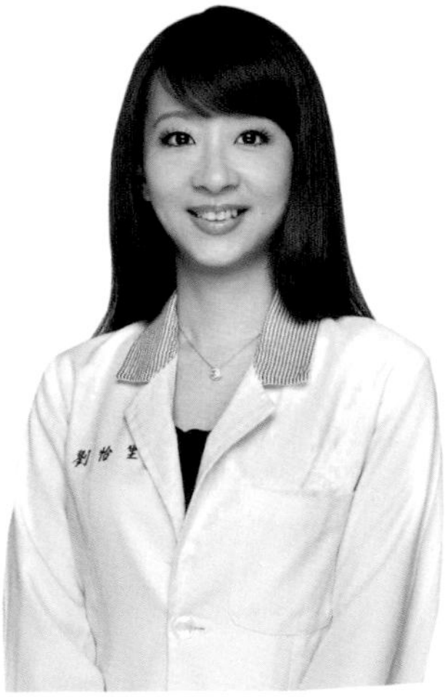

在營養師眼裡，茭白筍熱量低，豐富的膳食纖維可增加飽足感，是最好的減肥食材；在中醫師眼裡，茭白筍是蔬菜中的極品，有解決煩熱、調整腸胃、滋潤肺部等功效，尤其春天最適合吃茭白筍。

茭白筍不僅是減肥者必吃食材，也是心血管疾病、高血壓患者可常食用的蔬菜，因為它含有豐富的纖維和鉀，常食用有助血壓控制，糖尿病患者及老年人也非常適合食用，因為它含有菰黑穗菌，可減少人體細胞流失，預防骨質疏鬆症。

菰黑穗菌是茭白筍特有的菌，茭白筍裡的黑點就是菰黑穗菌，對於代謝有正面的效果，可預防骨質疏鬆症，民眾如果想要骨骼健康，吃茭白筍時，一定要把黑點吃進肚子裡。

依中醫觀點，茭白筍性甘、寒，有清熱利溼、利尿的效果，很適合炎炎夏日食用；尤其是體質較為燥熱的人，容易覺得心煩、口乾舌燥，以及小便較黃、味重，吃茭白筍會有幫助。

它也是益氣行氣的食材，多吃可提高肺腑之氣，有利於呼吸系統滋潤肺部、解酒、生津止渴之功效。

曾有人建議溼疹患者吃茭白筍可以清熱利溼，其實，這要看患者體質屬於溼熱或是脾胃虛寒型，前者適合食用，但很多溼疹患者都屬於脾胃虛寒型，吃太多可能症狀更嚴重，民眾食用前最好先搞清楚自己的體質，不然不宜過食。

Tips

### 生活小常識

中醫認為體質虛寒，容易腹瀉、肚子脹、頭暈，容易覺得手腳冰冷的人，最好少吃茭白筍，以免愈吃愈嚴重。

### 這樣吃最健康

茭白筍可搭配肉絲或是清炒大蒜食用。不過，中醫則建議經期不順、易脹氣、水腫、十二指腸潰瘍等急性腸胃道潰瘍的患者，不宜食用過量。若要食用可搭配薑或麻油祛寒。

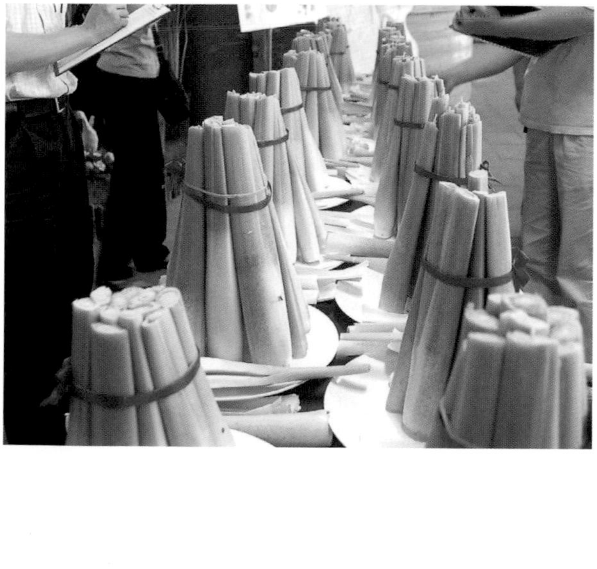

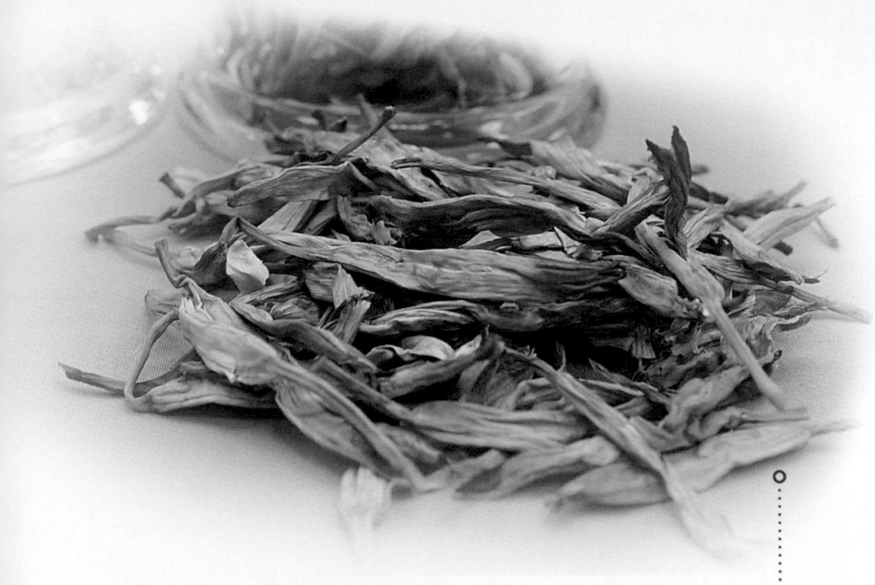

# 金針

安神、護眼、降血壓
神奇忘憂花

金針（每 100 公克的營養成分）

| 熱量 | 膳食纖維 | 維生素 A | 維生素 C | 鉀 |
|---|---|---|---|---|
| 39.5Kcal | 2.8g | 2756IU | 29.2mg | 269mg |

資料來源／食品營養成分資料庫

## 營養師觀點

**內湖國泰診所營養師 ・ 張斯蘭**

金針在食材中，往往扮演「最佳配角」，由於沒有特殊的 食用禁忌，非常便於入菜；此外，金針的營養成分很多元，多吃可兼得多重好處。惟一要注意的，是金針的鉀離子高，尤其加入湯品時，鉀離子容易溶於水，對須限量攝取鉀的腎臟病患來說，最好避免喝湯。

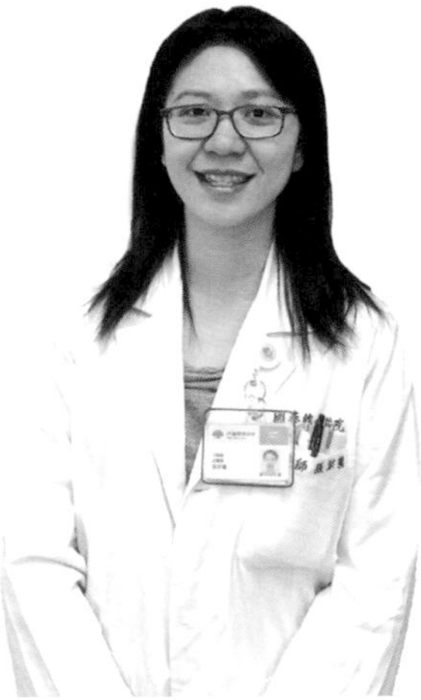

part 2

金針色澤金黃且香味濃郁，雖非餐桌上的「主菜」，卻很適合搭配魚、肉類，且是燉、煮、炒皆適宜的最佳配菜。

中醫觀點認為，俗稱「忘憂花」的金針味甘性良，具潤肺功能，有安神效果，精神差、有焦慮傾向的人食用金針，可以讓情緒比較穩定；至於不易入眠的人，中醫指金針入肝經，吃金針可以助眠。

內湖國泰診所營養師張斯蘭從營養成分來分析，金針有高量的碳水化合物和纖維質，可促進腸胃蠕動，預防便祕；同時含有鉀、鎂、鈣、磷、鈉、鐵等礦物質，以及豐富的維生素A、維生素C。金針的維生素A含量雖比不上紅蘿蔔、深綠色蔬菜，但也有中上等級，多吃對眼睛有保護效果。

至於金針所含的礦物質，以鉀含量最高，鎂含量也不少。鉀離子和鎂離子對降血壓有幫助，但這類營養素容易溶於水，因此若將金針加入湯品，不宜煮過久，營養素才不會流失。

坊間販售的多半是乾燥後的金針，金針乾的鐵質含量相當豐富，但部分業者為了讓金針的顏色更鮮豔，會添加亞硫酸鹽來漂白與防腐，產生的二氧化硫若食用過量，可能造成呼吸困難、嘔吐、腹瀉等症狀。因此，烹煮金針乾務必先用水洗一遍，再以二十倍的溫水浸泡二十至三十分鐘，瀝乾後再煮。

Tips

### 生活小常識

金針入菜時，建議可先打結後再煮，更能增加咀嚼感。

### 這樣吃最健康

金針燉湯、入菜，可增添食物風味，也能增加膳食纖維。任何體質的人都適合食用金針，最常用於燉排骨湯、雞湯，不僅可增加食物風味，也能增加膳食纖維。

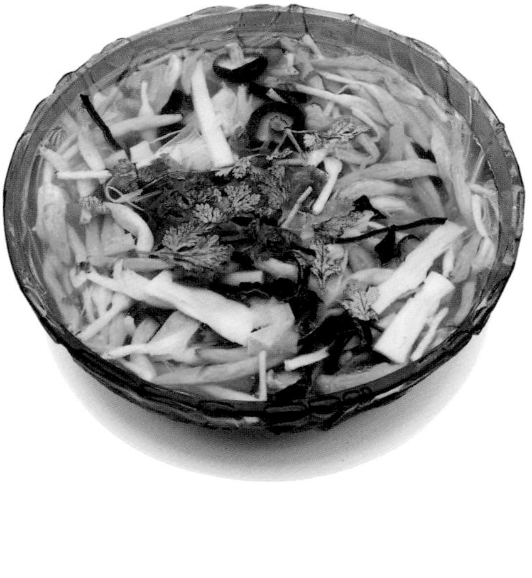

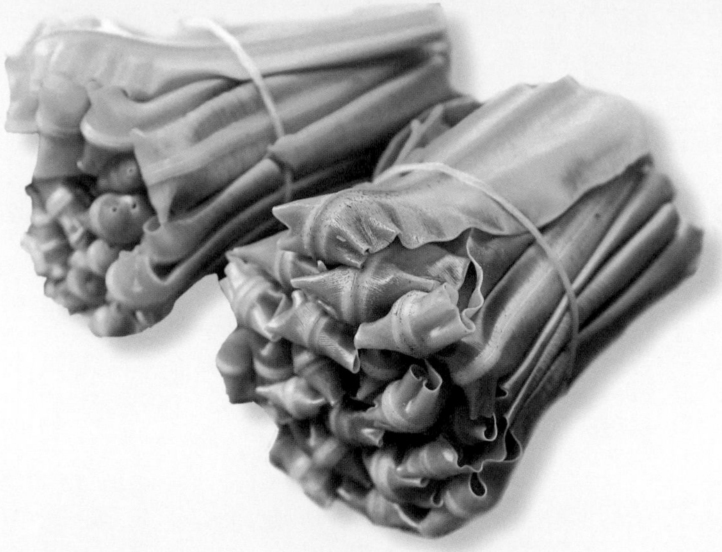

# 山蘇

預防貧血、高血壓
排毒、消腫、利尿

山蘇（每 100 公克的營養成分）

| 熱量 | 水分 | 膳食纖維 | 鈣 | 鉀 |
|---|---|---|---|---|
| 26.3Kcal | 91g | 3.2g | 47mg | 350mg |

資料來源／食品營養成分資料庫

## 營養師觀點

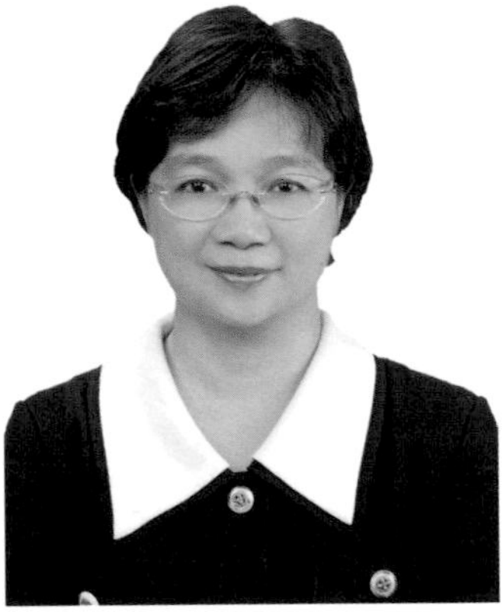

**郵政醫院資深營養師 ・ 黃淑惠**

山蘇是臺灣特有的原住民野菜，營養價值不輸其他蔬菜，以膳食纖維含量來看，每一百公克含有三 ・ 二公克，高於小白菜、高麗菜。它維生素含量雖不多，但礦物質含量如鐵、鋅含量都高於其他蔬菜，鉀含量更是高達三百五十毫克，是高鉀蔬菜，高血壓患者可多吃。

到山產店吃飯，山蘇是必點的一道菜，由於它含有豐富的礦物質，有利尿、消腫之功效，山蘇雖然不起眼，但具有補血、預防高血壓、糖尿病等功效。

山蘇是「山蘇花」的簡稱，是一種蕨類，又名鳥巢蕨，分為盆栽山蘇及食用山蘇兩種。民間相傳「吃山蘇能降血壓」，從營養學角度來看，山蘇含有相當多的礦物質，確實有消水腫、補血、降血壓的效果。

山蘇的鉀含量相當高，從學理來看，低鈉高鉀飲食確實可預防高血壓，但大前提是烹調要清淡。

山蘇含有豐富的膳食纖維及磷、鉀、鋅、錳等微量元素，營養價值甚高。從營養成分來看，它確實可以預防貧血、高血壓、活血、解毒、消腫等功效。值得一提的是，山蘇的膳食纖維含量也相當高，膳食纖維是天然的藥方，可以改善及預防便祕。

山蘇除了可以炒來吃之外，這幾年有人將山蘇曬乾、烘焙過的老葉，還可做成山蘇茶飲用。山蘇老葉洗乾淨直接煮水並加冰糖喝，也是有利尿的功效。

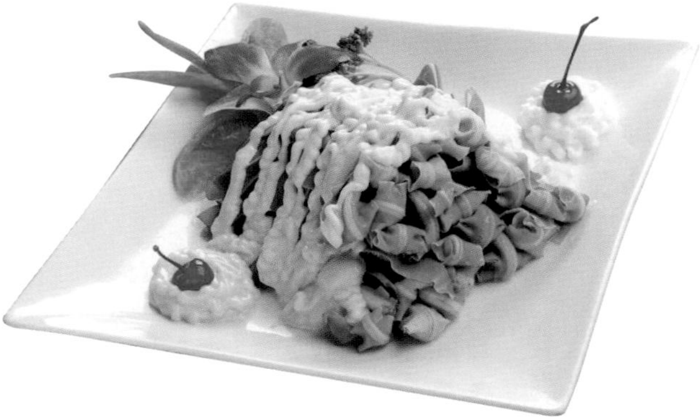

## 這樣吃最健康

山蘇料理可炒、燴、汆燙、涼拌。山蘇較不吸油，先燙再炒，油可少放一些。由於山蘇偏涼，建議民眾可搭配辣椒、大蒜、小魚乾拌炒，可讓原本偏涼的山蘇變成溫性，體質偏寒的人就不用擔心吃過多，引起腸胃不適的問題。值得注意的是，山蘇粗纖維不易消化，腸胃脆弱的人最好煮軟一點，不然可能消化不良。

Tips
### 生活小常識

腎臟病患食用前最好先燙過，而且最好要煮久一點，才能讓山蘇裡的鉀溶出，如果山蘇燉成湯時，腎病患者要避免喝湯。

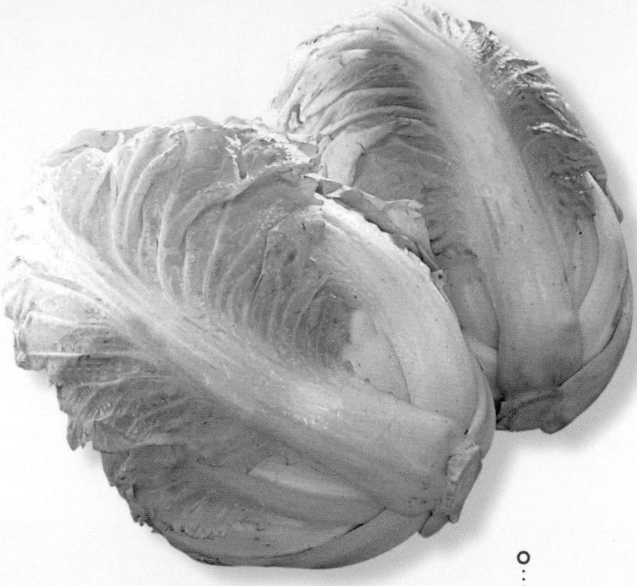

# 大白菜

高纖清腸胃
有助調降血壓

大白菜（每100公克的營養成分）

| 水分 | 膳食纖維 | 維生素C | 鉀 | 鈣 |
|---|---|---|---|---|
| 95.5 g | 1 g | 17.3 mg | 171 mg | 50.7 mg |

資料來源／食品營養成分資料庫

## 中營養師觀點

**長庚醫院中醫師 ‧ 喬聖琳**

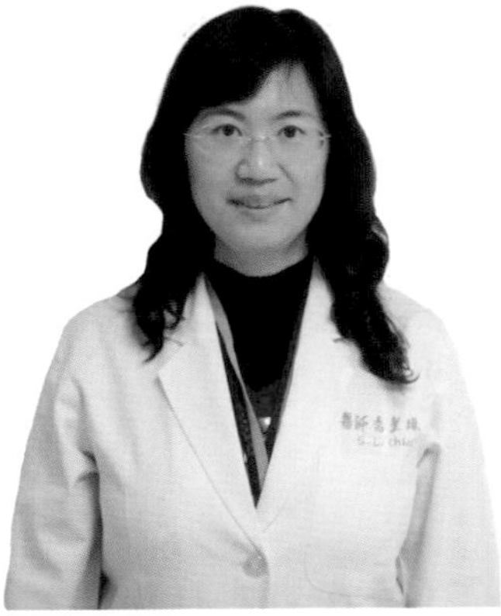

大白菜是屬性寒涼的蔬菜，有肺熱乾咳、便祕問題的人，吃了可緩解不適症狀。清代《本草綱目拾遺》也記載：「白菜汁，甘溫無毒，利腸胃、除胸煩、解酒渴、利大小便，和中止咳嗽。」

冬季盛產的大白菜，不僅可做為鍋底配料，也適合與肉類搭配，或製作成酸白菜與泡菜食用，含有豐富的膳食纖維，可增強腸胃蠕動。

大白菜又稱包心白菜，冬季是盛產期，不論是搭配蝦米燜煮成開陽白菜，或煨獅子頭都很適合，大白菜的甜味很搭肉汁，適合與肉類等食物一起搭配食用，不會搶味，還可增加營養價值。但要注意的是，蔬菜的維生素烹調愈多次愈容易流失，因此雖不如網路所言「不能吃隔夜白菜」，也建議不要放太久，以免一再加熱，營養價值大失。

從營養觀點來看，大白菜有豐富的膳食纖維，可增強腸胃蠕動，幫助消化與排泄，進而減低肝、腎負擔；此外，還能阻止腸道吸收膽固醇和膽汁酸，對動脈粥樣硬化、膽石症患者及肥胖病人有幫助。

大白菜也含豐富的纖維與維生素C，可清熱退火、預防感冒、消除疲勞。在礦物質方面，大白菜的鉀含量最高，是有利於調降血壓及利尿的天然食材，還能消除身體的浮腫。

長庚醫院中醫師喬聖琳指出，大白菜屬性比較寒涼，因此氣虛胃寒、容易腹瀉、寒咳等寒性體質者，不宜吃太多。不過，若是將大白菜做為火鍋料，與生薑、麻油、米酒、羊肉等長時間熬煮，可緩解大白菜的寒性。

大白菜做的醃漬菜雖然美味，但是比較鹹，不建議經常食用，以免攝取過高鈉量，有高血壓、心臟病及腎臟病者更要注意，以免影響疾病的控制。

Tips

**生活小常識**

由於大白菜性寒，若正值鼻子過敏、氣喘發作、生理痛的人，建議暫時不要食用。

**這樣吃最健康**

大白菜可醃漬成酸白菜或泡菜來吃，口味爽脆獨特，也是冬季鍋物常見配料，尤其對於寒性體質者，也就是容易手腳冰冷、腸胃較差者，不論吃麻辣鍋、羊肉爐或薑母鴨，以大白菜為鍋料，可以和其他燥性食物相中和，緩解其寒性。

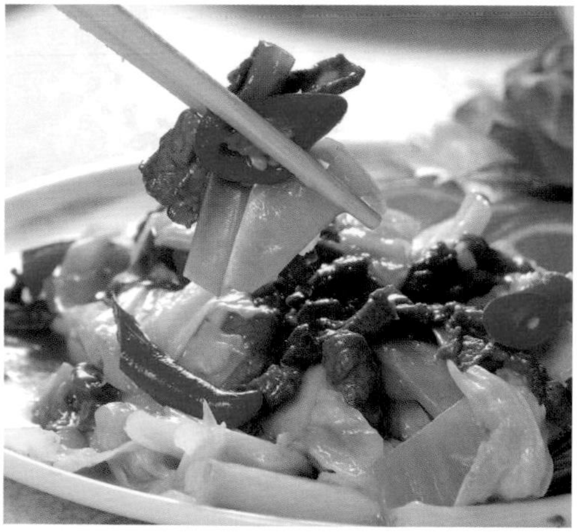

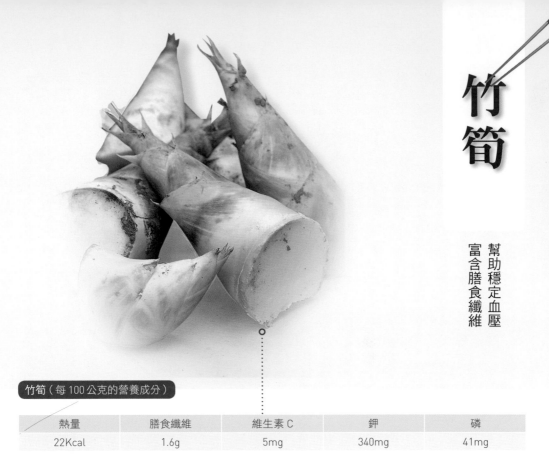

# 竹筍

幫助穩定血壓
富含膳食纖維

竹筍（每 100 公克的營養成分）

| 熱量 | 膳食纖維 | 維生素 C | 鉀 | 磷 |
|---|---|---|---|---|
| 22Kcal | 1.6g | 5mg | 340mg | 41mg |

資料來源／食品營養成分資料庫

## 營養師觀點

**鹿港基督教醫院營養組組長 ‧ 陳紋慧**

綠竹筍名稱來自於綠竹竹竿的顏色，當竹筍出土後，筍殼因光合作用產生葉綠素，變成漂亮的綠色，但是這種「出青」的綠竹筍會有苦味，因此買還沒有變成綠色的竹筍才是最好吃的。除了常見的涼筍吃法，綠竹筍也適合搭配排骨煮湯或是拌炒肉絲，有助於去除油膩感。

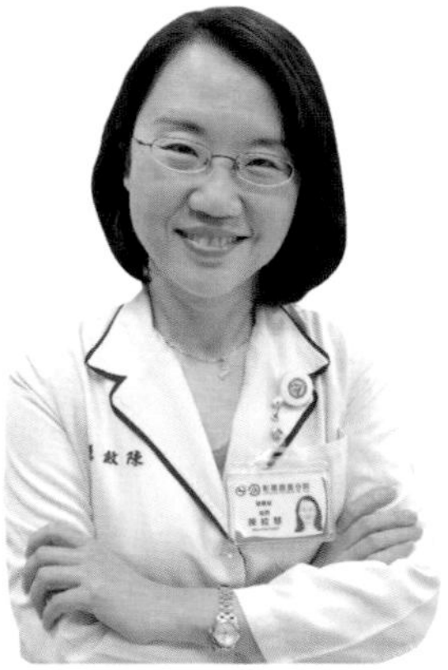

口感鮮嫩的綠竹筍是最受歡迎的竹筍品種，富含膳食纖維是最大特色，可以刺激腸胃蠕動，有助於體內環保。不過，雖然名為綠竹筍，購買時別買到外表已呈現綠色的筍子，反而容易有苦味。

每年春夏之交是綠竹筍的旺季，由於口感鮮嫩，也是最受歡迎的竹筍品種。中醫觀點認為竹筍味甘、微寒、無毒，在藥用上具有清熱化痰、益氣和胃、治消渴、利水道等功效；營養成分則包括膳食纖維、蛋白質、菸鹼素、維生素C、鉀、鈣、磷等。

鹿港基督教醫院營養組組長陳紋慧指出，綠竹筍最大特色是富含膳食纖維，可以刺激腸胃蠕動，對於容易便祕者來說，有助於體內環保。綠竹筍熱量很低，一百公克熱量僅二十二大卡，且吃起來很有飽足感，不少人控制體重時，會先吃點竹筍墊肚子、增加纖維量。

綠竹筍是高鉀蔬菜，一百公克含有三百四十毫克的鉀，有降血壓功能；不過，飲食上要限鉀的慢性腎臟病患，攝取時必須謹慎，除了量不能多，由於鉀會溶解於水，更應避免喝筍湯。此外，竹筍的高纖維質雖能促進排便，但若當下已經腸胃不適，就不宜吃竹筍，以免刺激腸胃。

選購綠竹筍，最好挑選矮胖肥大、筍身彎曲成牛角形的，品質最佳。綠竹筍採收後，切面會在短時間內褐化和木質化，筍內的粗纖維快速增加，導致口感從鮮嫩變得乾粗，因此買了後最好早點吃完。

陳紋慧建議，綠竹筍最佳保存溫度是零至二度，可在帶殼狀態下先以冰水降溫，再用塑膠袋包好冷藏，但保存時間不宜超過三周。

## 這樣吃最健康

### 香菇鮮蛤綠竹筍湯（三至四人份）

**材料：**綠竹筍、文蛤各三百克、生香菇一百克、青蔥一支。

**做法：**一、生香菇洗淨切半，青蔥切段，文蛤洗淨泡水吐沙。二、綠竹筍洗淨剝殼，切滾刀。三、綠竹筍、生香菇加入冷水，大火煮滾轉小火燜煮。四、加入文蛤煮至全開，放入蔥段，加少許鹽調味。

Tips

### 生活小常識

竹筍有較多的草酸鈣，不適合與豆腐同食，否則容易產生結石。

# 毛豆

降血壓
補充蛋白質

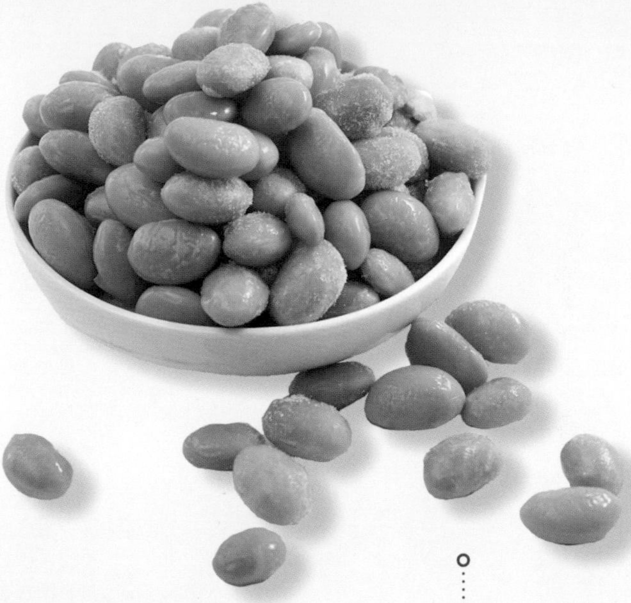

毛豆（每 100 公克的營養成分）

| 熱量 | 膳食纖維 | 粗蛋白 | 維生素 B1 | 鉀 |
|---|---|---|---|---|
| 124Kcal | 8.7g | 13.7g | 0.4mg | 620mg |

資料來源／食品營養成分資料庫

## 營養師觀點

**臺北榮民總醫院營養師 · 邱哲琳**

毛豆可媲美高營養價值的肉類，吃五十公克的毛豆相當於吃一兩肉，有助素食者補充足夠的蛋白質、必需胺基酸與鐵質。對嚴格的全素者而言，把毛豆添加在飲食中，可達到互補作用，補充從穀類無法獲得的必需胺基酸，增加蛋白質的利用率。

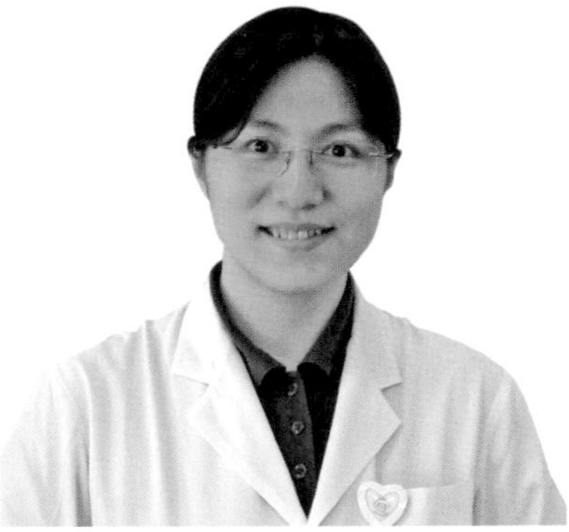

毛豆的蛋白質組成與奶蛋魚肉豆類相同，含有人體所需的八種必需胺基酸，可為素食者提供優質的蛋白質來源。毛豆的維生素與礦物質也很豐富，尤其富含維生素B群、鉀，對於酒精代謝和降血壓有幫助。

毛豆不屬於蔬菜類，而是豆魚肉蛋類，含有人體所需的八種必需胺基酸，營養素主要以蛋白質為主。且礦物質很豐富，尤其鉀含量高，一百公克毛豆含有六百二十毫克的鉀，高鉀食物對於降低血壓有幫助，須限制鉀攝取量的腎臟病患應謹慎食用；毛豆的蛋白質含量高，部分需要控制蛋白質攝取量的腎臟病患，更要當心。

毛豆的維生素A、E含量不低，維生素C等同柑桔類，其最大特色是富含維生素B群，學理上認為維生素B群能幫助酒精代謝，降低酒精在血液的濃度，因此，不少居酒屋會提供毛豆做為點心。

毛豆的健康好處甚多，其脂肪組成主要以不飽和脂肪酸為主，可提供人體所需的必需脂肪酸，並具有植物性雌激素（大豆異黃酮），有效改善更年期症狀。

毛豆就是生黃豆，待毛豆成熟後，就會脫水、變小、變硬，最後變成黃豆，兩者只是品系略有不同。選購毛豆時，要選種子飽滿、色澤鮮綠者，保存時最好放冷藏。

毛豆富含膳食纖維，食用五十公克（約半碗）毛豆，攝取的膳食纖維比一碗糙米飯還多，既能增加飽足感，又具有促進腸胃蠕動與降低血脂肪等功能。然而，較少食用全穀根莖類、蔬菜類與水果類（膳食纖維來源的食物）的人，若一次吃太多毛豆，容易脹氣，應少量、漸進食用。

### 這樣吃最健康

**椒香毛豆**

**材料：**新鮮毛豆莢三百公克、食鹽一大匙與1/2茶匙、八角兩粒、麻油一大匙、蒜頭三至四瓣、黑胡椒粒一小匙、紅辣椒1/3條。

**做法：**一、將毛豆莢、八角與食鹽一大匙用滾水煮五至八分鐘，撈起後以冰水降溫，瀝乾備用。二、紅辣椒切小圈，與蒜頭末、毛豆、黑胡椒粒、食鹽、麻油拌勻，冷藏兩小時即可食用。

Tips

### 生活小常識

毛豆多涼拌食用，但不建議生吃，一定要煮熟或炒熟後再吃。

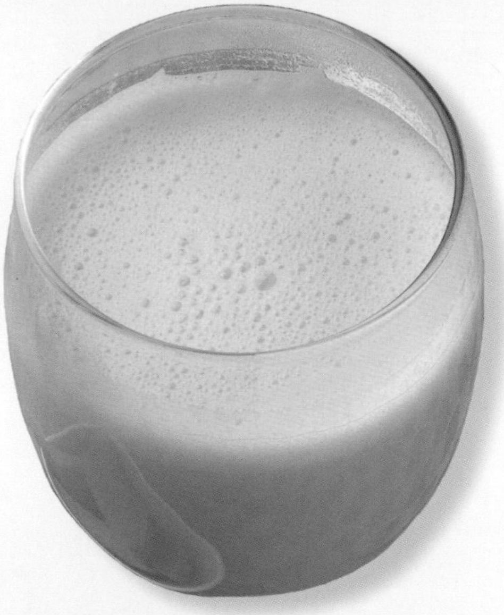

# 豆漿

預防心血管疾病
改善更年期症狀

豆漿（每 100 公克的營養成分）

| 熱量 | 水分 | 粗蛋白 | 鉀 | 鈣 |
|---|---|---|---|---|
| 55.4Kcal | 86.6g | 2.4g | 66.5mg | 14.5mg |

資料來源／食品營養成分資料庫

## 營養師觀點

**馬偕紀念醫院營養師 · 鍾政玲**

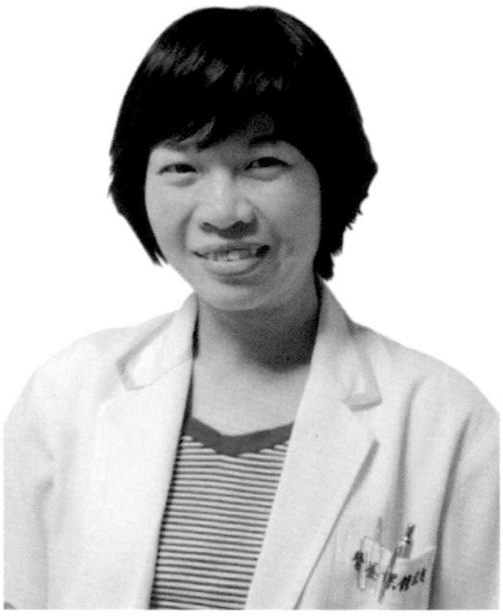

豆漿可提供植物性的蛋白質，吸收率雖然不及動物性蛋白質，不過適時替換攝取，可以讓身體攝取更多元的營養素。豆漿雖然是營養又便宜的飲品，但不建議當水喝，若以一杯兩百五十毫升計算，每天喝一至兩杯即可，否則可能導致蛋白質過量；此外，喝豆漿也別加太多的糖，以免熱量過高。

豆漿可提供豐富的植物性蛋白質，已故知名毒物科醫師林杰樑，全家更是以黃豆現磨豆漿取代牛奶，不過豆漿不適合當水喝，自己打豆漿時更要煮沸，以免皂素刺激腸黏膜，引起腹瀉。

豆漿是常見的早餐飲品，林杰樑的遺孀譚敦慈說，這是因為國內對於鮮奶所核准的動物用藥，法令過於寬鬆，因此改以黃豆現磨豆漿取代，同樣可補充蛋白質與鈣質，林氏豆漿食譜則是選擇非基改的黃豆兩份、燕麥一份、蕎麥一份，混合打成汁。

豆漿由於是黃豆製成，而黃豆被稱為「素食界的肉類」，含有豐富的植物性蛋白質，還有膳食纖維，可促進消化與排便；此外，黃豆也是天然的雌激素，有助於改善更年期症狀。

對於慢性病患者，豆漿也具保養效果：豆漿含低聚糖膳食纖維，能阻止人體吸收過量糖分，有利於腸道益生菌生長，很適合糖尿病患者；豆漿還有鉀、鎂、鈣等抗鹽鈉物質，可預防高血壓等心血管疾病。

有些人認為晚上喝豆漿容易脹氣，其實這是跟腸胃耐受度有關，跟時間點的關係不大。預防喝豆漿脹氣的方法就是讓黃豆先泡水再磨漿，飲用時小口喝、喝時不說話，以減少空氣進入。

Tips

### 生活小常識

正在腹脹、腹瀉的人，暫時不宜飲用豆漿。

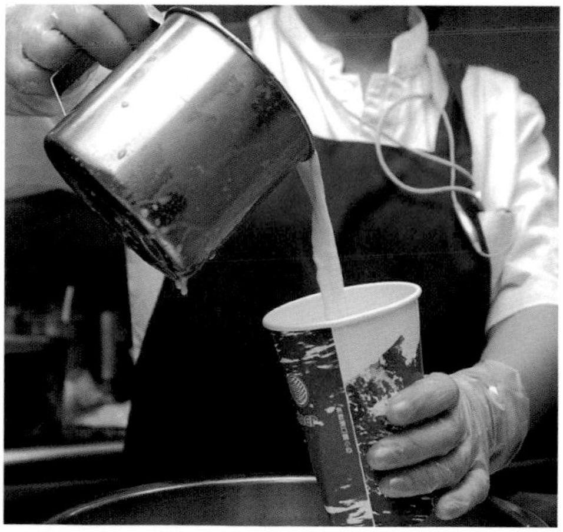

### 這樣吃最健康

與其他黃豆製品相比，豆漿的加工製程較少，不會有太多添加物。民眾自行打豆漿也很風行，要提醒的是，豆漿加水打出來的漿汁，必須煮沸才能喝，以小火煮滾後再滾十至十五分鐘，以免豆漿中的皂素未被分解而進入人體，刺激腸黏膜容易引起腹瀉。

# 花生

增加毛細血管彈性
健胃、促消化

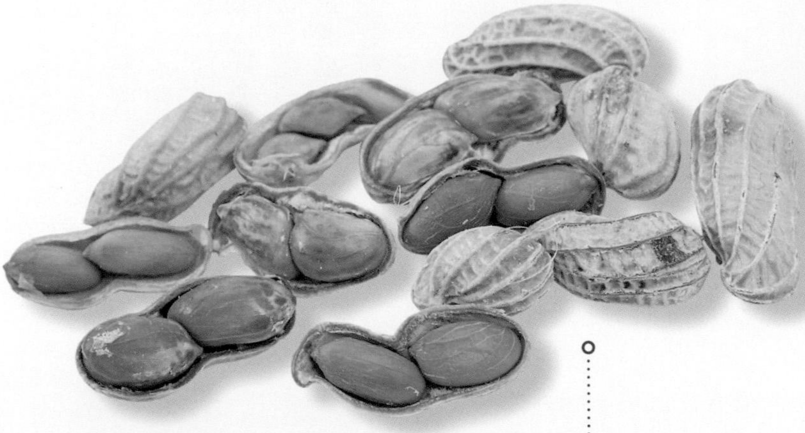

花生（每 100 公克的營養成分）

| 熱量 | 粗蛋白 | 粗脂肪 | 鈉 | 磷 |
|---|---|---|---|---|
| 546Kcal | 31g | 42.2g | 632mg | 379mg |

資料來源／食品營養成分資料庫

## 中營養師觀點

### 立生中醫診所院長 · 陳旺全

花生是營養價值很高的食物，含有蛋白質、不飽和脂肪酸及礦物質，惟一的缺點是維生素含量少。花生的果實上有一層紅紅的外皮，可以刺激纖維蛋白的溶解，促進血小板的生成，預防出血性疾病，如腦中風、心血管疾病等，所以吃花生一定要連外皮一起吃。

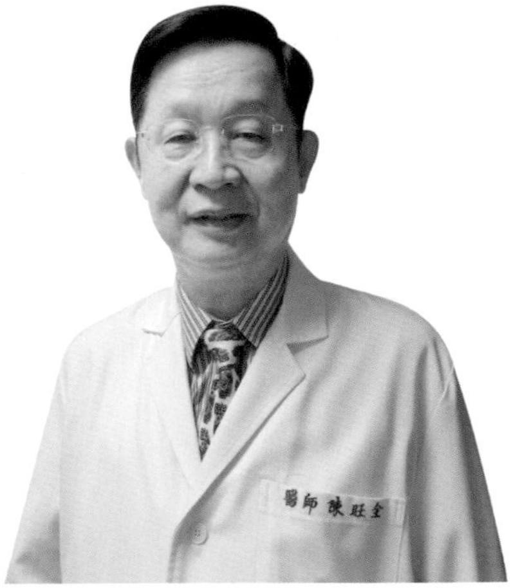

到秋冬季節不少人開始吃補養生，中醫師表示，秋天適合溫補，民眾要吃補養生，不如吃新鮮花生，不但可潤肺化痰、滋養調氣，還可以降血壓、膽固醇，預防心血管疾病。

民間有句諺語：「常吃花生能養生，吃了花生不想葷。」可見其營養價值相當高。古代醫藥記載，花生具有滋補益壽、長生不老之功效，故又被稱為「長壽果」，臺灣人則習慣稱它為「土豆」。

花生維生素含量雖然低，但其他營養素含量不輸雞蛋、牛奶、肉類等動物性蛋白質。花生除了能健胃、促進消化吸收之外，也含有抑制出血的成分，所以容易鼻血流不止或是出血的人，可以吃花生來改善。

花生的外皮（炒過的花生皮為紅色）含有可對抗纖維蛋白溶解的成分，可改善血小板的質量，加強毛細血管的收縮功能，可以預防癌腫瘤出血，及腸胃、子宮等出血，對肺結核造成的咳血及泌尿道出血，也有不錯的預防效果。

國外研究發現，花生含不飽和脂肪酸、膽鹼、卵磷脂等營養成分，可增加毛細血管的彈性，預防心臟病、高血壓，防止膽固醇在血管沈澱、堆積而引起動脈硬化。花生還有降血糖的功效，英國牛津布魯克斯大學一項研究發現，糖尿病人連續吃十周花生，糖化血色素有顯著的下降。

民眾吃花生養生，最好吃生花生或水煮花生，才能吃到它所含的營養成分，炒過、加工過的花生營養價值低，無法達到滋養補氣的功效。還可能因為放太久，吃進黃麴毒素。值得注意的是，花生的熱量高，每天不宜超過二十顆，七到十顆即可。

### 這樣吃最健康

民間諺語：「常吃花生能養生。」陳旺全中醫師提供一道醒腦祕方，生花生加牛奶加蜂蜜打成花生牛奶喝，有抗過敏、醒腦功效。

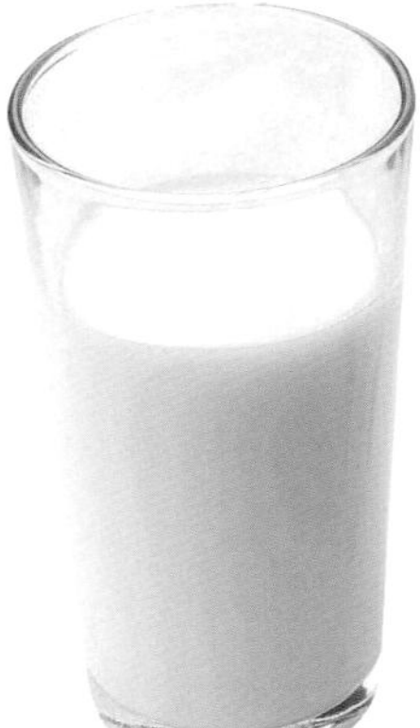

Tips

### 生活小常識

花生油脂含量高，患有腸胃疾病或皮膚油脂分泌旺盛、易長青春痘的人，不宜大量食用。

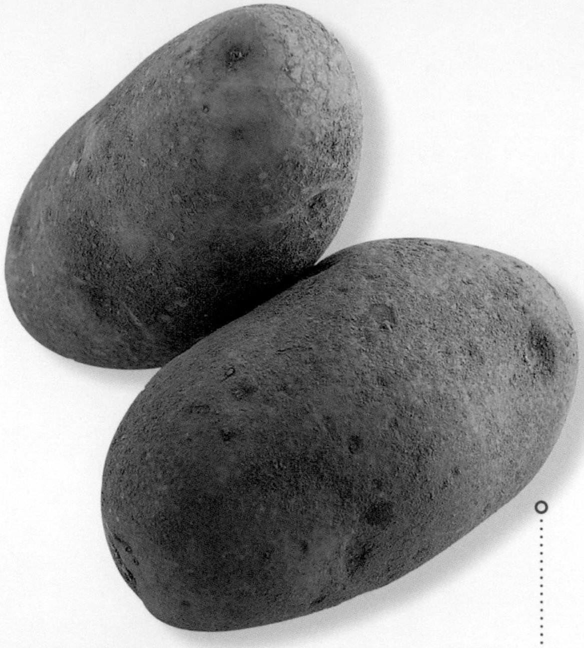

# 馬鈴薯

全營養食材
降血壓、抗氧化

馬鈴薯（每 100 公克的營養成分）

| 熱量 | 粗蛋白 | 碳水化合物 | 膳食纖維 | 維生素 C |
|---|---|---|---|---|
| 77Kcal | 2.6g | 16g | 1.3g | 30mg |

資料來源／食品營養成分資料庫

## 營養師觀點

**臺北榮民總醫院營養師 · 邱哲琳**

生機飲食會用生的馬鈴薯打汁，這種吃法恐怕只攝取到維生素 C，因為生的馬鈴薯澱粉有特殊的結晶型態，不易被身體消化酵素分解，但是經過加熱烹煮，即可轉變型態，被腸胃道吸收利用；馬鈴薯的維生素C含量，雖然在澱粉類食物當中算多的，但仍比不上水果中的含量，不建議為了攝取維生素 C 而生吃馬鈴薯。

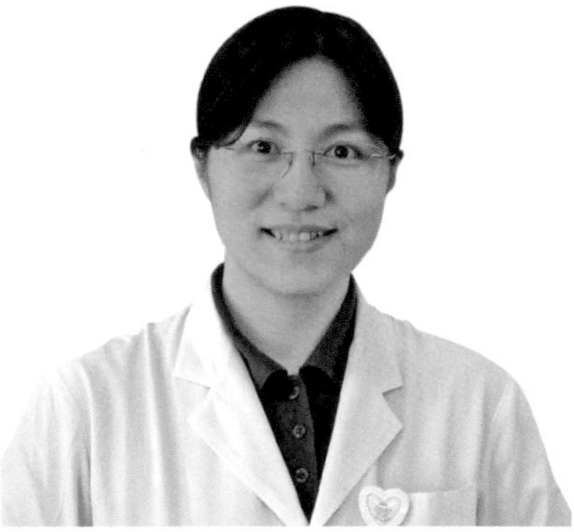

馬鈴薯屬於全穀根莖類，成分除了含有醣類、蛋白質和極少量脂肪外，還含有多種維生素、礦物質與膳食纖維，其中以維生素C、$B_6$，以及鉀的含量特別高，可輔助降血壓、抗氧化。

馬鈴薯是一種接近全營養的食材，若與同樣七十大卡熱量的白飯相比，馬鈴薯因為可食用的體積較大，吃起來較有飽足感，又比白飯提供更多纖維質、維生素與礦物質，對於需要控制體重的人來說，馬鈴薯很適合替換白飯，且營養價值更高。

不過馬鈴薯容易吸附油，因此油炸的薯條、洋芋片等，吃多等於吃下大把的油，容易變胖。而且，馬鈴薯不適合高溫烹調，因為澱粉類食材在高溫下烹煮會產生致癌物「丙烯醯胺」，馬鈴薯尤其容易產生，長期攝取會刺激腸胃道黏膜，增加罹癌風險。

因此，健康的馬鈴薯吃法應該是燉煮、清蒸，或是少油的快炒，避免高溫油炸或烘烤。許多西餐會提供馬鈴薯泥，為了口感往往加了奶油，因此若吃起來不是乾乾鬆鬆的，恐怕都加了奶油，也不適合多吃。

保存馬鈴薯時建議選陰暗處、避免照光，若馬鈴薯發芽情形嚴重，建議整顆都不要吃，因為成熟的馬鈴薯都含有微量的毒素「龍葵鹼」，正常狀況下不至於對健康產生危害，但馬鈴薯一旦發芽或皮色變綠，龍葵鹼的含量會高出數倍，過量食用就可能中毒。

Tips

**生活小常識**

馬鈴薯的醣類以及鉀含量高，因此需要計算醣量的糖尿病患、需要限鉀的慢性腎臟病或洗腎病患，必須謹慎控制攝取量。

### 這樣吃最健康

**馬鈴薯炒肉絲**

**材料：**馬鈴薯中型三顆、前腿肉絲六十公克）、蒜頭三瓣、白醋三湯匙、食鹽些許。

**做法：**一、馬鈴薯洗淨去皮後切絲或是刨絲，處理好的馬鈴薯絲放入冷水中清洗，撈起瀝乾。二、鍋裡倒油，切脆的蒜頭爆香，再放入肉絲拌炒，接著放入馬鈴薯絲，再加入白醋與食鹽，翻炒均勻後關火即可。

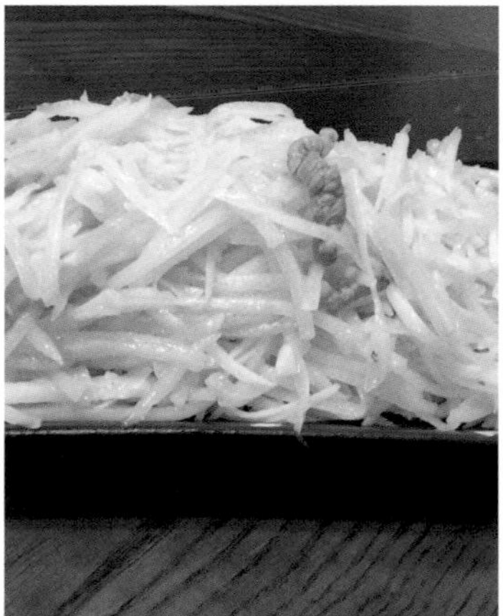

Part 3

# 維持血糖平穩

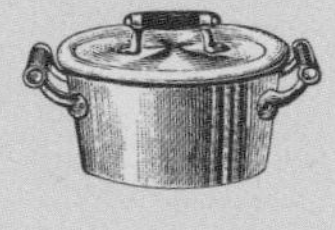

近年來國人罹患糖尿病有年輕化趨勢，中小學生提前出現成人型糖尿病(第2型糖尿病)的病例愈來愈多，這和飲食生活習慣有關，現代臺灣社會，民眾飲食不忌口，喜食高熱量且精緻的食物，運動量又不足，肥胖人口逐漸增加，糖尿病發生率也逐漸提高。

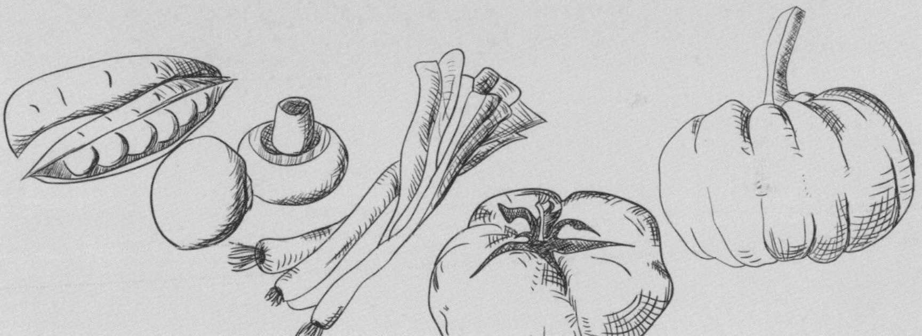

# 洋蔥

降血糖、降血脂
護心臟、防血栓

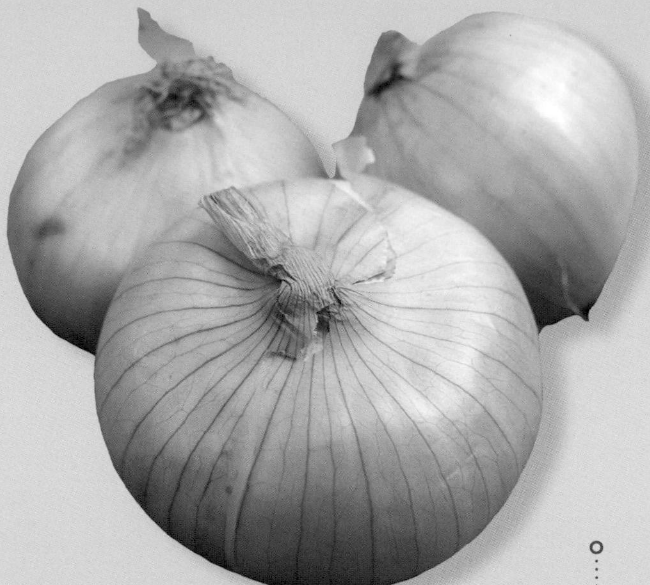

洋蔥（每 100 公克的營養成分）

| 熱量 | 膳食纖維 | 維生素 C | 鈣 | 鉀 |
|---|---|---|---|---|
| 43.7Kcal | 2g | 5.6mg | 21.1mg | 180mg |

資料來源／食品營養成分資料庫

## 營養師觀點

### 聖馬爾定醫院營養師 ‧ 王曉梅

洋蔥含有豐富的鈣、磷、鐵、維生素 $B_1$、維生素 C、前列腺素 A、二烯丙基二硫化物及硫氨基酸等成分。硫化物能促進脂肪代謝，幫助降血脂、預防心血管疾病的功效；前列腺素 A 可擴張血管，降低血液黏稠度、預防血栓的作用，常吃可以保護心血管。

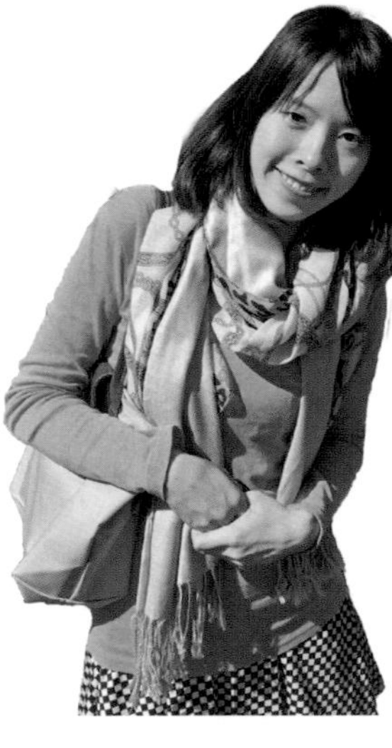

從古埃及時代開始，洋蔥就被廣泛食用，除了用於傷口殺菌，還可治療糖尿病，效果相當好。現代科學也證明，洋蔥裡有一種抗糖尿病的化合物，類似口服降血糖劑甲磺丁胺，具有調節胰島素合成及釋放的作用。

在臺灣，很多人怕洋蔥的嗆鼻味，因此不愛吃洋蔥；但在歐美國家，洋蔥則是每個家庭必吃的食物，有「超級蔬菜」之稱。根據哈佛醫學院心臟科教授克多格爾威治臨床研究發現，心臟病患者每天吃半個洋蔥或喝等量的洋蔥汁，可提升好膽固醇，保護心臟。

克多格爾威治博士發現，洋蔥裡所含的多種硫化合物能阻止血小板凝結，使血流更順暢，加速血液凝塊溶解，消除體內自由基；成分中的硫醇、硫化丙烯、S—甲基半胱氨酸等，具有降血糖、血脂之功效，但隨著洋蔥長時間烹調效果會打折扣，建議糖尿病友者可以生吃。

洋蔥也含有至少三種抗發炎的天然化學物質，可以預防氣喘。由於洋蔥可以抑制組織胺，而組織胺正是一種會引起氣喘過敏症狀的化學物質；據德國的研究，洋蔥可以使氣喘的發作機率降低一半左右。洋蔥所含的有機硫化物，能抗癌、殺菌、抗氧化。另外洋蔥含有國人容易攝取不足的膳食纖維，幫助胃腸蠕動，排便順暢。

Tips

### 生活小常識

洋蔥的營養價值高，除上述功能外對於幫助改善骨質疏鬆也有不錯的效果。不喜歡洋蔥辛辣口感的人，可以將洋蔥切絲泡在冰水，隔幾分鐘換水便可降低辛辣感。

### 這樣吃最健康

減少洋蔥烹煮時間，或可採取涼拌生食方式，能保留較多營養成分。若胃腸不適、容易脹氣者，應斟酌食用。

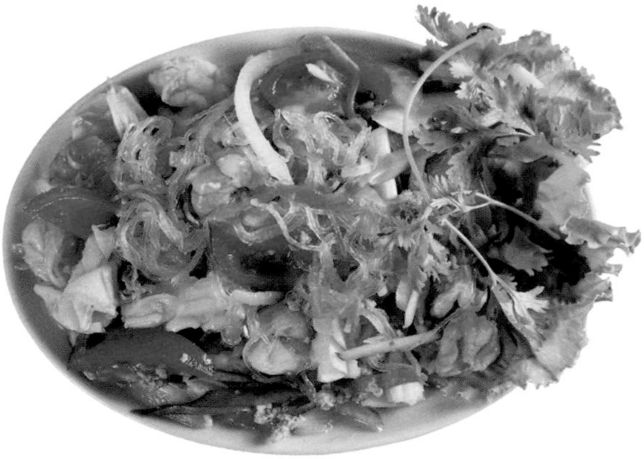

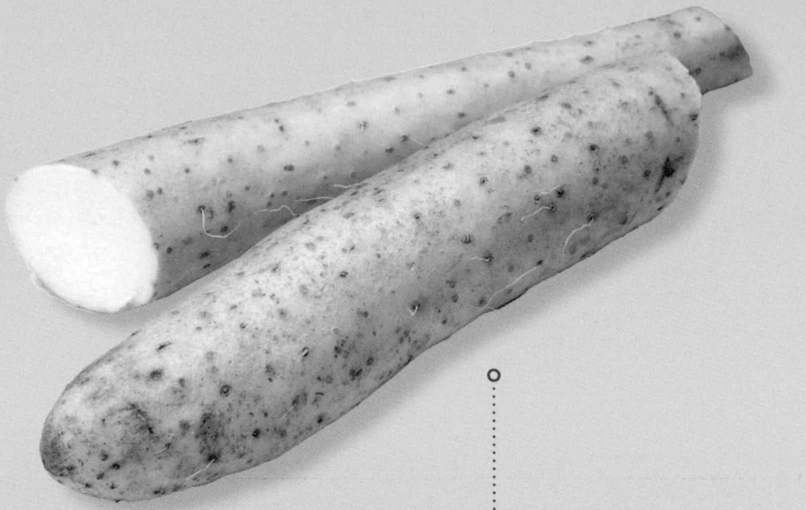

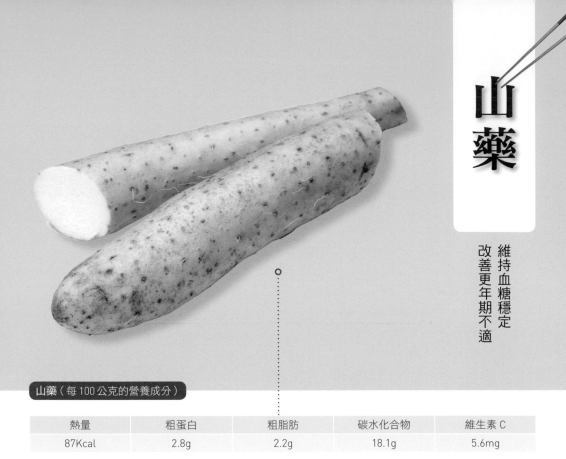

# 山藥

維持血糖穩定
改善更年期不適

山藥（每 100 公克的營養成分）

| 熱量 | 粗蛋白 | 粗脂肪 | 碳水化合物 | 維生素 C |
|---|---|---|---|---|
| 87Kcal | 2.8g | 2.2g | 18.1g | 5.6mg |

資料來源／食品營養成分資料庫

## 營養師觀點

**內湖國泰診所營養師 ・ 張斯蘭**

一般認為食用山藥可補充女性荷爾蒙，好處是有助於改善更年期不適，但乳癌患者往往不敢吃，擔心誘發癌症復發。其實，山藥所含的是雌激素前驅物質，跟女性荷爾蒙相像，但並不完全相同，不是每個人食用都有同樣效果，因此只要適量攝取，沒有絕對的食用禁忌。

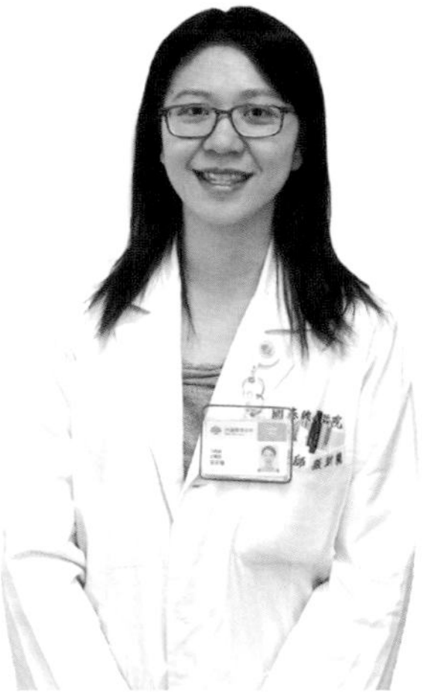

口感黏稠的山藥，是熱量低、有助於調節血糖的養生食材；此外，山藥含有雌激素的前驅物質，適量攝取可補充天然荷爾蒙，有助於改善女性更年期不適、養顏美容。

山藥又稱為淮山、長薯，中醫觀點認為，山藥性平微溫、味甘無毒，能健脾胃、補肺腎，主治泄瀉、消渴、虛勞、咳嗽、小便頻仍等多種症狀。

內湖國泰診所營養師張斯蘭表示，山藥主要營養成分是澱粉，也是少數有脂肪的五穀根莖類食材，每一百公克山藥有二・二克脂肪，因此仍不宜吃過多。但適量食用，山藥其實是熱量低、有助於調節血糖的養生食材。

張斯蘭指出，山藥含有一種植化素叫楊梅素，加上有豐富的黏蛋白，除了能讓消化功能更順暢，還能讓糖分被緩慢吸收，抑制飯後血糖太快速上升，胰島素就不會被誘發大量分泌，可讓體內血糖維持穩定。

山藥也是預防骨質疏鬆的推薦食材之一。張斯蘭指出，研究證實山藥可增強骨質的強度與密度。此外，山藥被稱為「天然的荷爾蒙」，因為含有雌激素的前驅物質，跟女性荷爾蒙相像，有助改善更年期不適、養顏美容。

然而，山藥的鉀含量不低，雖有助於降血壓，但是限鉀的腎臟病患必須慎用；腸胃容易脹氣或有嚴重便祕者，也不宜多吃山藥。此外，山藥含有類似女性荷爾蒙的前驅物，為了謹慎起見，有子宮肌瘤、乳癌患者，也不宜大量食用。

山藥若沒有一次吃完，建議將已有切口的山藥去皮切塊，再依每次用量密封分裝，放入冷凍庫；若是整支完好、沒有切口的山藥，放在陰涼通風處保存即可。

### 這樣吃最健康

山藥常切片或切塊煮湯，比如山藥排骨湯、山藥雞湯；山藥也可切碎或磨泥，加入稀飯食用；在日式料理中，山藥則可刨絲、淋上和風醬，吃起來很清爽。要注意的是，一百公克山藥（大約食指長度）等於 $1/4$ 碗飯的熱量，因此吃山藥時，五穀根莖類的攝取就要減量。

Tips

### 生活小常識

山藥切開後容易氧化，建議放入冷水泡著，以避免顏色出現褐變。

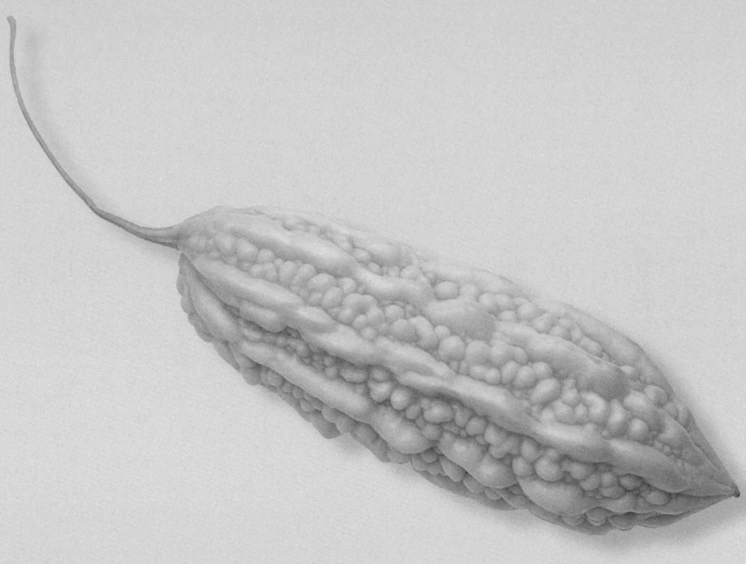

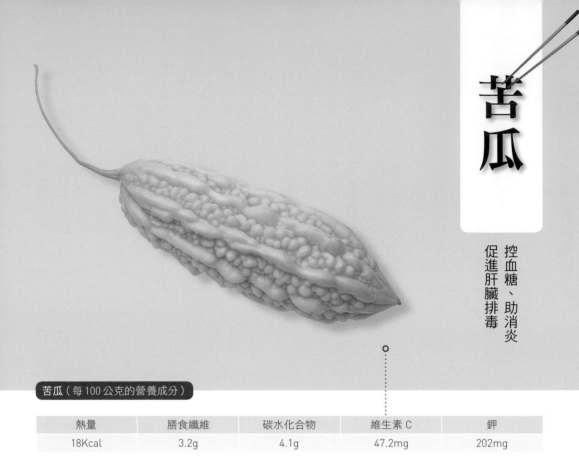

# 苦瓜

控血糖、助消炎
促進肝臟排毒

苦瓜（每 100 公克的營養成分）

| 熱量 | 膳食纖維 | 碳水化合物 | 維生素 C | 鉀 |
|---|---|---|---|---|
| 18Kcal | 3.2g | 4.1g | 47.2mg | 202mg |

資料來源／食品營養成分資料庫

## 營養師觀點

### 汐止國泰醫院營養師 ・ 羅悅伶

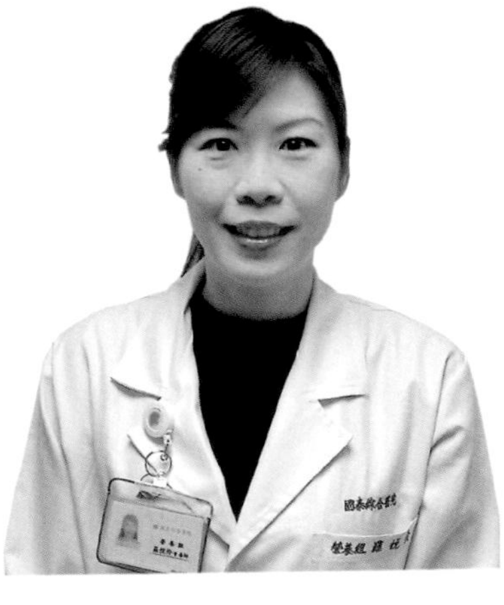

苦瓜不僅熱量低，還含有許多植物化合物，苦味來源也是其中一種，有助於控制血糖、預防心血管疾病以及減少發炎，不過要獲得苦瓜最大好處，涼拌會比熟食來得好。

「吃苦就是吃補」這句話最適合應用在苦瓜上。中醫觀點指苦瓜味苦，性寒，歸心、肺、脾、胃經，可清熱、解毒、健胃。苦瓜獨具的苦味，有些人特別愛、卻也有不少人嫌惡，其實這苦味是一種植物化合物，這也是苦瓜重要的營養來源。

汐止國泰醫院營養師羅悅伶指出，苦瓜的植物化合物有三大好處：第一是促進胰島素分泌，因此吃苦瓜不容易造成血糖波動，且有助於穩定血糖。胰島素分泌足夠便可抑制脂肪合成，加上苦瓜還富含維生素C、葉酸和鉀，因此吃苦瓜也有助於預防心血管疾病。

苦瓜的植物化合物還能降低發炎物質，因此有消炎作用，也就是中醫所指的「降火氣」效果；第三個好處是動物實驗發現，苦瓜可促進肝臟排毒，對於跟飲食相關的乳癌和大腸癌，也有預防效果。

不少減肥的人會選擇多吃苦瓜，這是因為苦瓜熱量比一般蔬菜來得低，每一百公克僅十八大卡，而且纖維質豐富，有利於控制體重。

羅悅伶說，苦瓜沒有特別的食用禁忌，不過許多人偏好熟食，卻不知道這可能會破壞一些營養成分，建議除了涼拌吃，也可以搭配其他蔬菜水果打汁飲用，但記得要連渣渣一起吃，才能吃到纖維質。

買苦瓜時，最好挑果肉結實，果面沒有傷痕、沒有被蟲咬者為佳。此外，苦瓜追熟作用很快，常溫下只能放一天，即使放進冰箱冷藏，也不宜超過兩天，以免過熟。

### 這樣吃最健康

苦瓜的維生素C以及植物化合物，加熱過程中會被破壞，涼拌吃還是最健康，建議可將苦瓜切片，搭配梅子粉或醃梅汁，這種酸苦味最配。如果要煮苦瓜，比較不建議搭配鹹蛋，因為鹽分過高，尤其不適合高血壓患者，建議搭配小魚竿或瘦肉絲；如果煮湯，苦瓜排骨湯肥肉多，食用量要控制以免攝取過多油脂，苦瓜雞湯則建議雞肉要去皮。

Tips

### 生活小常識

苦瓜生食前建議以流動水沖表皮3分鐘，以洗淨可能殘餘的農藥。

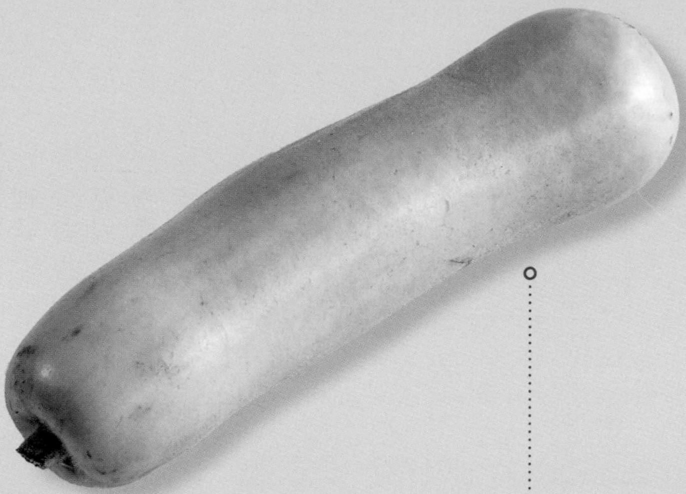

# 蒲瓜

低熱量、高維生素C
有助穩定血糖

**蒲瓜**（每100公克的營養成分）

| 熱量 | 水分 | 碳水化合物 | 膳食纖維 |
|---|---|---|---|
| 18Kcal | 95g | 4g | 1.3g |

資料來源／食品營養成分資料庫

## 中醫師觀點

**立生中醫診所院長 · 陳旺全**

蒲瓜入脾、胃、大腸、膀胱經，盛產於夏季，是消暑利尿、潤腸通便食材。夏季常見泌尿道感染問題，多吃蒲瓜利尿可預防；容易長膽結石的人，吃蒲瓜可降低膽固醇、促進膽囊收縮，預防產生結石。

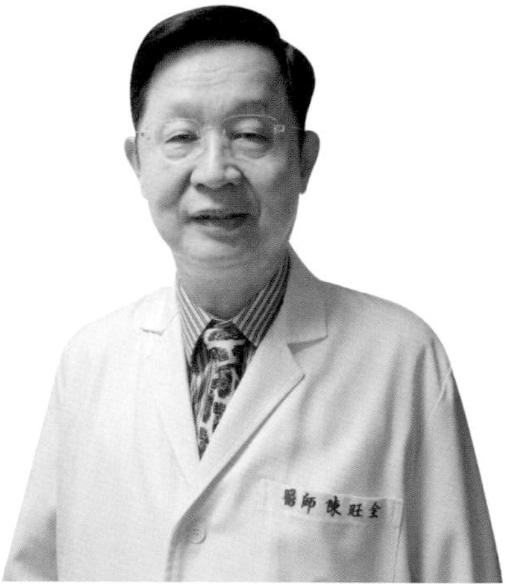

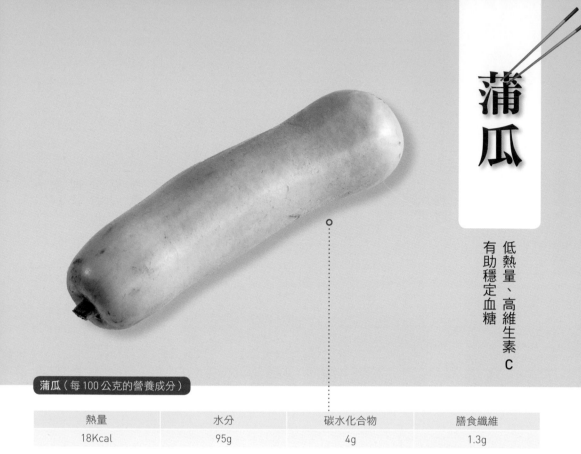

蒲瓜又稱瓠瓜，它的特色就是水分多、熱量低，能消暑解熱，雖不是蔬菜裡營養密度高的食物，但它的糖分含量比很多水果低，每一百公克只有十八大卡熱量，加上有膳食纖維，有助於穩定血糖和胰島素濃度，糖尿病患可多吃。

蒲瓜水分含量高達九十五公克，而且富含鈣質能強化骨骼、牙齒，建議老人、小孩可以多吃。蒲瓜的纖維含量雖然低，只有其他綠色蔬菜的一半，不過，它的維生素C含量不低，每一百公克含有十二毫克，高於香蕉、芒果、西瓜、蘋果等水果。衛生福利部建議民眾每天需攝取六十毫克的維生素C，不喜歡吃水果的人，可以從蒲瓜裡攝取。

除了維生素C含量高外，蒲瓜還含有鈣、磷、鐵及醣類，能健強骨骼及牙齒，尤其正值發育的幼童，最適合食用。成年人常吃不但可健骨保齒，也能充沛體力。蒲瓜雖然藥食俱優，但其性寒滑，脾胃虛弱者不宜多食，以免拉肚子。

國外研究發現，蒲瓜能使人體產生更多干擾素，這些干擾素會抑制癌細胞成長並增強免疫力，預防癌症。研究還發現，蒲瓜中有兩種胰蛋白酶抑制劑，對胰蛋白酶有抑制作用，達到降血糖的效果。

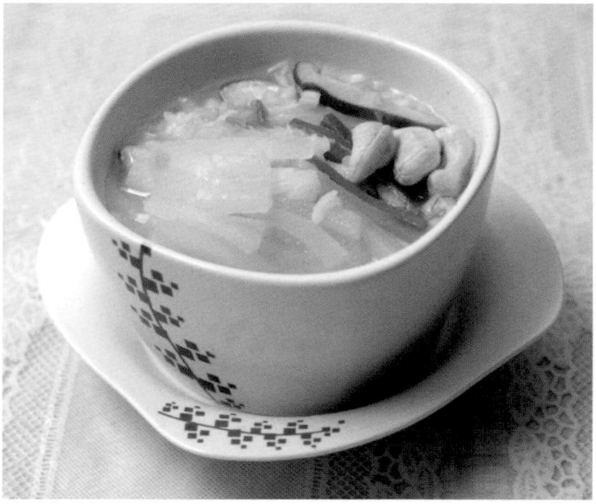

### 這樣吃最健康

蒲瓜帶有甘甜味，含水量高、熱量低，刨絲炒蝦米或是做成水餃餡料都美味。家裡若有不愛吃青菜的小孩，父母可用蒲瓜煮稀飯，讓小孩攝取蔬菜纖維。蒲瓜會刺激胃酸分泌，有胃潰瘍或胃食道逆流的患者，不適合吃；此外，蒲瓜性味偏涼，正在咳嗽的慢性支氣管炎患者、正值生理期前後的女性，最好少吃。

Tips

### 生活小常識

在選購上，瓜體形狀勻稱，並具重量感，且瓜身上的茸毛完整未脫落者為佳。

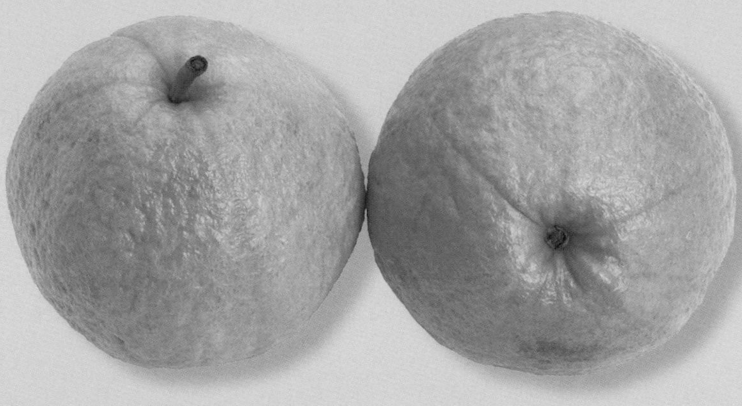

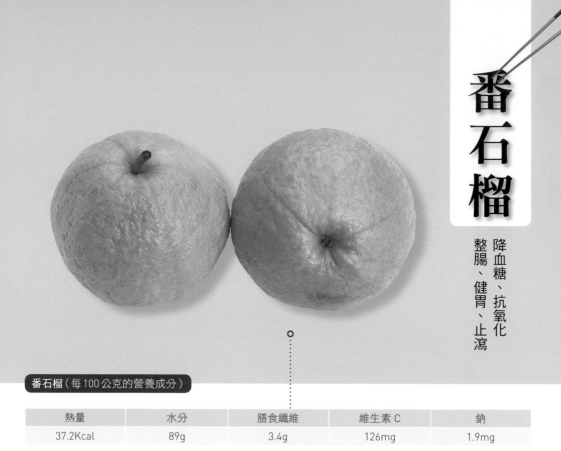

# 番石榴

降血糖、抗氧化
整腸、健胃、止瀉

**番石榴**（每 100 公克的營養成分）

| 熱量 | 水分 | 膳食纖維 | 維生素 C | 鈉 |
|---|---|---|---|---|
| 37.2Kcal | 89g | 3.4g | 126mg | 1.9mg |

資料來源／食品營養成分資料庫

## 中醫師觀點

### 康華中醫診所 ・ 張家蓓

番石榴的營養價值非常高，維生素 C 含量是柑桔的八倍，香蕉、鳳梨、蕃茄、西瓜的三十至八十倍，可提高人體免疫力，預防上呼吸道感染以及增加血管的彈性。在中醫裡，番石榴有止瀉、止癢效果，腸胃蠕動過快的人，可多吃番石榴止瀉；有青春痘、粉刺、慢性腸炎困擾者也可多吃。

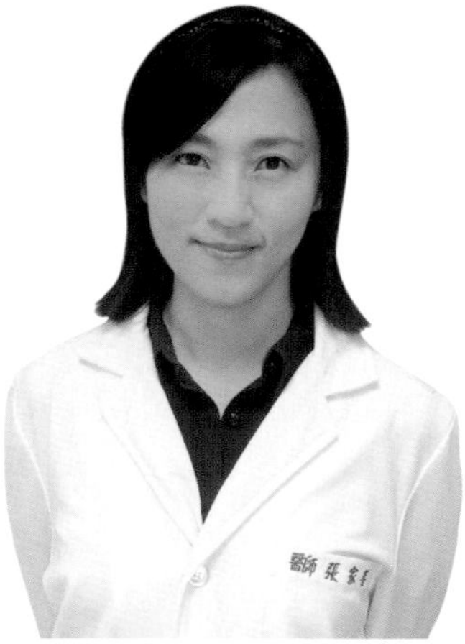

part 3

提到番石榴，大家第一個想到的就是熱量低，是女性減肥必吃的水果。然而熱量雖低，但體質太燥或是有便祕困擾的人，吃了反而會加重病情，所以不建議民眾吃番石榴減肥。

番石榴最大功效不在於消脂減肥，而是止瀉、穩定血糖。印度最新研究發現，番石榴除了含有豐富的維生素C外，抗氧化能力也高於其他水果，每一百公克的番石榴，含有抗氧化劑達四百九十六毫克，有助防止細胞毀損引起老化、致癌及多種退化性疾病。

番石榴是相當良好的維生素C來源，可以增加身體抵抗力，預防感冒的發生，同時也是種天然鎮定劑，有助對抗壓力，減少焦慮和不安的情緒。番石榴可當水果，也可以用來治病。

本草綱目記載，番石榴葉有藥效，可有效治療各種肚子疼痛、脹氣或是痢疾等疾病，且任何番石榴葉皆可，取其嫩葉直接送入口中，效果驚人，早年鄉下民眾肚子疼，都咀嚼番石榴葉止痛。

國內研究也發現，番石榴葉有整腸健胃、穩定血糖及防癌等功效。在醫療不發達的年代，番石榴是治療急性腸胃炎很好的藥品，家中若有小孩腸胃炎時，會到果園摘番石榴葉煮茶喝，或是將番石榴切片炒乾，再拿來泡茶喝，也有同樣的效果。

番石榴為什麼有止瀉功效？主要是因番石榴含有的鹼性澀味能制止胃酸發酵，具有止瀉效果。這幾年的醫療研究則發現，每天適量食用番石榴，可穩定血糖，預防糖尿病。

Tips

### 生活小常識

因為番石榴含有鞣質，有便祕困擾、火氣大的人不宜過量食用。

### 這樣吃最健康

番石榴可以當水果，也可以做為藥材食用。建議急性腸胃炎或消化不良引起的腸胃不適，可摘取番石榴葉十至十五克，加入三百五十毫升的水，煮三十分鐘後即可飲用，能緩解腹瀉症狀；若將未成熟的番石榴洗淨，切片後曬乾備用，每次服用時，取二十克番石榴乾加水兩百毫升煮來喝，則可降血糖。

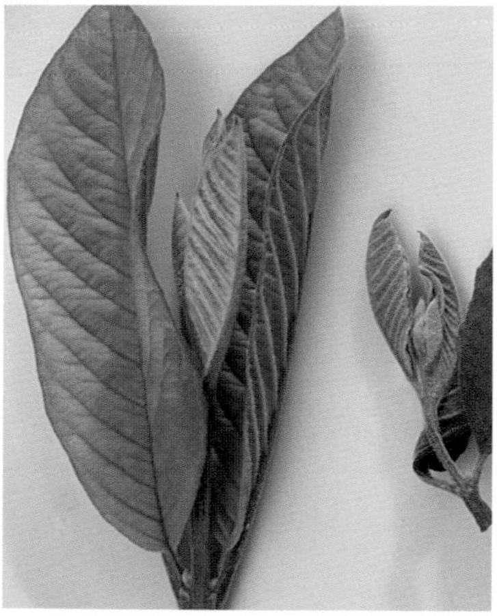

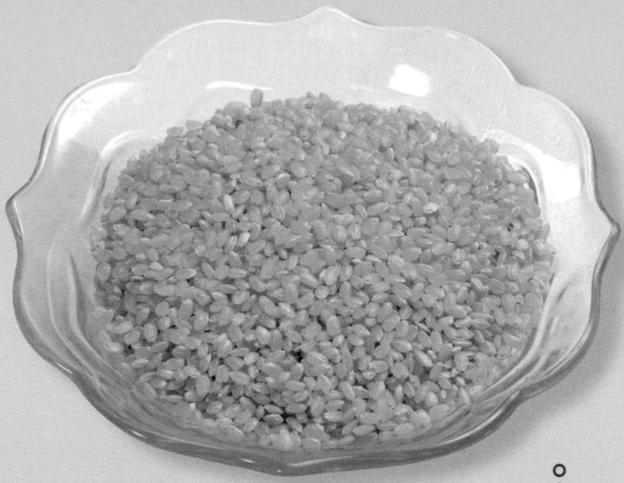

# 糙米

低GI養生主食
預防代謝症候群

糙米（每100公克的營養成分）

| 熱量 | 膳食纖維 | 鎂 | 磷 | 鉀 |
|---|---|---|---|---|
| 354.9 Kcal | 3.3g | 104.6mg | 254.1mg | 126.2mg |

資料來源／食品營養成分資料庫

## 營養師觀點

**鹿港基督教醫院營養組組長 ・ 陳紋慧**

糙米屬低GI值食物，吃了之後不會讓血糖上升速度過快，不僅有利於體重控制，對於糖尿病等慢性病患，是穩定血糖的食物。一般人吃糙米飯也可預防代謝症候群、心血管疾病，但必須長期吃才有此保健效果。

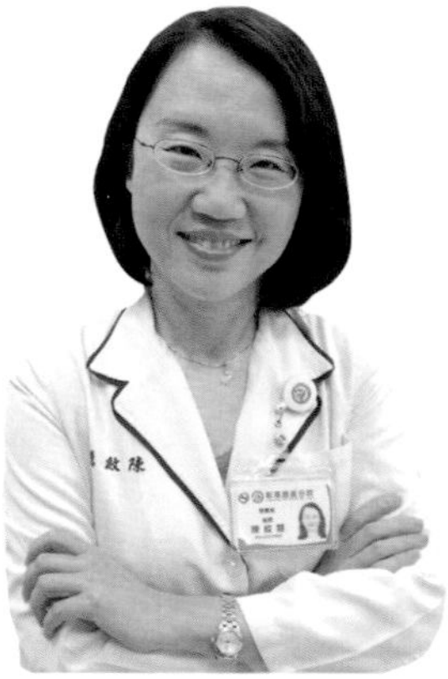

**糙**米與白米同樣都是澱粉類主食，想減重與預防慢性病的人，不妨多吃糙米，它含有較豐富的纖維質、維生素與礦物質，可促進代謝及穩定血糖。

糙米是稻穀脫去外殼後，留下胚芽與米糠的部分。糙米與只剩下胚乳的白米相比，含有較豐富的纖維質、維生素$B_1$、$B_2$和維生素E，礦物質的部分包括鈣、鎂、磷、鉀的含量也較高。

鹿港基督教醫院營養組組長陳紋慧提醒，減重不吃澱粉的想法是錯的，想要減重的人，主食建議改吃糙米。因為澱粉類是提供身體能量的主要來源，這類主食可以減量，但不能不吃，其中糙米又優於白米，因為含有豐富的維生素B群，可促進體內代謝，有助減重。

此外要注意的是，需要限制磷、鉀的慢性腎臟病患與洗腎者，不適合吃糙米，因為糙米這兩種礦物質含量頗多，吃多了可能導致高血磷或高血鉀，因此這類患者反而適合吃白米。

至於糖尿病患原本要控制血糖，一般建議吃糙米，但如果合併有洗腎或慢性腎臟病，由於要限制磷、鉀的攝取，這時在控制分量的情形下，也建議改吃白米。

糙米要煮得好吃必須掌握三個重點：一、很多人覺得糙米的口感比較硬，其實，煮之前先泡水三小時就可改善此問題，職業婦女可在前一天先泡好、冰起來，方便隔天下廚使用。二、煮糙米時水量要多放一些，若白米和水是1：1比例，糙米和水需要1：1.5比例。三、煮好後建議至少要多燜十分鐘，會更容易入口咀嚼。慢性腎臟病患與洗腎病人，不適合吃糙米

### 這樣吃最健康

吃糙米要得到完整的必需胺基酸，建議可和綠豆、紅豆、黃豆等豆類搭配。有八種必需胺基酸是人體無法自己製造的，必須由食物提供。動物性食物所含的必需胺基酸比較完整，但是植物性的食物就會缺乏某些胺基酸，比如糙米屬於全穀類，含量較低的必需胺基酸是離胺酸；至於豆類，含量較少的必需胺基酸是甲硫胺酸，因此兩者一起食用，可達到互補效果。

Tips
### 生活小常識

慢性腎臟病患與洗腎患者不建議吃糙米。

Part 4

# 防癌、抗癌

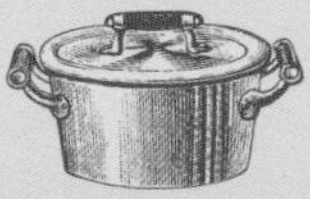

癌症又名惡性腫瘤，指的是細胞不正常增生，並攻擊侵襲身體的正常組織。在各年齡層都有罹癌的可能性，癌症在已開發國家中已成為主要死亡原因之一，罹癌的風險會隨著年齡增長而提高，但可以透過飲食方式、生活習慣來做預防。

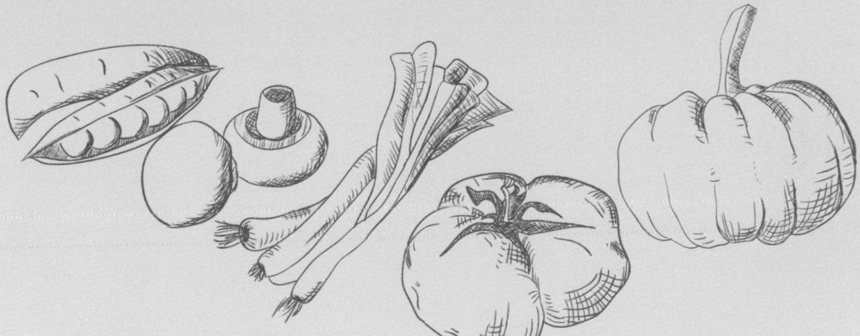

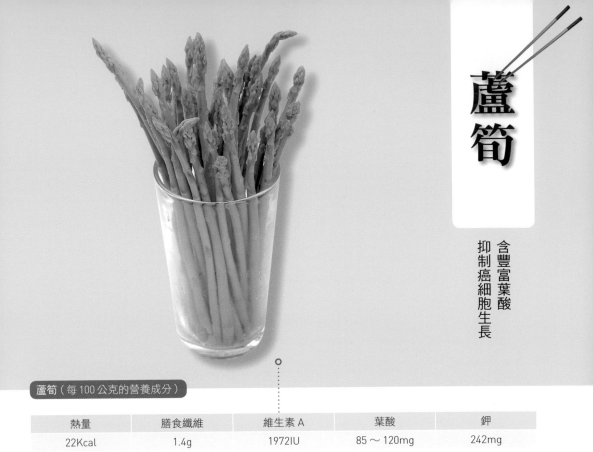

# 蘆筍

含豐富葉酸
抑制癌細胞生長

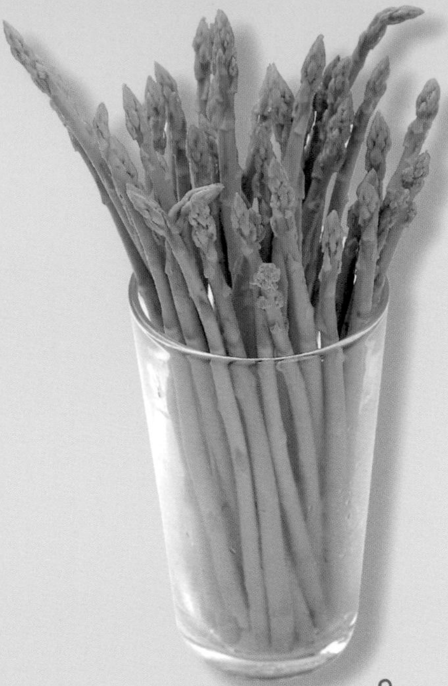

蘆筍（每 100 公克的營養成分）

| 熱量 | 膳食纖維 | 維生素 A | 葉酸 | 鉀 |
|---|---|---|---|---|
| 22Kcal | 1.4g | 1972IU | 85 ～ 120mg | 242mg |

資料來源／食品營養成分資料庫

## 營養師觀點

**郵政醫院資深營養師 ・ 黃淑惠**

蘆筍含有特殊成分可抗癌，其葉酸及維生素A含量都高於其他蔬果，葉酸是胎兒腦部和脊柱發育所必須的營養素，建議懷孕婦女食用蘆筍補充葉酸；維生素A則對視力有幫助。值得注意的是，蘆筍普林含量高，痛風患者最好少吃。

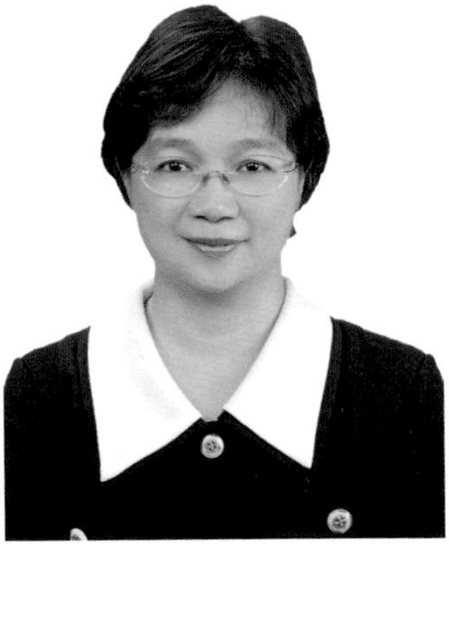

蘆筍是世界十大名菜之一，有「蔬菜之王」美譽。其含有豐富葉酸，懷孕婦女多吃可防胎兒畸形，一般人多吃則可增強記憶力。雖然蘆筍看似不起眼，卻有強大功效，國外研究發現蘆筍含有多種維生素、微量元素及天門冬酰胺，對心血管疾病、高血壓有療效，可提高免疫力。

現代醫學發現蘆筍含有特殊成分，可以使細胞生長正常化，防止癌細胞擴散。美國研究發現，蘆筍的萃取物可激活P53、P19ARE基因活性，抑制癌細胞DNA活性，使癌細胞無法被複製、分裂。國際癌症病友協會研究也發現，蘆筍裡含有穀胱甘肽及甘露聚醣，可提高人體免疫力，抑制癌細胞生長。

夏天是吃蘆筍的好季節，因為它性涼消暑、利尿、解疲勞。在古老的中醫典籍中曾有用蘆筍治療疾病的記載。中醫認為多吃蘆筍可止咳、潤肺、健脾、排水腫。

蘆筍的營養價值高，可清熱、潤肺、利尿、解疲勞。明代李時珍《本草綱目》記載，蘆筍能解熱氣、利小便。《神農本草經》裡，也將蘆筍視為上品之上，認為夏天多食蘆筍能輕身益氣，延年益壽。現代醫學證實，多吃蘆筍對心臟病、高血壓有療效。

Tips

### 生活小常識

蘆筍普林含量高，所以尿酸過高及痛風的人，不宜多食。

### 這樣吃最健康

蘆筍含有很豐富的營養成分，尤其葉酸含量高，每天只要食用一百公克（約六至七根）就可以達到一天所需的量；但葉酸怕熱，烹煮時溫度過高易致葉酸流失，建議以微波、快炒或汆燙方式食用。汆燙後的蘆筍水可以和老化的蘆筍頭加少許鹽一起煮十分鐘，當水飲用可清熱、解疲勞。

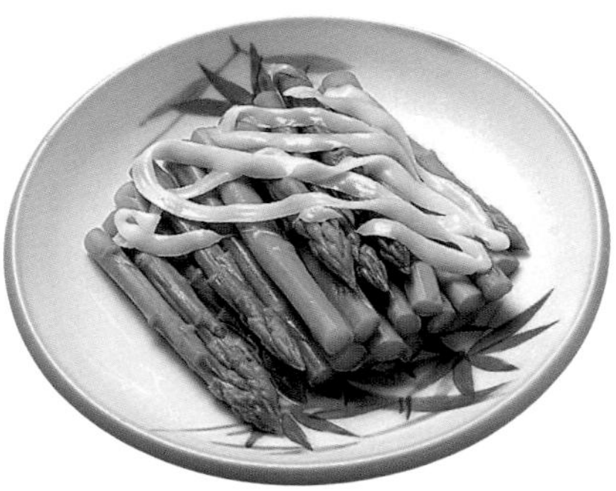

# 蘿蔔

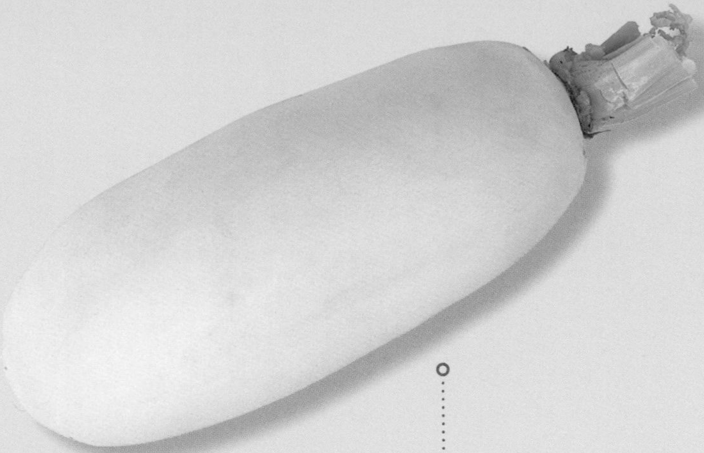

消脹、排毒、解油膩
增強身體免疫力

蔔蔔（每 100 公克的營養成分）

| 熱量 | 水分 | 維生素 C | 鈣 | 鉀 |
|---|---|---|---|---|
| 16Kcal | 95g | 15mg | 23mg | 151mg |

資料來源／食品營養成分資料庫

## 中醫師觀點

**立生中醫診所院長 ・ 陳旺全**

古人形容蘿蔔為「煮熟後如芋頭，生食如梨子」，顯示蘿蔔是很好的食物，在中醫典籍中，它主要是入胃經、腸經，經常食用可以促進腸胃道消化，化解胃中的積食，預防胃病並消除腸胃脹氣。

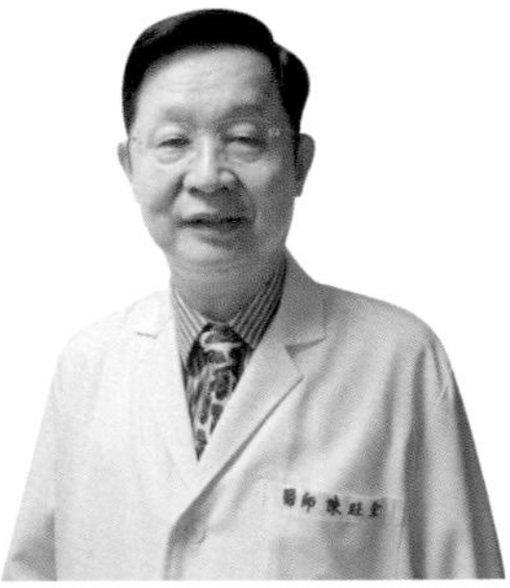

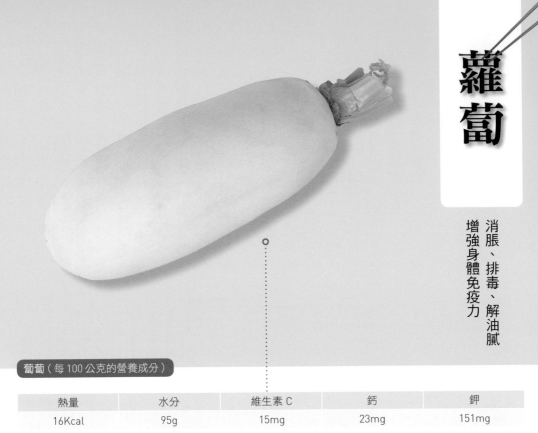

## 營養師觀點

**郵政醫院資深營養師 ・ 黃淑惠**

蘿蔔含有大量的維生素 A、C 及膳食纖維，可增進腸胃蠕動、清除體內毒素，改善粗糙的皮膚；此外，蘿蔔含有雙鏈核糖核酸能誘導人體產生干擾素，增強身體免疫力。

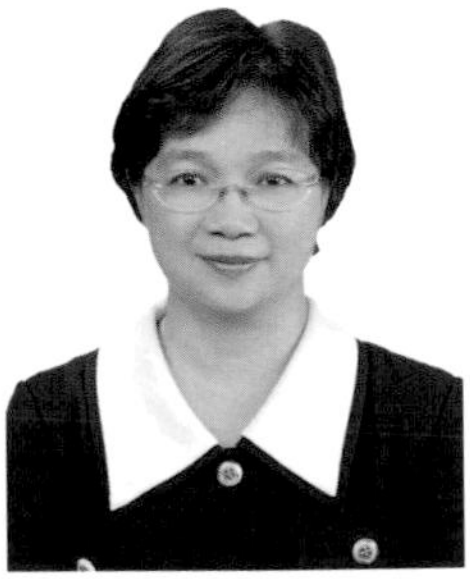

古代民間有句諺言：「冬吃蘿蔔夏吃薑，不勞醫生開藥方。」因為蘿蔔和薑有很高的食療價值，只要食用得當可治療多種疾病。蘿蔔在古代又稱「萊菔」，《本草綱目》記載，味辛甘、性涼，利五臟、宣行氣、化痰、消食之功效。

從現代營養學觀點來看，白蘿蔔含有大量的維生素Ａ、Ｃ與膳食纖維，而蘿蔔中的澱粉，可以增進消化作用，吸收食物中的澱粉，化解胃中的積食，預防胃病及胃潰瘍。過食引起的胃脹氣，喝蘿蔔湯可幫助消脹、排氣、利尿。

蘿蔔裡還含有天然的芥辣素，具有消炎功能，還可以分解脂肪。到餐廳吃烏魚子都會搭配白蘿蔔食用，因為烏魚子脂肪高、熱量高，跟白蘿蔔一起食用，可分解脂肪、幫助消化、解油膩。

以前常聽人家說，吃中藥不能吃蘿蔔，會影響療效，其實只說對一半，唯有正在服用補氣藥品的人才不適合吃蘿蔔，如人參、六味地黃丸、七寶美人丹等中藥，因為蘿蔔會「破氣」，一補一破等於白費力氣。

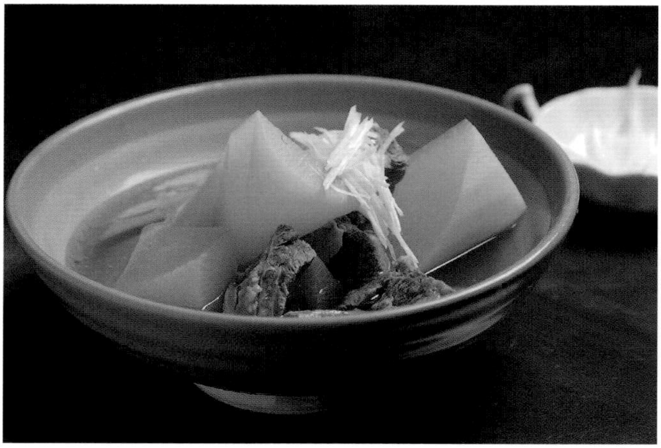

### 這樣吃最健康

蘿蔔是寒性食物但它的食療價值很高，民眾如果處理得當，食用它可解決腸胃不適毛病。如果怕太寒，蘿蔔最好不要生食，建議用排骨或雞骨熬湯，待蘿蔔煮到如芋頭般，再加上醬油讓蘿蔔顏色改變，就可以改變它的屬性，提高它的營養價值。此外，也可以切絲炒肉或滷肉時加入蘿蔔，也具有同樣的效果。

Tips

### 生活小常識

白蘿蔔可消脹氣、促進體內新陳代謝。感冒喉嚨發炎、咳嗽時，取蘿蔔直接削皮切丁，泡蜂蜜水服用可緩解咳嗽。

# 高麗菜

降低癌症發生率
健胃顧脾、抑制發炎

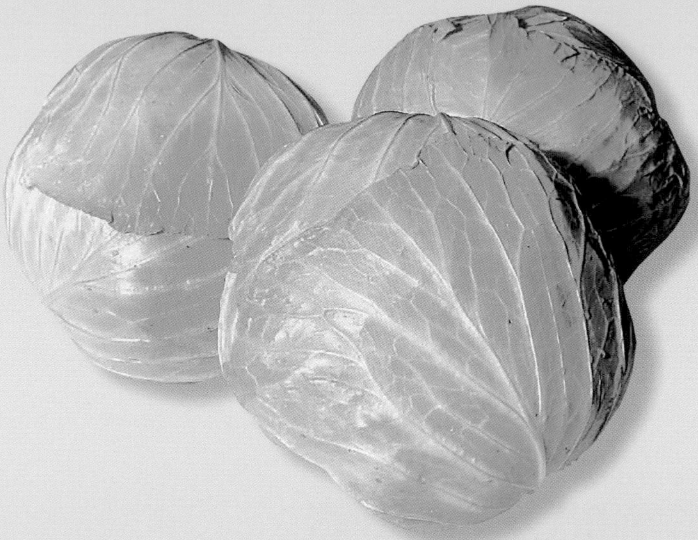

高麗菜（每 100 公克的營養成分）

| 熱量 | 水分 | 維生素 A | 維生素 C | 鈣 |
|---|---|---|---|---|
| 24Kcal | 93g | 59IU | 38mg | 46mg |

資料來源／食品營養成分資料庫

## 中醫師觀點

**康華中醫診所 ・ 張家蓓**

高麗菜入脾胃經，常吃可養腸胃；脾胃為後天之本，脾胃不佳的人，不僅腸胃代謝不佳，也會影響身體其他機能，出現疲勞、精神不濟等症狀，建議可常吃高麗菜、山藥、薏仁、芡實等，加強脾胃經絡。

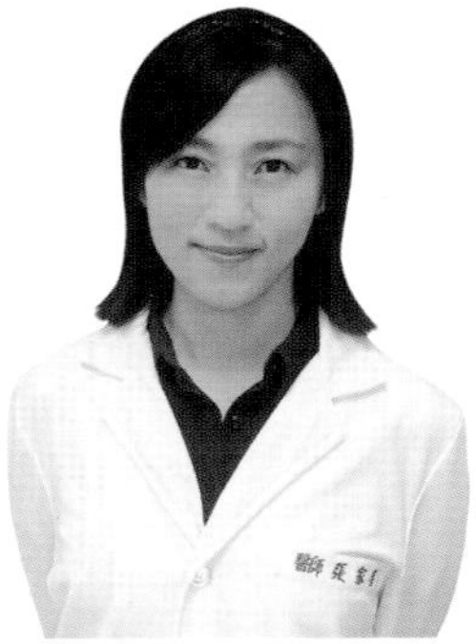

## 營養師觀點

**董氏基金會營養師 ・ 許惠玉**

高麗菜雖是大人小孩最愛吃的蔬菜，但它的營養價值沒有深綠色蔬菜來得高，建議民眾每天要攝取不同的蔬菜才能吃到不同的營養素，最好每天都可以吃一份深綠色蔬菜。

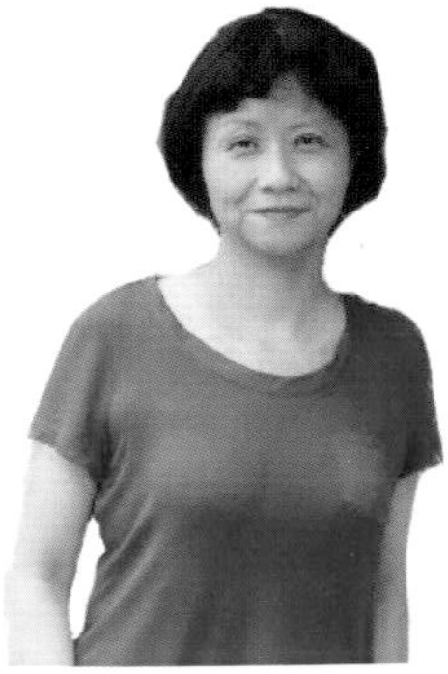

董氏基金會曾調查發現，高麗菜是大人小孩最愛吃的蔬菜，分析原因是它有多種吃法，如包水餃、煮菜飯、煮麵等。老一輩的人說，吃高麗菜可「顧胃」；日本研究也證實，高麗菜所含的硫配醣體能殺死幽門螺旋桿菌，達成抑制胃炎的功效。

高麗菜是冬天重要蔬菜，營養價值相當高，民眾可多吃。根據《本草拾遺》，高麗菜自古以來就被認為是很好的蔬菜，有利五臟六腑、補骨髓、壯筋骨、通經理氣之功效。

現代科學則認為，屬十字花科植物的高麗菜，跟花椰菜、芥菜、大白菜一樣，含硫配醣體等抗癌成分，試驗發現，前者能降低乳癌發生率，硫配醣體在肝臟裡，可幫助抗氧化酵素合成，發揮作用，減少罹癌機會。

高麗菜含有豐富的人體必需微量元素，其中鈣、鐵、磷的含量在各類蔬菜中名列前五名，又以鈣的含量最為豐富，是黃瓜的五倍、西紅柿的七倍之多。維生素K具有凝固血液的功效，維生素U可促進胃的黏膜修復，有「天然胃藥」之稱。

高麗菜雖然營養價值高，但不能只吃高麗菜，也要多攝取深綠色蔬菜，依據中醫養生觀，冬末春初身體開始走肝、腎經絡，建議多吃深色蔬菜，可讓氣血更通暢。此外，高麗菜中的纖維粗糙，所以消化功能不彰、脾胃虛寒或腹瀉的人最好少吃，以免不適。

Tips
### 生活小常識

高麗菜雖可顧腸胃，但腸胃道功能較差的人，最好不要生食，尤其是紫色高麗菜，纖維較粗，食用後可能會感到不適。

### 這樣吃最健康

高麗菜含硫配醣體，水煮時若蓋上鍋蓋，打開鍋蓋瞬間，會隱約聞到刺鼻味，即所謂硫化氫氣體，其實這是所有十字花科蔬菜共同特色，且隨著水煮的時間拉長，硫配醣體也會流失更多。

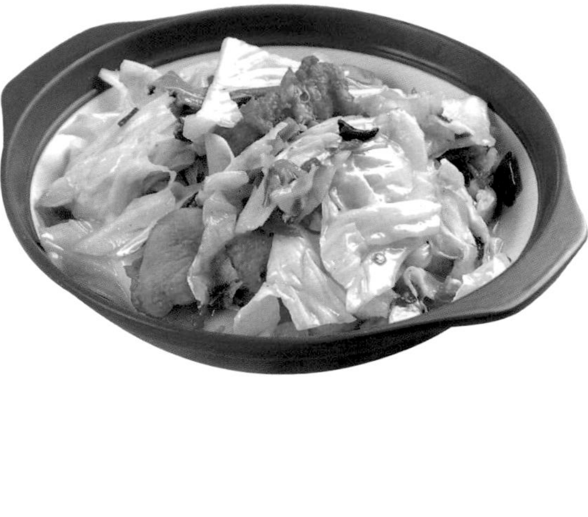

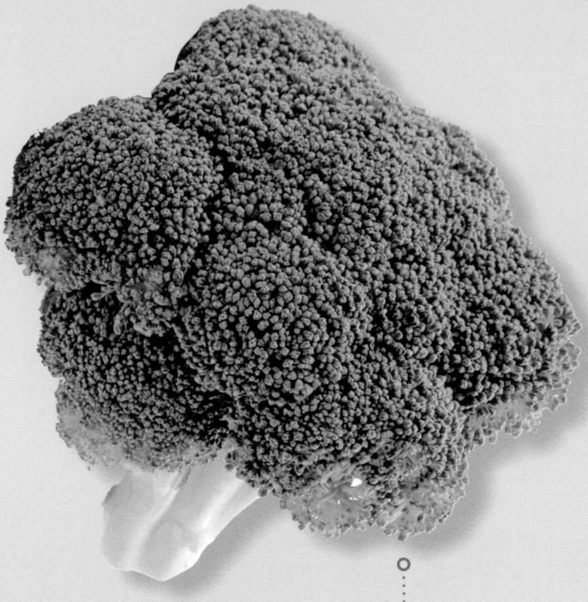

# 花椰菜

抑制癌細胞生長
提高人體免疫力

花椰菜（每 100 公克的營養成分）

| 熱量 | 膳食纖維 | 維生素 C | 鉀 | 磷 |
|---|---|---|---|---|
| 20.7Kcal | 2g | 63.7mg | 230mg | 40.7mg |

資料來源／食品營養成分資料庫

## 營養師觀點

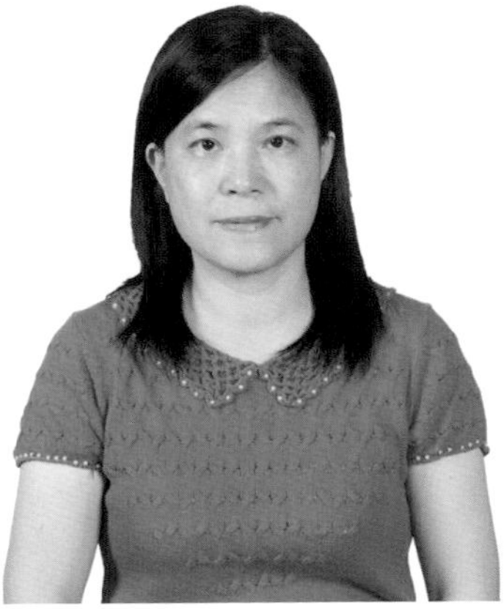

**馬偕紀念醫院營養師 · 許碧惠**

花椰菜不分顏色，營養價值相當高，它最特殊的成分是 β - 胡蘿蔔素、麩氨基硫、芳香異硫氰酸鹽等植化素，可抑制癌細胞生長和繁殖。花椰菜根莖部分則含有相當豐富的膳食纖維，多吃有助腸道蠕動預防便秘。

**綠**花椰菜含有豐富的植化素，被世界衛生組織（WHO）公認為十大抗癌食物，不少民眾把它當成保命符，幾乎天天吃。

食療專家向學文指出，臺灣土生土長的白花椰菜裡的鈣、鎂及天然雌激素，多吃不僅可減肥，還可以養顏美容，讓心情變好。綠花椰菜偏寒，白花椰菜則比較溫和，體質偏寒者，就不太適合吃綠花椰菜。可多吃白色花椰菜也具有同樣的效果。

馬偕紀念醫院營養師許碧惠表示，綠花椰菜是抗癌小尖兵，白花椰菜也含有女性所需的天然雌激素，多吃可讓人變漂亮，建議女性朋友可多吃。

很多小朋友不愛吃花椰菜，因為煮熟後的花椰菜有一股刺鼻的怪味道，主要是因為它含有一種含硫化合物所產生的味道，硫化合物可以使體內排除致癌物質的酵素活性增加，減少身體罹癌的機率。所以，綠花椰菜被公認是超級抗癌食物。

國外研究指出，花椰菜的花蕾部分含有相當多的硫化合物及植物荷爾蒙，多食不僅可抗癌，還可以養顏美容。

花椰菜除了具有抗癌成分，它也含有多種維生素與礦物質，尤其維生素C含量甚高，每一百公克內就含有六十三毫克，是檸檬的近兩倍、蘋果的二十六倍，多吃維生素C能強肝解毒，提高人體免疫力，強化口、鼻、喉嚨、肺的黏膜抵抗空氣汙染的能力，預防感冒。

Tips

**生活小常識**

十字花科的蔬菜如高麗菜、小白菜、芥藍、球莖甘藍、花椰菜等，都含有植化素，具有抗癌成分，但花椰菜所含植化素最多，所以抗癌效果最強。

**這樣吃最健康**

花椰菜裡含有豐富微量元素如鉀、鉻，有助於降血壓、血糖及血脂，但對有腎臟疾病的患者而言，食用時先汆燙再拌炒，可減少鉀的攝取。此外，花椰菜中含有少量可能導致甲狀腺腫大的物質，會影響人體甲狀腺對碘的利用，最好和海帶、紫菜、淡菜、海參等含碘量高的食材一同食用。

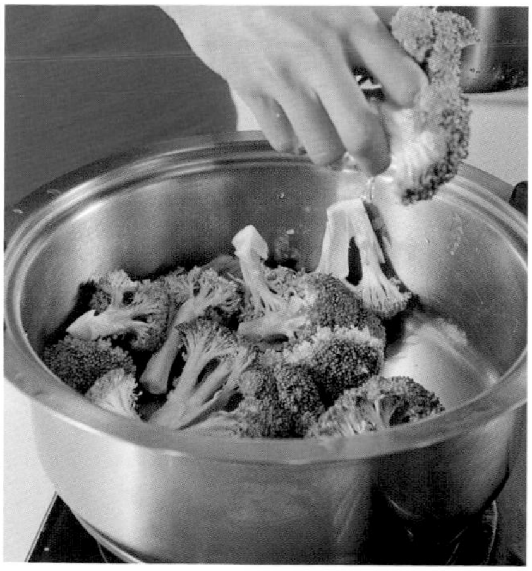

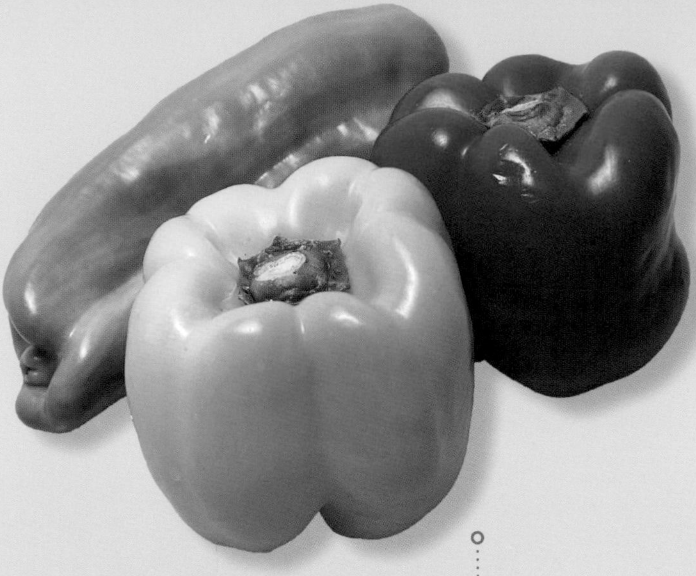

# 甜椒

抗癌、抗氧化
促進腸胃蠕動助消化

甜椒（每 100 公克的營養成分）

| 熱量 | 膳食纖維 | 維生素 A | 維生素 C | 鉀 |
|---|---|---|---|---|
| 25Kcal | 2.2g | 456IU | 94mg | 196mg |

資料來源／食品營養成分資料庫

## 營養師觀點

**晨光健康營養專科諮詢中心院長 ・ 趙函穎**

有些人不喜歡甜椒的特殊味道，可以先泡冰水再料理，味道就不會那麼重，但是營養素也可能流失；另一種方式就是和肉類搭配，不過因為甜椒富含維生素 C，烹飪過程不宜太熱，否則維生素 C 會被破壞，建議最後再加進去拌炒即可。

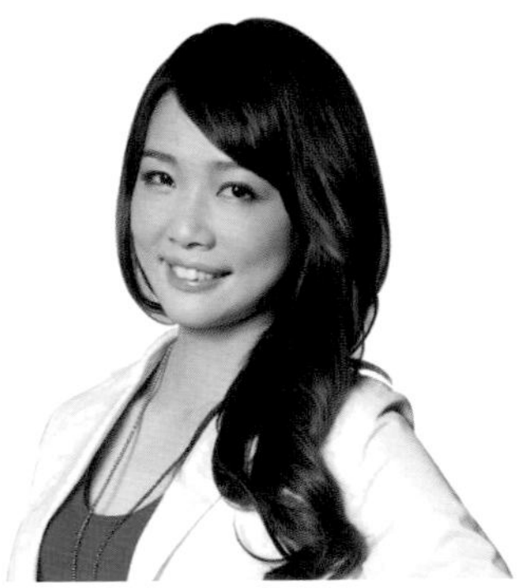

色彩多元的甜椒，以維生素A、維生素C含量特別豐富，有抗氧化的效果，營養師指出，生食甜椒可吃進較多的維生素C，不過維生素A屬於脂溶性維生素，煮熟吃可促進吸收。

甜椒與辣椒其實是同類，只是甜椒不具辣椒素，因此沒有辣味。甜椒多元的顏色來自內含不同的植化物，不過一開始吃到的甜椒，多是在綠色幼果時就採收，也就是所謂的青椒，但青椒熟成後也會變成紅色，因此後來又利用這種茄紅素的變化，培育出不同顏色的甜椒，不僅口感較甜，也不像青椒，有特殊的味道。

甜椒除了色彩多元，營養價值也很高，以維生素A、維生素C含量特別豐富。每一百公克的甜椒就含有九十四毫克維生素C，是檸檬的三倍、也比奇異果的八十七毫克高，若成人每日維生素C建議攝取一百毫克來看，生食一份甜椒就幾乎達標，維生素C有抗氧化的效果，除了可抗癌、還有助於養顏美容。然而甜椒的鉀含量偏高，飲食必須限鉀的慢性腎臟病患要慎用。

每一百公克甜椒有二・二克膳食纖維，含量也不低，可促進腸胃蠕動，改善排便。而甜椒是蔬菜，糖分不那麼高、比較不容易變胖，也適合和鳳梨、蘋果等水果打成蔬果汁飲用。

選購甜椒的要領是挑選果面平滑、鮮豔有光澤、形狀完整飽滿，且無水傷、腐爛為佳；保存時可用報紙或有孔的塑膠袋，包起來後放進冰箱冷藏，但也不要超過一周。食用甜椒前，要加強清洗蒂頭處，因為容易沉積農藥。

Tips

**生活小常識**

甜椒生食可攝取較多維生素C，煮熟則較能幫助吸收脂溶性的維生素A。

## 這樣吃最健康

### 五色蔬食沙拉

**材料：**紅椒、黃椒、綠花椰菜、小黃瓜、雪白菇各二十克、蘿蔓葉、蘋果各三十克、紫洋蔥、雪白菇、義式油醋醬少許。

**做法：**一、將食材洗淨切塊。
二、綠花椰菜及雪白菇蒸熟。
三、裝盤並淋上義式油醋醬即可。

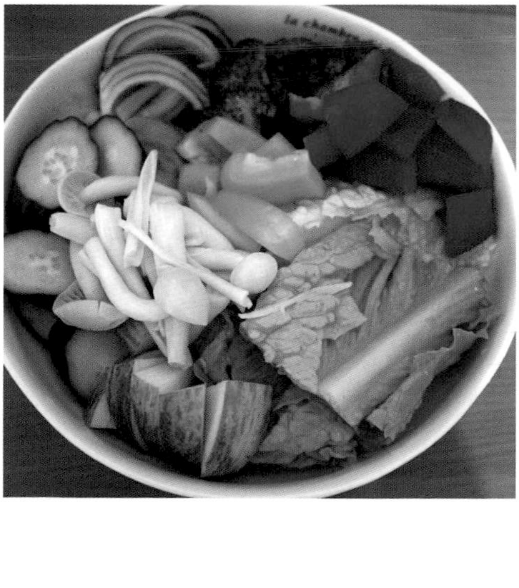

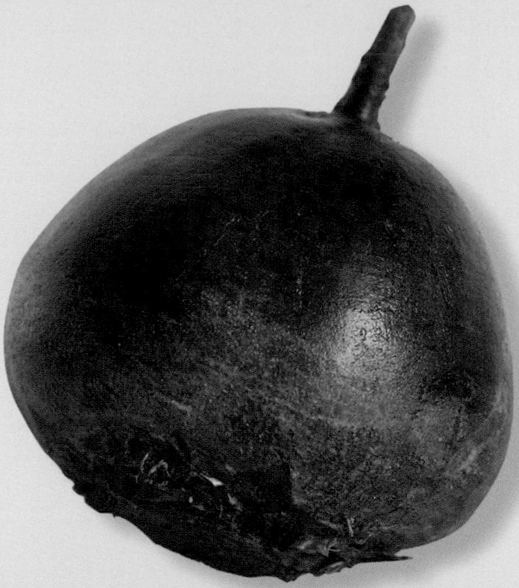

# 甜菜根

抗癌、清血、活血
預防老年失智症

甜菜根（每100公克的營養成分）

| 熱量 | 碳水化合物 | 維生素C | 鈉 | 鉀 |
|---|---|---|---|---|
| 34.5Kcal | 7.9g | 3.4mg | 146mg | 294mg |

資料來源／食品營養成分資料庫

## 營養師觀點

**郵政醫院資深營養師 ・ 黃淑惠**

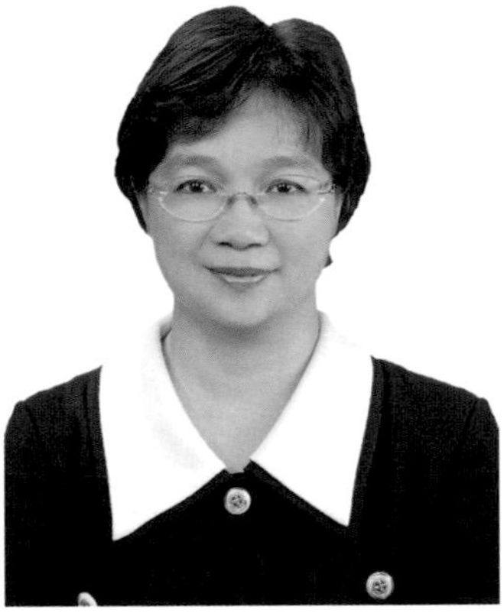

甜菜根具有抗癌、排毒的功效，主要是因為內含的甜菜素，具有很好的抗自由基效果，可預防癌症的發生。國外研究發現，甜菜素還可以避免低密度膽固醇過氧化、紅血球及上皮細胞受到氧化壓力傷害及抗發炎作用，保護心臟血管。

有「天然寶石」之稱的甜菜根，這幾年在國內相當夯，是生機飲食店裡的明星，不少人把它視為抗癌尖兵。在歐洲民間與藥草療理師心目中，甜菜根的地位好比中國的靈芝一樣高，被視為飲食上不可或缺的食物。甚至有人將甜菜根製成甜菜糖使用。

從現代營養學分析，甜菜根含有豐富的維生素A、C、葉酸及鉀、磷、鈉、鐵、鎂等礦物質，尤其鐵含量更是高於其他食物，是婦女與素食者補血的最佳天然營養品。在國外，民眾都把甜菜根當成天然的綜合維生素，遇到感冒發燒或身體虛弱時，就會拿甜菜根打汁喝。

甜菜根裡的甜菜素能消除自由基對抗癌症，尤其對大腸癌特別有效。國外有研究發現，甜菜根具有換血、造血及清血的功效，主要因為含有甜菜鹼成分，可延緩心臟內膜細胞的發炎，也可以改善腦部血流，預防老年失智症。

體內慢性發炎反應和許多疾病的發生都有關係，如心血管疾病、阿茲海默症、成年型糖尿病，建議民眾平時可以多吃甜菜根，降低體內慢性發炎的情形，就可以降低慢性病的發生。

研究指出，飲用高濃度的甜菜根果汁可增加血液中的一氧化氮，進而保護心臟血管。此外，飲食中攝取高量甜菜素的人，可降低體內發炎指標如同半胱胺酸、C－反應蛋白、腫瘤壞死因子A等，除了能保護心臟血管，還可活化肝臟的解毒酵素系統，提升排毒能力。

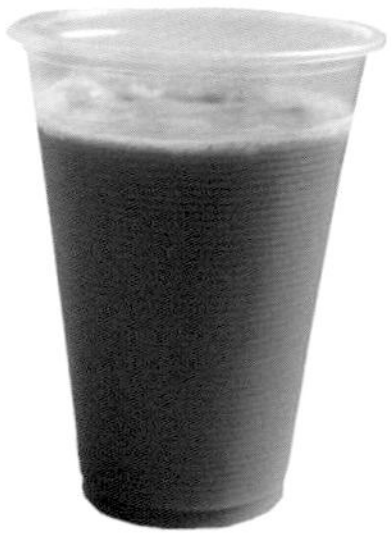

### 這樣吃最健康

不同於其他食物，甜菜根最好生食，因為成分中的甜菜鹼及甜菜素不耐高溫，烹煮加熱後會流失營養素，建議民眾做成沙拉食用，或是跟蘋果、鳳梨、葡萄等水果一起打成果汁。值得注意的是，吃太多甜菜根時，尿液會出現淡紅色，可別誤以為是血尿。

Tips

### 生活小常識

甜菜根含有草酸，有些人因體質的關係，吃太多草酸容易結石，曾有腎結石或膀胱結石的人最好少吃。

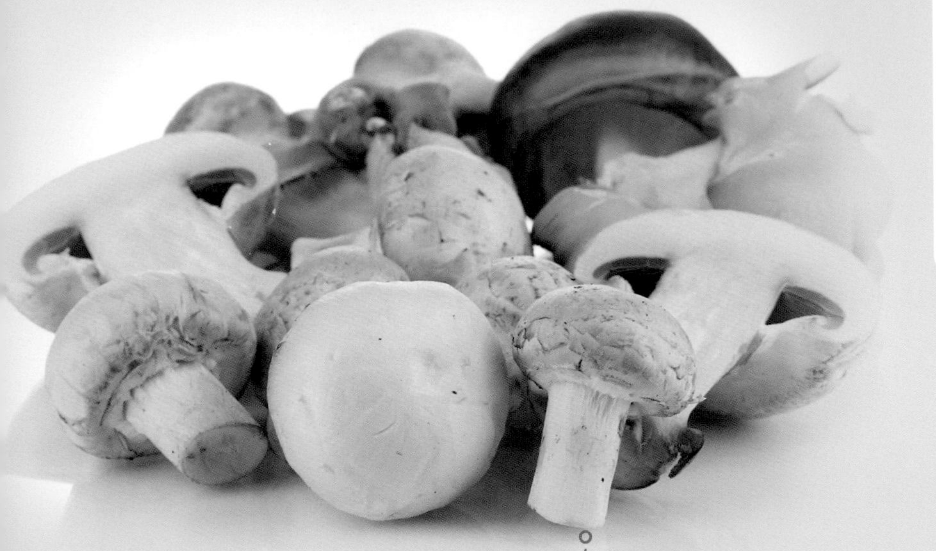

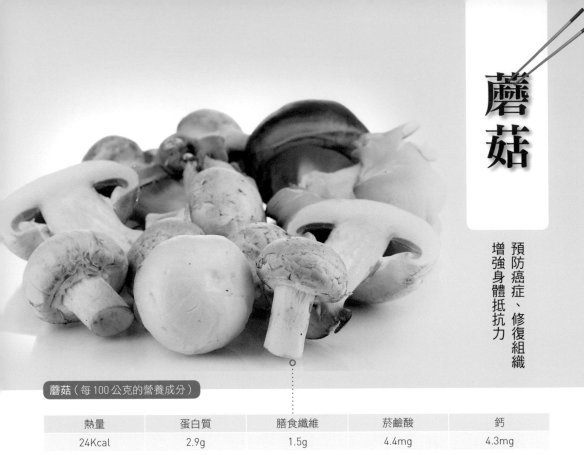

# 蘑菇

預防癌症、修復組織
增強身體抵抗力

蘑菇（每 100 公克的營養成分）

| 熱量 | 蛋白質 | 膳食纖維 | 菸鹼酸 | 鈣 |
|---|---|---|---|---|
| 24Kcal | 2.9g | 1.5g | 4.4mg | 4.3mg |

資料來源／食品營養成分資料庫

## 營養師觀點

**郵政醫院資深營養師 ‧ 黃淑惠**

蘑菇和杏鮑菇、秀珍菇、鴻喜菇、金針菇的營養成分差不多，除含有多種人體必需胺基酸，蛋白質含量高於葉菜類。每一百公克的蘑菇，蛋白質含量是二 ‧ 九克，葉菜類只有一 ‧ 五克。

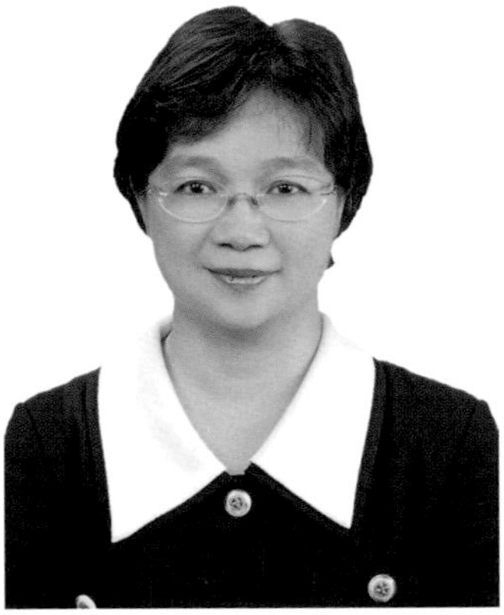

過了白露，開始進入秋分，氣溫不再悶熱難耐，但很多人不解，明明秋高氣爽的天氣，為何總是口乾舌燥？根據中醫說法，口乾舌燥、乾咳等都是秋燥的症狀，建議秋天可多吃白色食物養肺，例如：蘑菇。

秋天是吃柚子的季節，也是吃蘑菇的大好時機。在中醫裡，蘑菇屬白色食物。古人常說：「秋燥傷肺。」意旨秋天乾燥，容易耗損人體的津液和肺液，便會出現頭痛、便祕、口角炎、鼻出血、乾咳等症狀，這些都是秋燥的表現，建議多吃蘑菇、金針菇、杏鮑菇等保水度高的食物；吃白色食物，也能顧氣管、防呼吸道疾病。

很多人認為，肉類和豆類食物裡，才含有比較高的動物性蛋白和植物性蛋白；但從營養成分來看，其實蘑菇的蛋白質含量非常高。此外，蘑菇含有豐富的多醣體，防癌、抗癌能力很強。

國外研究發現，蘑菇富含十八種胺基酸，蘑菇中蛋白質的胺基酸組成比例比牛肉更好，所以美國人、日本人非常喜歡吃蘑菇；美國人把蘑菇稱為「上帝的賜予」，日本人則認為，它是植物食品的頂級品。

胺基酸是人體必需脂肪酸，它在身體裡扮演很重要的角色，負責組織修復及長肌肉的功效。此外，蘑菇還有「維生素Ａ寶庫」之稱，它富含的胡蘿蔔素，攝入後可在體內轉化為維生素Ａ，能強化黏膜系統，增強身體抵抗力。

Tips

**生活小常識**

蘑菇同時含有可溶性、不可溶性纖維，保水度高。

**這樣吃最健康**

秋天吃菇的時候，建議用麻油、薑片一起拌抄，具有溫補效果；體質燥熱的人，秋冬想吃補可用菇炒麻油代替。蘑菇有溫補效果之外，還可修補黏膜組織，抵抗病毒入侵。

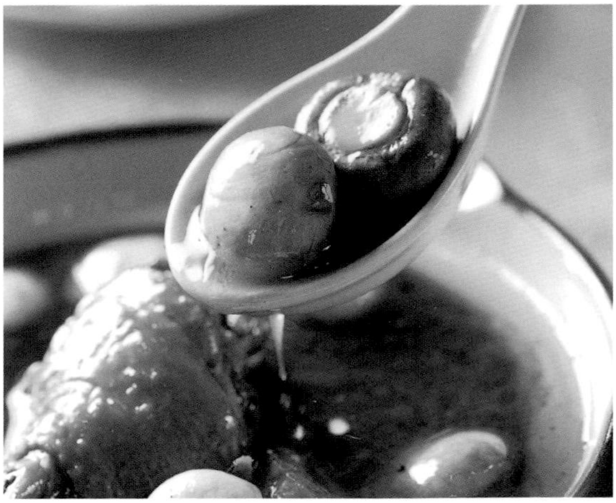

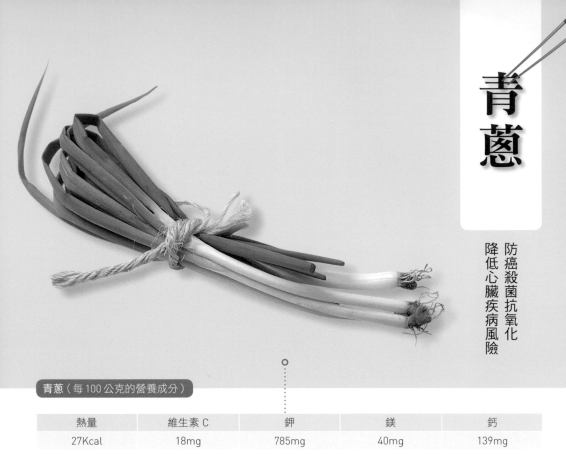

# 青蔥

防癌殺菌抗氧化
降低心臟疾病風險

青蔥（每 100 公克的營養成分）

| 熱量 | 維生素 C | 鉀 | 鎂 | 鈣 |
| --- | --- | --- | --- | --- |
| 27Kcal | 18mg | 785mg | 40mg | 139mg |

資料來源／食品營養成分資料庫

## 營養師觀點

**臺北市立關渡醫院營養師 ・ 賴怡君**

青蔥從頭到尾都是寶，任何部位都可以吃，連蔥鬚也有其營養價值。研究發現，蔥白、蔥葉、蔥鬚等部位，具有清除自由基、抗氧化、調節免疫力的效果。實驗顯示，蔥葉的抗氧化效果，可以達到 90%。被民眾丟棄的蔥鬚含有植物固醇，可以降低膽固醇。

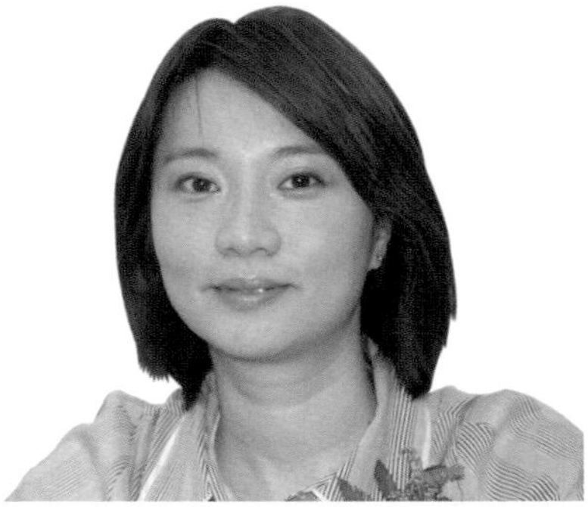

**蔥**不只是佐料，也是防感冒、防癌小尖兵。蔥含有大量的維生素C及維生素B，可防病毒入侵。感冒咳嗽時，多吃蔥白可幫助化痰，緩解頭痛、鼻塞等症狀。

很多人冬天習慣喝薑茶暖身，其實研究發現，煮蔥白水喝的效果比薑茶好，蔥白的表皮細胞含有蔥辣素、蘋果酸、磷酸糖等成分，可以抗菌、殺菌，促進血液循環及加速發汗，效果比薑更快，尤其適合老人和孕婦。

自古以來，青蔥就是很好的食材，在中藥觀點屬平性食物，但依部位區分則有不同屬性。《本草綱目》記載，蔥有「安中利五臟、殺百藥毒、根治傷寒及通關節、止血」等功效。

蔥雖然只是調味的角色，但它所含的特殊成分，可提升免疫力及防癌。其所含微量元素硒及硫化物，可降低胃液內的亞硝酸鹽含量，及抑制腸道細菌，將食物中的硝酸鹽轉為亞硝酸，預防胃癌發生。

臺北市立關渡醫院營養師賴怡君進一步指出，蔥含有抗氧化物烯丙基二硫醚可以提升人體血糖，增加胰島素的量；微量礦物質鉻也可以降低胰島素的量，改善細胞的糖耐受性，建議糖尿病患者可多食用。

鉻元素也可以增加高密度膽固醇含量（HDL-C，俗稱好膽固醇），降低心血管疾病。研究發現，蔥也富含黃酮類，減少自由基使膽固醇氧化，降低冠狀動脈心臟疾病風險。研究發現，富含類黃酮的食物可以降低20％發展成心臟病的機會。

Tips

### 生活小常識

青蔥不宜多食，食用過多會損傷視力；有胃腸道疾病，尤其是潰瘍病患不宜多食，容易出現脹氣。

### 這樣吃最健康

蔥雖是配角，但只要懂得善用它，可以發揮大功效。烹調高蛋白質食物時，加入少量蔥能提高人體對蛋白質的吸收。而且，蔥具有消除臭味作用，可以去除肉品腥味，讓肉質變得更有彈性好吃。

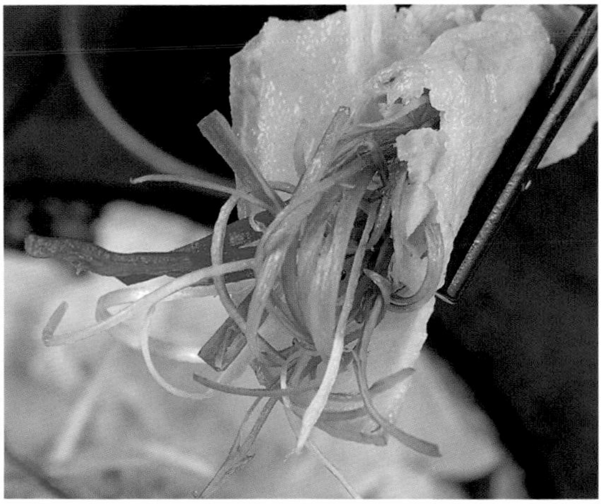

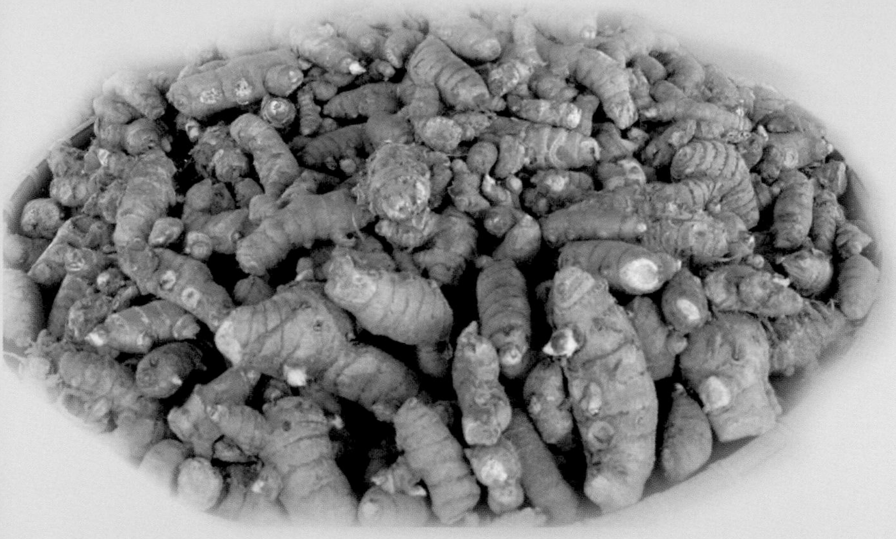

# 南薑

抑制癌細胞生長
預防心血管疾病

南薑（每100公克的營養成分）

| 熱量 | 膳食纖維 | 維生素C | 鈣 | 鐵 |
|---|---|---|---|---|
| 354Kcal | 21mg | 25.9mg | 183mg | 41.42mg |

資料來源／食品營養成分資料庫

## 營養師觀點

### 郵政醫院資深營養師 ‧ 黃淑惠

南薑是印度、新加坡料理常見的香料，大多用來烹調咖哩及燜煮食物。在植物藥理中，南薑對粘膜炎及呼吸困難症有改善作用，並可用於改善腸胃脹氣及消化不良，具溫胃、止痛、祛風、散寒等效果；南薑內含的薑黃素則有抗癌的功用，常被癌友視為抗癌小尖兵。

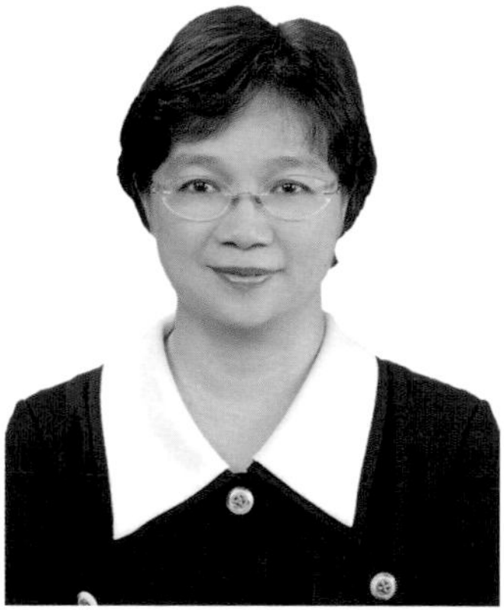

每當冬天一到，氣溫直直落，不少人會購買老薑入菜暖身，價格也一路飆漲，其實若想要食補溫暖身體，用老薑還不如用南薑。

南薑在歐美、印度、新加坡是廚房裡必備的辛香料，臺灣早期農村社會，孩子發育不良或婦女坐月子時，常利用紅色南薑炒麻油，再燉雞或鴨補氣。南薑性味辛、溫，屬於溫和性食物，中醫藥典《醫宗金鑑》記載，南薑對於鼻子過敏、鼻竇炎、過敏性體質有改善的功效。

從植物藥理來看，南薑的作用比老薑好，更適合食療。有愈來愈多的研究發現，南薑含有超級抗氧化成分，可抑制癌細胞活性，預防癌症發生。此研究一發表，不少癌友一窩蜂食用南薑，這股風潮也延燒到臺灣，花蓮不少農地都轉種南薑。

關於南薑的研究文獻高達數百篇，韓國研究發現，南薑內含的成分具抗消炎、抗癌的功效，在動物實驗中，讓老鼠食用南薑萃取物後，可提高巨噬細胞的功能，能殺死體內癌細胞。英國研究指出，南薑可抑制癌細胞生成，抑制癌細胞的活動，讓它不再分裂。

大陸研究指出，吃南薑可降低血清中的三酸甘油脂，預防心血管疾病。現代植物學研究也發現，常吃南薑可調整體質，促進血液循環，建議民眾將南薑列為下廚必備的調味料。

中藥典籍記載，南薑榨汁煮沸後加蜂蜜喝，可以治療頭痛、頭風、神經衰弱等症狀；用南薑片一百公克加水煮沸後，倒入一杯米酒、半杯白醋泡澡，可消脂減肥。

## 這樣吃最健康

大多數人吃南薑，都是到超市買現成薑粉添加在食物中，老一輩的人則會將南薑榨汁後，跟鴨一起燉湯吃，具補氣、促進血液循環暖身之功效。家裡若有過敏患者，將南薑切片跟龍眼乾煮水喝，可改善過敏症狀。如果民眾無法買到新鮮南薑，也可以用薑黃粉取代，只是纖維質較少，但食療效果一樣。

Tips

### 生活小常識

燥熱體質者最好少吃南薑，以免引起便祕；冬天手腳容易冰冷者，多吃南薑有助血液循環。

# 大蒜

抑制細胞癌化
增加腸道好菌

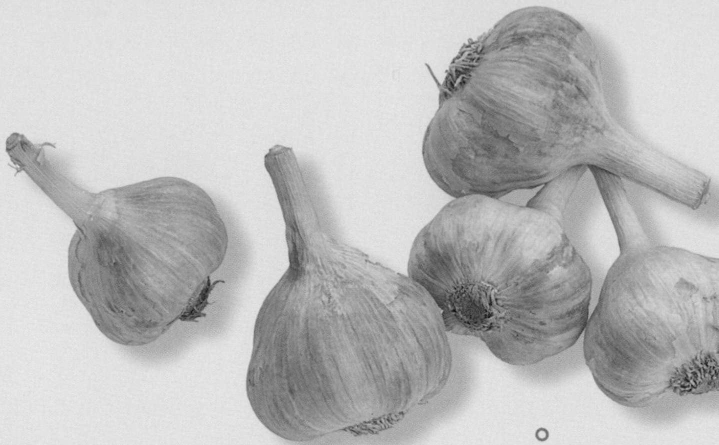

**大蒜（每 100 公克的營養成分）**

| 熱量 | 粗蛋白 | 碳水化合物 | 膳食纖維 | 維生素 C |
|---|---|---|---|---|
| 125Kcal | 6g | 28g | 4.7g | 16.6mg |

資料來源／食品營養成分資料庫

## 營養師觀點

**雲林基督教醫院營養組主任 ‧ 林旻樺**

大蒜的辛辣味除了可殺菌，多項研究指出，長期適量吃大蒜，有助於抗癌，還能預防動脈硬化。此外，大蒜含有硫的活性成分，除了抗癌，還能降血脂、預防動脈硬化。曾有人體試驗的研究，對不同組別分別給生鮮大蒜、生鮮大蒜汁或大蒜粉，發現不同型態的大蒜，預防動脈硬化的效果相差無幾。

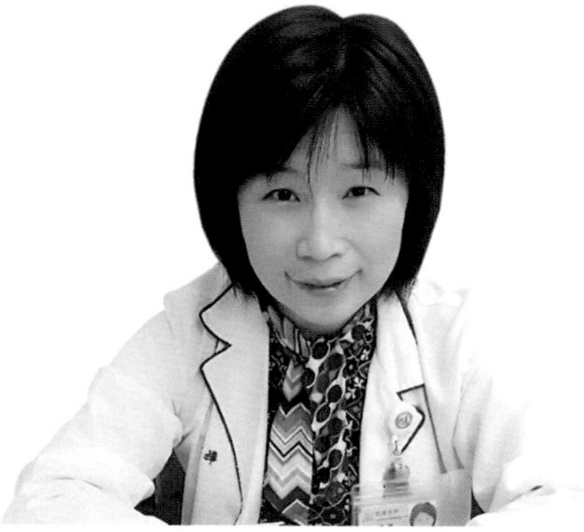

大蒜有特殊的辛辣味及刺激味，除了可調味，由於殺菌能力高，被譽為「天然抗生素」。在最新一期的《分析生物化學》雜誌上，美國俄亥俄州大學癌症中心研究發現，長期吃大蒜的人，體內潛在的致癌物質含量較少。

北京大學臨床腫瘤學院曾發表過研究報告，指出大蒜對致癌物亞硝酸有抑制作用，能降低胃內亞硝酸鹽的含量，對胃癌有很好的預防作用。國內臺大食科所教授沈立言也指出，許多研究對大蒜或其活性成分進行腫瘤細胞抑制的實驗，發現在肝癌、腎癌、皮膚癌、食道癌、胃癌等各種癌症，都有抑制癌化的好處。

雲林基督教醫院營養組主任林旻樺提醒，大蒜的保健效果應建立在長期適量食用的前提下。選購大蒜注意四大原則：

一、膜要亮：大蒜的皮膜要油亮且光滑，風味較好。

二、肉要白：蒜肉愈白，表示蒜仁愈新鮮。

三、瓣要硬：蒜瓣愈硬，表示組織愈密，新鮮度愈高。

四、芽要短：蒜瓣內芽體愈短，香辣味才夠濃。

保存時可放室溫通風處，不過更好的方式是放冷凍。將大蒜冷凍比較不會壞掉，要吃的時候再拿出來，也比較好剝皮。

中醫觀點認為大蒜性溫，體質屬於陰虛火旺，或是有肝病及眼、口、齒、喉、舌疾患者，不適合吃大蒜。此外，大蒜也不適合搭配羊肉，因為會助火，一起食用容易損傷胃黏膜。

Tips

**生活小常識**

平常有吃魚油、銀杏等活血保健品，或是有服用抗凝血劑的人，再吃大蒜可能增加出血風險，要特別注意。

**這樣吃最健康**

大蒜不僅能抗癌，還可以抑制腸道壞菌的產生。研究發現，吃肉會增加腸道壞菌，吃肉時若能搭配大蒜一起食用，可以抑制壞菌的產生，增加腸道好菌。

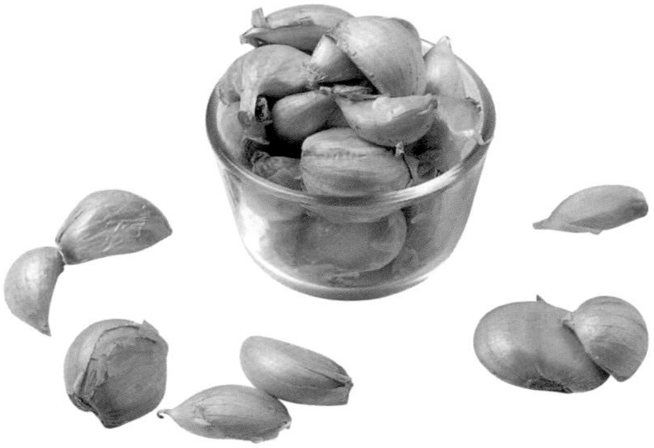

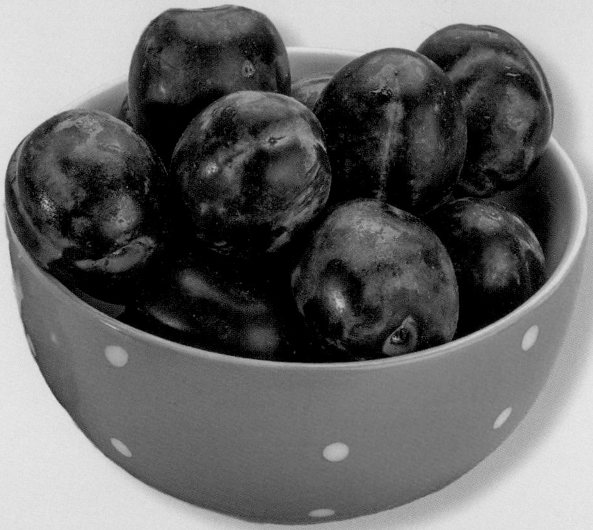

# 李子

抗癌防老
促進腸胃蠕動

李子（每 100 公克的營養成分）

| 熱量 | 碳水化合物 | 膳食纖維 | β - 胡蘿蔔素 | 鈣 |
|---|---|---|---|---|
| 39.5Kcal | 5.7g | 1.7g | 328Ug | 5.2mg |

資料來源／食品營養成分資料庫

## 營養師觀點

**郵政醫院資深營養師 ‧ 黃淑惠**

李子看似不起眼，但因花青素含量驚人，被視為「抗衰老、防疾病」的超級水果。李子所含的抗氧化劑含量相當高，可消除體內有害自由基，防癌抗老。

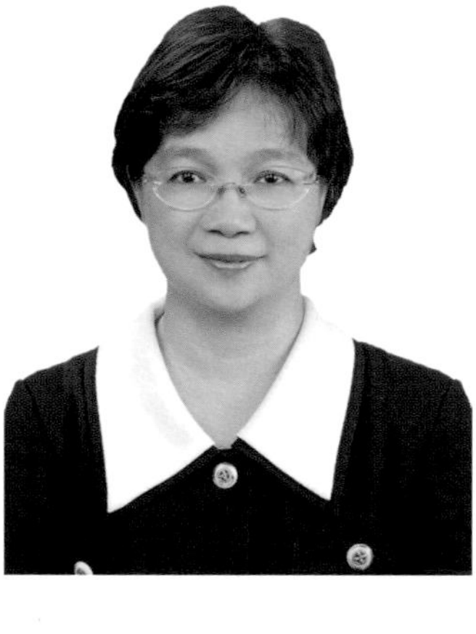

三至五月是李子產季，市場上堆放著各式各樣的李子，包括臺灣李、加州李、蜜李、紅肉李、黑肉李、恐龍蛋……等。李子的顏色愈深，鐵質含量愈高，有輕微貧血的人，可多吃李子補血。

相較於其他水果，李子的花青素含量也相當高，同樣是顏色愈深含量愈多。國外研究發現，花青素能增加動物胰臟細胞胰島素的生成量達50％。研究團隊認為，食用含有花青素的水果會影響人類胰島素濃度。

花青素是很強的抗氧化物，國外有諸多研究發現，它可以預防心血管疾病及癌症。它最讓女人心動的地方並不是預防疾病，而是可以延緩皺紋發生，美國很多好萊塢明星每周一定會買藍莓、葡萄、加州李等花青素含量高的水果吃。

花青素不但可抗衰老，也有助便效果。李子的纖維多，解便有困難的人，可多吃李子促進腸胃蠕動。中醫認為，李子味酸，能促進胃酸和胃消化酶的分泌，能促進胃腸蠕動、幫助消化。

目前市面上販售的李子，很多都是從國外進口，進口李令人擔心的是，經過長時間運送，水果依然能保持新鮮及脆度，代表水果運送前做過處理；建議民眾食用前要仔細清洗，可用軟毛刷輕輕刷洗果皮表面後食用。

Tips

### 生活小常識

李子含高量果酸會刺激胃酸分泌，建議胃食道逆流、胃酸分泌過多的人最好少吃。食用過量時，有些人會出現嘔吐、腹痛、輕微的腹瀉等症狀。

### 這樣吃最健康

李子吃起來酸酸甜甜的，糖含量相當高，每一百公克達十三・六克，高於西瓜的五・九克、哈密瓜的七・二克，糖尿病患者不宜食用過量。此外，李子的礦物質鉀離子含量相當高，腎功能不好的人最好少吃。

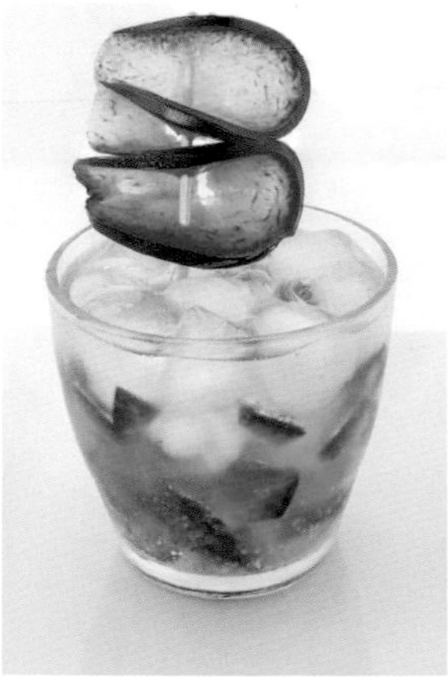

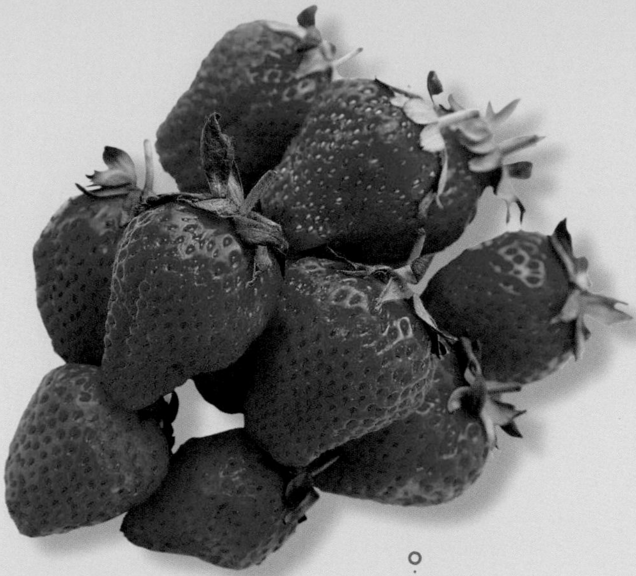

# 草莓

抗氧化、促排便
降低食道癌機率

**草莓**（每 100 公克的營養成分）

| 熱量 | 水分 | 膳食纖維 | 維生素 C | 鉀 |
|---|---|---|---|---|
| 38.6Kcal | 89g | 1.8g | 66mg | 198mg |

資料來源／食品營養成分資料庫

## 營養師觀點

**汐止國泰醫院營養師 ‧ 羅悅伶**

每一百克草莓含有六十六毫克維生素 C，比柑橘類還要高，屬於維生素 C 含量豐富的水果，具抗氧化的效果，有助於增加血管彈性、增加免疫力，因此可保護心臟功能，減緩身體發炎。

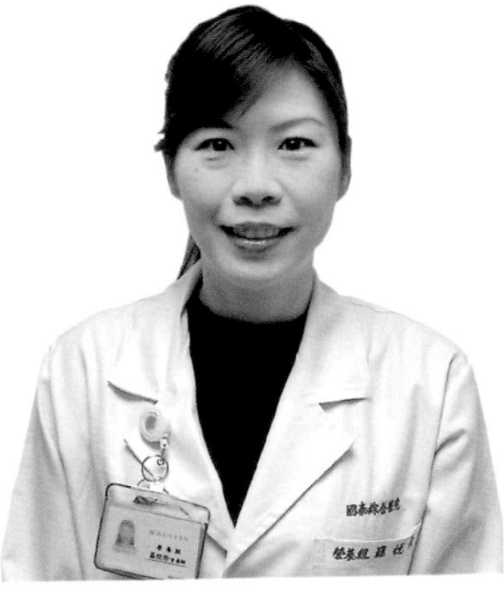

鮮紅多汁的草莓是很多人喜愛的水果，不少民眾喜歡去觀光果園摘草莓，建議不要在雨天剛過後去摘，因為那時草莓的水分還沒收乾，會降低甜度。選草莓時避免選已有破損的，因為草莓糖分不低，容易招來細菌。

草莓含有豐富的維生素C和膳食纖維，可幫助養顏與抗癌，研究證實對預防食道癌特別有效。不過，草莓當水果吃才能得到最多好處，做成冰品或甜點吃會額外攝取過多熱量，弊多於利。

草莓也有豐富的膳食纖維與果膠，可以幫助消化、促進腸胃蠕動。許多女性吃草莓養顏美容，因為草莓可幫助抗氧化，促進排便則可避免毒素累積在體內，進而改善膚質。

莓類的漿果含有一種特殊的營養素——鞣花酸，研究證實可助抗癌，特別對於飲食習慣不佳、愛吃辣、經常過度刺激食道，容易罹患食道癌的高風險群，多補充草莓可降低食道癌機率。

但是，三大族群吃草莓要當心：第一是腎臟病患，由於草莓的鉀含量不低，需要限鉀的患者不宜多吃；第二是有尿道結石者，因草莓含草酸，經由腸道吸收後，由尿液排出，與尿中的鈣結合會產生結石，應該少吃；第三是糖尿病患，草莓熱量雖不高，吃多了仍會讓血糖波動，影響血糖控制。此外，草莓屬於致敏性高的水果，如果食用後會長疹子或腹瀉，可能是對草莓過敏，最好選吃其他水果。

草莓不宜久放，購買時不要一次買太多；食用前要用流水清洗，建議放在有洞的盆子裡，用流水沖洗三至五分鐘後再吃。

Tips

**生活小常識**

草莓屬於致敏性高的水果，如果食用後會長疹子或腹瀉，可能是對草莓過敏，最好選吃其他水果。

**這樣吃最健康**

每人每天建議攝取兩份水果，一份水果的份量約等於十六顆小草莓或是八顆大草莓；此外，不少人習慣將草莓沾煉乳吃，然而一湯匙煉乳就超過六十大卡，約莫是一份水果的熱量，最好少沾為妙。

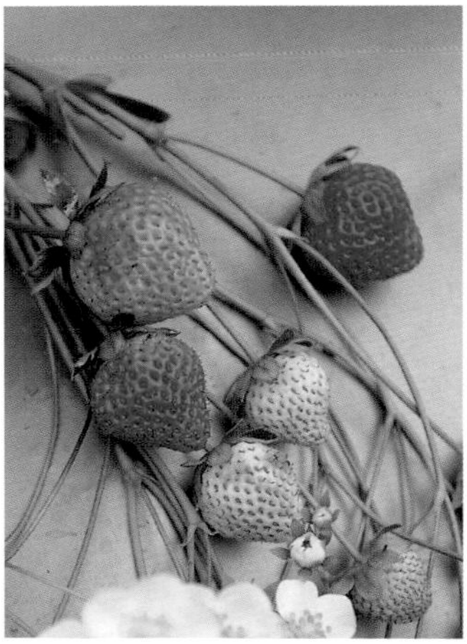

Part 5

# 促進腸胃蠕動、幫助營養吸收

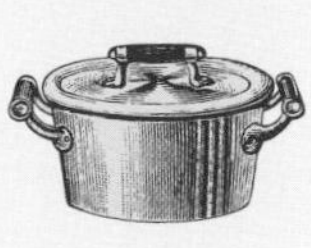

消化系統是人體獲取食物能源、排泄消化後廢棄物的重要器官，人體的消化系統含括：食道、胃、小腸、大腸、胰臟和脾臟……等，這些器官分工合作使人們可以快樂地品嚐美食，食物的營養成份也可有效地被身體所利用、吸收。一旦出了問題，營養成份就不能被身體吸收，健康就會出現問題。

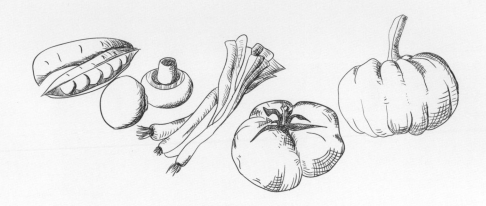

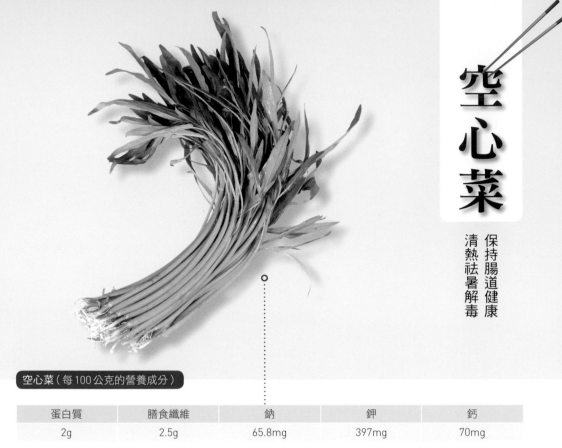

# 空心菜

保持腸道健康
清熱祛暑解毒

空心菜（每100公克的營養成分）

| 蛋白質 | 膳食纖維 | 鈉 | 鉀 | 鈣 |
|---|---|---|---|---|
| 2g | 2.5g | 65.8mg | 397mg | 70mg |

資料來源／食品營養成分資料庫

## 中醫師觀點

**立生中醫診所院長 ‧ 陳旺全**

現代人經常是營養過剩，導致身體屬燥熱性，甚至需要吃中藥調理，這時飲食上多吃空心菜，反而可幫助降火解熱。不過，空心菜屬於寒性食材，建議體質虛寒、孕產婦或腸胃功能較差者，不宜多吃，以免腹瀉。

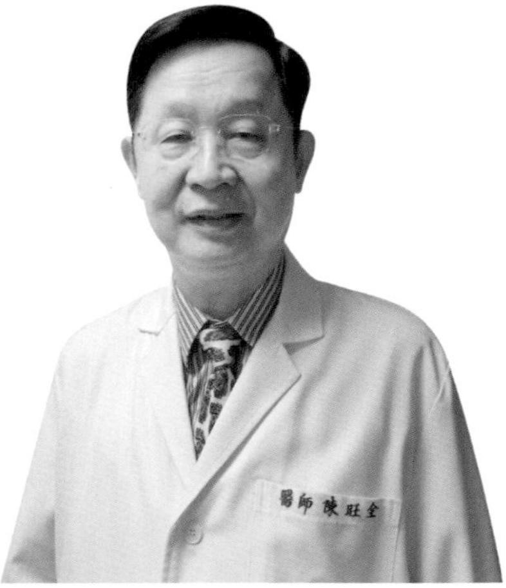

便祕是現代人常見的困擾，排便不順更會讓毒素累積在體內，有害健康。要保持腸道健康，不妨吃，促進腸道蠕動，使體內有毒物質加速排出，達到通便解毒的效果。

空心菜又稱為蕹菜，是臺灣常用的蔬菜，它的作用不少，中醫典籍指出，空心菜味甘性寒，具有涼血解毒、清熱祛暑、潤腸通便之效，有「奇蔬」美譽。從營養角度來看，空心菜含豐富的植物性蛋白質、膳食纖維、維生素A及鈣、鉀、鐵等礦物質。

空心菜富含纖維質，其中包含黑膠等粗纖維，通腸效果一流，促進腸道蠕動，可改善便祕，使體內有毒物質加速排出，達到通便解毒作用。

因此，有痔瘡的人多吃空心菜，可改善排便問題。此外，夏天悶熱潮溼，吃空心菜可幫助去溼熱，有清熱的效果；空心菜還可解毒，《廣州植物誌》就提到：「蕹菜，內服解飲食中毒。」

老一輩的人認為，空心菜會「解藥」，建議吃中藥時就不要吃空心菜；陳旺全中醫師表示這個觀念在現代不適用，過去是因營養不夠好，生病時身體虛，加上空心菜偏寒性，所以建議盡量少吃，現在則較無須多做這方考量。

### 這樣吃最健康

空心菜快炒、汆燙都很適合，且快炒的口味很多元，不論加入蒜瓣、豆腐乳或蝦醬拌炒，各有風味，因此是許多餐館提供的青菜選項。炒空心菜時，避免太快氧化變黑，要訣是炒之前再切菜，熱炒時稍微淋一點醋。

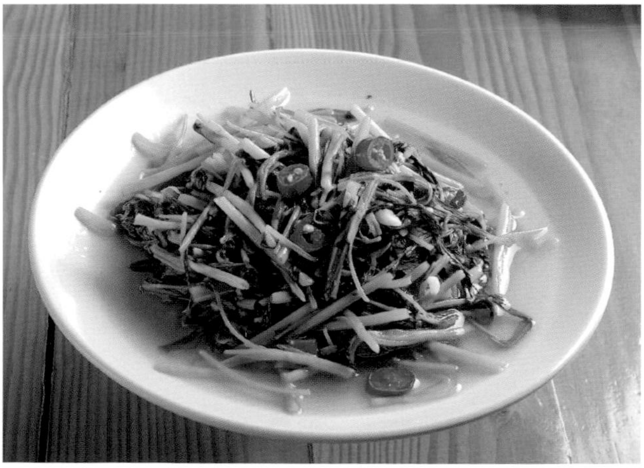

Tips

### 生活小常識

空心菜含鉀量高，飲食上必須限鉀的腎臟病患，要控制攝取量。

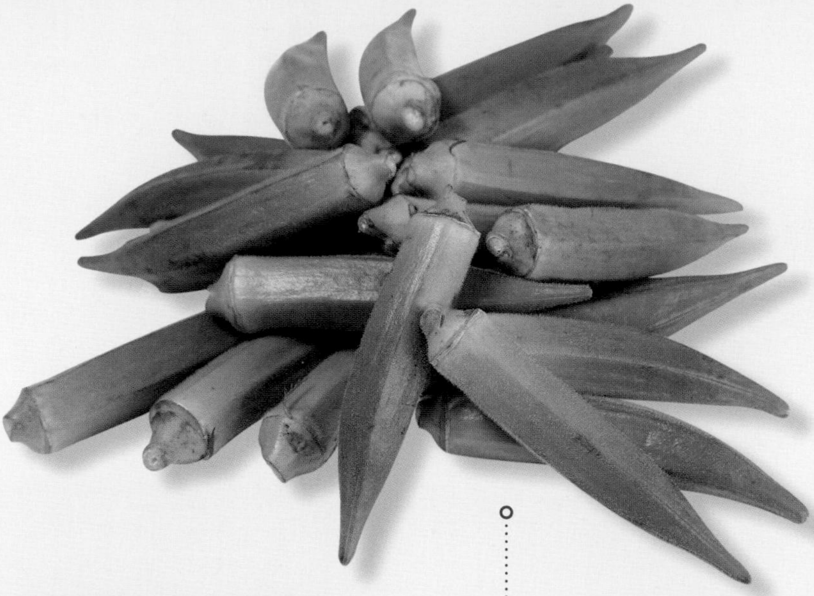

# 秋葵

低熱量、高纖維
顧胃、護眼、補鈣

秋葵（每 100 公克的營養成分）

| 膳食纖維 | 維生素 A | 維生素 C | 鉀 | 鈣 |
|---|---|---|---|---|
| 3.7g | 2257IU | 11.3mg | 220mg | 93.8mg |

資料來源／食品營養成分資料庫

## 營養師觀點

### 汐止國泰醫院營養師 ‧ 羅悅伶

秋葵的熱量很低，一百公克（約八、九根）僅四十大卡，且富有水溶性膳食纖維，吃起來有飽足感，又可促進排便，要減肥的人可適量吃些秋葵來輔助。不過秋葵的鉀含量高，需要限鉀的腎臟病患，食用分量不宜多，一定要燙過再食用；容易腹瀉者，也應避免食用。

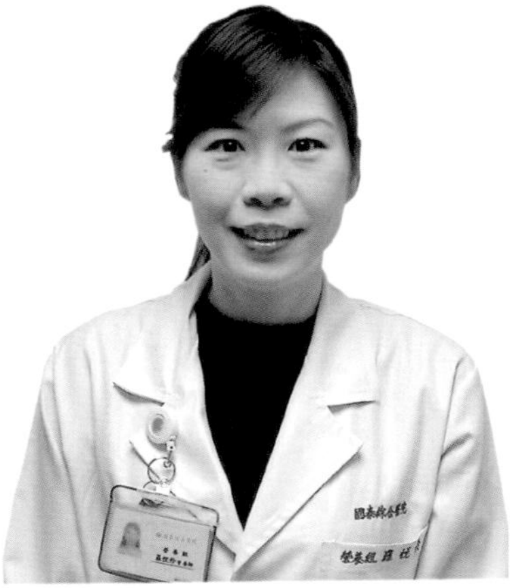

part 5

秋葵又名黃秋葵、黃蜀葵、羊角豆，最大特色就是有黏稠的汁液，有人因此對秋葵敬謝不敏，也有人特別喜歡這種又黏又滑的口感。

秋葵可健胃潤腸，因為富含水溶性膳食纖維，可促進排便，預防便祕，也對預防大腸癌有幫助；秋葵的黏液還可附著在胃黏膜上保護胃壁，尤其適合胃炎、胃潰瘍者。

秋葵可降血糖與血脂，也跟水溶性膳食纖維有關，可減少腸道碳水化合物的消化，減少對飲食中膽固醇的吸收。

秋葵的礦物質很豐富，其中鈣、鎂、鉀的含量都不低，美國高血壓防治飲食建議指引，也建議多攝取這類礦物質組合，有助於降血壓；此外，每一百公克秋葵的鈣含量約一百毫克，比起牛奶毫不遜色，對於純素者，可提供極佳的鈣質來源。

秋葵也是護眼食材，因為維生素A與胡蘿蔔素含量豐富，對於視網膜健康有幫助。秋葵的維生素C也不低，可促進肌膚的彈性與光滑。

選購秋葵並非愈大愈好，愈小根的秋葵反而愈嫩，不宜超過十公分，約大拇指的長度最好；表皮上有毛、表面飽滿鮮艷的也較嫩，顏色暗者則較老，口感不佳。儲存時，應避免讓秋葵擠壓，否則容易變黑。

整根秋葵燙熟後食用，是最方便的食用法，不過秋葵不能煮太久，否則表皮會變太軟，汁液也會滲出。

Tips

**生活小常識**

秋葵雖然名字有個「秋」字，但盛產於每年五到九月，並非秋季專屬。

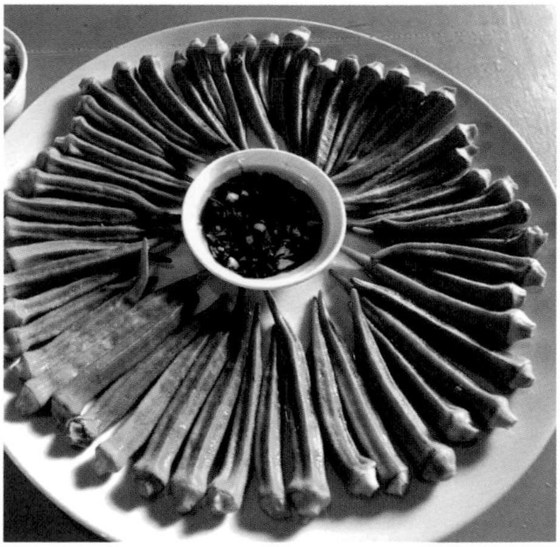

**這樣吃最健康**

秋葵多是整根汆燙食用，記得不要先切除蒂頭，才不會流失黏液，吃的時候再咬掉即可。汆燙後的秋葵，沾醬料吃可增口感，醬料可用蒜泥、薑泥加上一點醬油，視自己口味加點辣椒，更健康的吃法是減少醬料的鹽量，可加水稀釋，醬油和水的比例約為２：１。

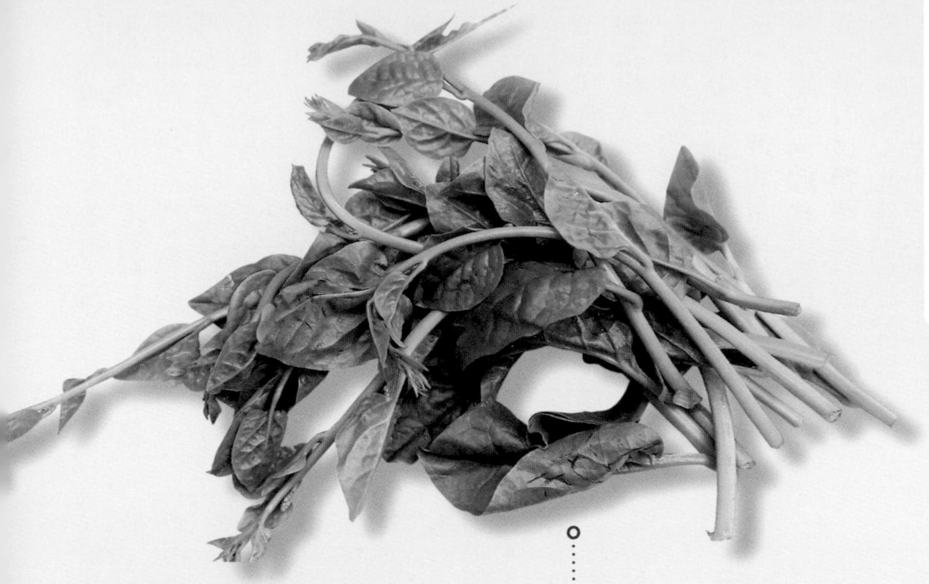

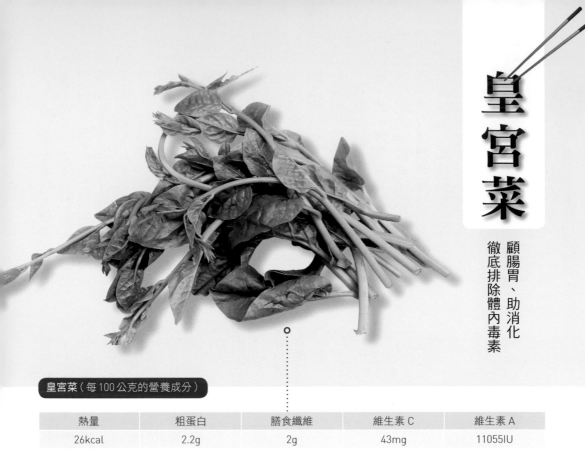

# 皇宮菜

顧腸胃、助消化
徹底排除體內毒素

皇宮菜（每100公克的營養成分）

| 熱量 | 粗蛋白 | 膳食纖維 | 維生素C | 維生素A |
|---|---|---|---|---|
| 26kcal | 2.2g | 2g | 43mg | 11055IU |

資料來源／食品營養成分資料庫

## 營養師觀點

**郵政醫院資深營養師 ‧ 黃淑惠**

皇宮菜的土味讓很多人難以接受，事實上，皇宮菜是很好的顧胃食物，主要因為它含有獨特的黏液，也就是俗稱的可溶性纖維，跟粗纖維比較，可溶性纖維可以幫助消化和通便潤腸，有便祕困擾的人可以常吃。

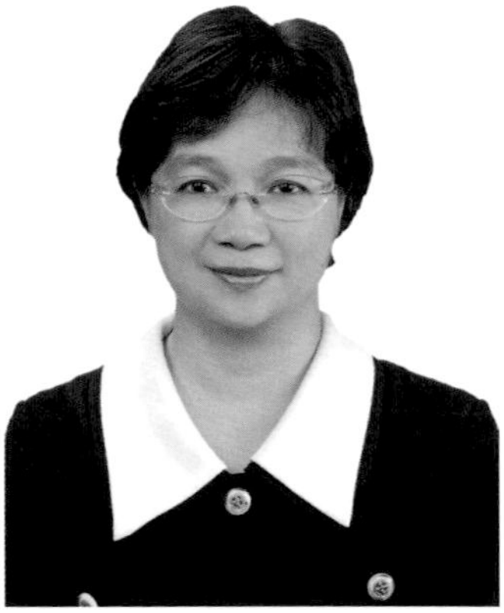

餿水油事件引起全民恐慌，食品營養專家表示，只吃深綠色的蔬菜無法把累積在消化道的毒素完全排除，必須吃含有黏質性纖維的蔬菜，如皇宮菜、地瓜葉、秋葵、川七、過貓等。

皇宮菜排毒效果非常好。常吃皇宮菜的文化大學推廣教育講師陳俊成曾經分享如何吃對食物排除身上毒素。他表示若要把體內毒素排出只有兩個方法：一是排便，另一個是排尿。排尿很簡單，就是多喝水；排便看似簡單，但對很多人來說，是每天難「解」的困擾。

陳俊成因太太長期有便祕困擾，吃很多蔬果還是無法天天上廁所，他仔細找原因，發現要解決便祕只吃纖維無效，要吃含有黏質性的纖維才能把累積在腸道裡的毒素排出來。

陳俊成表示，每種纖維都有它的功效，想解決便祕問題，要補充粗纖維跟黏質性纖維，而黏質性纖維含量最高的是皇宮菜。從營養成分分析，皇宮菜所含的膳食纖維（黏質性纖維）每一百公克含量達二公克，高於一般蔬菜。

根據研究，膳食纖維不但有助消化，還可以顧腸胃，產後有解便困擾的女性，建議可多食用。

皇宮菜獨特的黏液可以顧腸胃外，含有多醣體具有抗氧化、防癌功效。鈣、鐵含量也相當多，其中鈣含量高於菠菜、莧菜，每一百公克就有一百六十八毫克。因為鈣、鐵質含量不少，皇宮菜是月子餐常見菜色，常見烹調方式是跟麻油拌煮。不過，要注意鈣和鐵會相互抑制，影響吸收利用率。

Tips

### 生活小常識

皇宮菜性寒，女性經期間或寒性體質如經常手腳冰冷、容易疲倦的人，不宜多吃。

### 這樣吃最健康

皇宮菜有種腐敗泥土的味道，所以接受度不高，建議先用水汆燙或加入大蒜、辣椒等辛香料拌炒，可減少氣味。要注意的是，皇宮菜含有草酸，在體內會和鈣結合而妨礙消化，也會影響鈣、鐵的吸收，因此不宜跟豆腐、豬肝等食物一起食用。建議皇宮菜最好單獨吃。

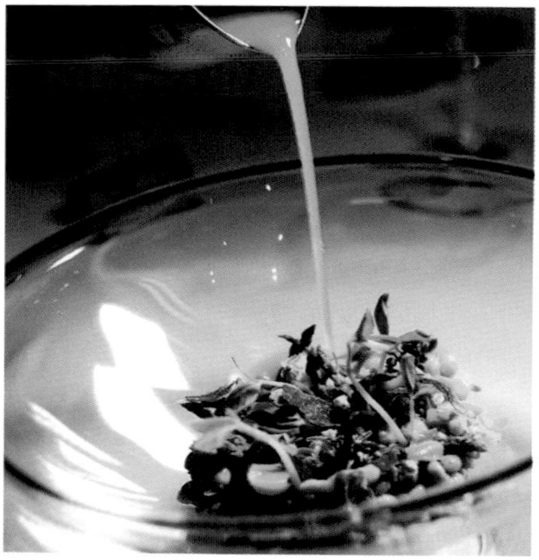

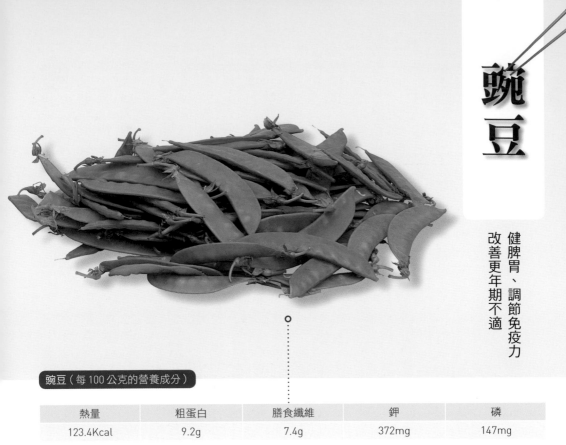

# 豌豆

健脾胃、調節免疫力
改善更年期不適

豌豆（每 100 公克的營養成分）

| 熱量 | 粗蛋白 | 膳食纖維 | 鉀 | 磷 |
|---|---|---|---|---|
| 123.4Kcal | 9.2g | 7.4g | 372mg | 147mg |

資料來源／食品營養成分資料庫

## 中醫師觀點

### 立生中醫診所院長 ・ 陳旺全

豌豆可健脾和胃，身體虛弱者可補充元氣，可以單獨當主食或搭配入菜，不過料理豌豆時，建議使用單元不飽和脂肪酸的油類，比如苦茶油。此外，豌豆建議連豆莢一起吃，可提升飽足感，豆莢熱量也比較低；若單吃豆仁，熱量恐怕偏高。

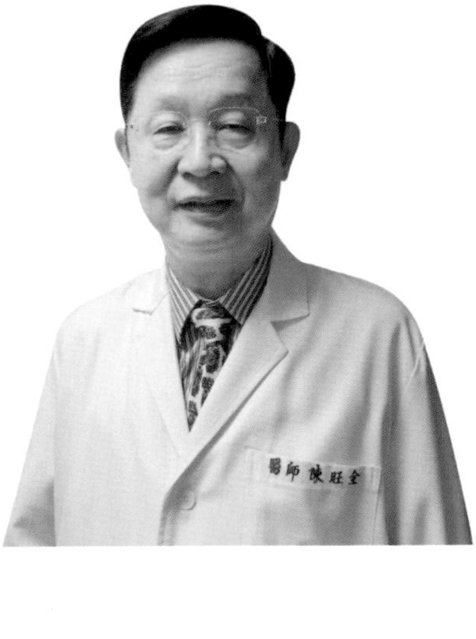

part 5

**豌**豆起源於地中海及西亞，漢朝張騫從西域帶回中原，臺灣則由荷蘭人傳入，又稱為「荷蘭豆」。

口感爽脆的豌豆，是餐桌上的最佳配角，料理豌豆時，建議使用苦茶油等單元不飽和脂肪酸的油類。可以和其他蔬菜或肉類搭配，營養素豐富多元，含有蛋白質、膳食纖維、碳水化合物以及維生素A、$B_1$、$B_2$、C和磷、鈣、鐵、鎂等。

豌豆味甘、性平、偏涼，入脾胃二經，最顯著的健康好處就是健脾胃、生津止渴、利尿的作用，因此若腸胃虛弱、腹痛腹瀉或產後身體虛弱、乳汁分泌不足，都建議吃豌豆。

此外，豌豆含有植物凝集素、止權素，可增加人體新陳代謝，調節免疫力。男女吃豌豆也各有獨特好處：豌豆因為含有精氨酸，對精子生成有促進與改善的作用；對於女性來說，豌豆有動情激素，也能輔助改善更年期不適症狀。

豌豆也有美容效果，可保持皮膚的光滑細嫩。除了食用，外用也有美容方面的好處，做法就是把豆仁磨碎，加上蛋清和一和，可抹在青春痘上，有消炎效果。

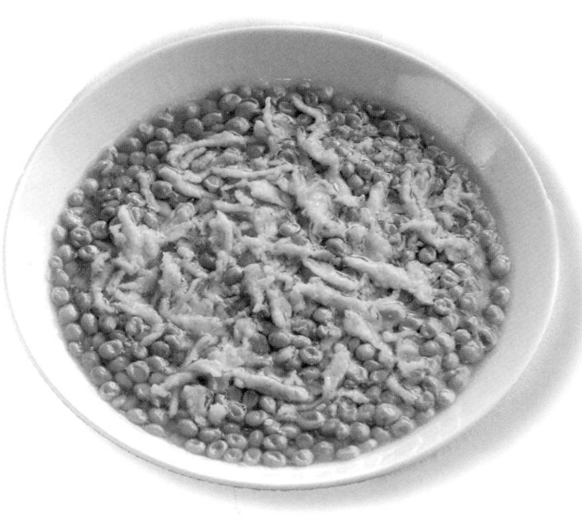

### 這樣吃最健康

**豌豆鳳杏鮑**

**材料：**豌豆莢、雞腿肉各八十克、杏鮑菇兩朵。

**做法：**一、豌豆洗淨晾乾，雞腿肉放入滾水煮熟，剝成絲備用。二、杏鮑菇去蒂洗淨，放入鍋中蒸熟後切小塊備用。三、炒鍋內放入苦茶油，加點蔥蒜炒幾下後，加點水、放入豌豆莢炒熟，再依序加入雞腿肉絲、杏鮑菇等材料，混合炒勻即可。

Tips

### 生活小常識

挑選豌豆時可從三部分來看：苗要顏色鮮嫩、沒有枯黃者為主；莢形狀要扁平、豆粒部位未明顯凸起、外觀完整；仁要顆顆大小均勻、形體飽滿。

# 香菜

改善脾胃治頭痛
利尿通便排重金屬

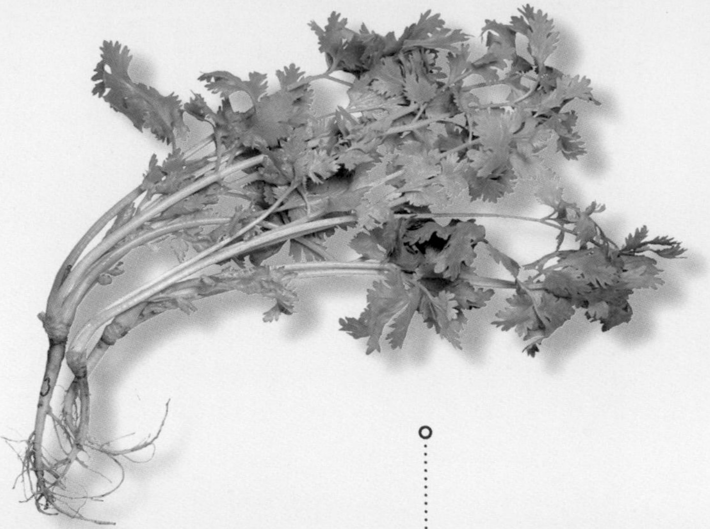

香菜（每 100 公克的營養成分）

| 熱量 | 水分 | 膳食纖維 | 維生素 C | 鉀 |
| --- | --- | --- | --- | --- |
| 28Kcal | 91.4g | 23.2g | 71.8mg | 302mg |

資料來源／食品營養成分資料庫

## 營養師觀點

**鹿港基督教醫院營養師 ‧ 吳姿瑩**

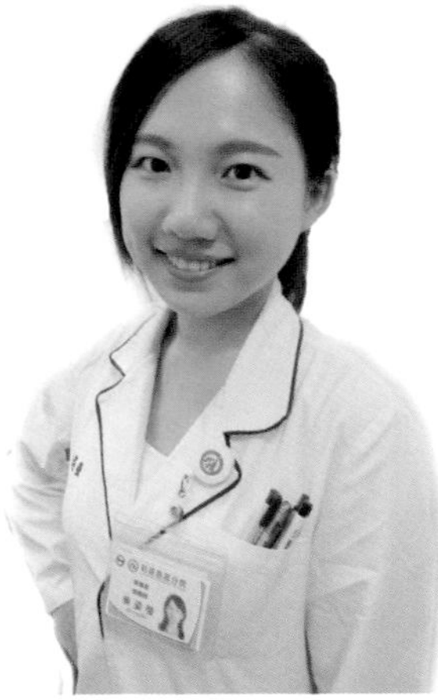

香菜的維生素 C、鈣含量很高，但若要吃香菜美白，還不如喝檸檬水比較快，因為一次必須吃七至十克的量，才能補充身體一天所需的維生素 C。值得注意的是，香菜跟芹菜、檸檬、九層塔一樣含有補骨脂素（psoralen），會吸收陽光中的紫外線 A，造成皮膚發炎、變黑。

近年來，日本流行吃香菜排毒，不少人天天吃香菜排除體內重金屬。醫師表示，國外確實有研究發現，香菜的獨特香氣，可以快速排出重金屬毒，如汞、砷、鉛、鎘等；但值得注意的是，香菜含有一種感光物質，容易在曬太陽之後產生黑斑，不宜過量。

吃麵時，在湯頭裡撒上一點香菜，聞到香氣，就能讓人胃口大開；自古以來，香菜跟蔥、蒜、薑一樣屬辛香料食材，扮演提味、促進新陳代謝的角色，菜餚裡少了它，就好像少一味。香菜含有許多揮發油，能祛除肉類的腥膻味，在菜餚中加些香菜，不但能祛腥膻、還有提味功效。

鹿港基督教醫院營養師吳姿瑩從營養學分析，香菜含有蛋白質、鈣、鐵、磷、維生素A、維生素B群、維生素C等營養素，胡蘿蔔素的含量比柿子、菜豆、黃瓜等高出十倍。

國外研究發現，生食香菜可以幫助改善代謝，利於減肥美容，日本人認為香菜茶的排油效果超過檸檬茶和薄荷茶。日本研究發現，香菜含有大量的維生素及礦物質，在治療神經衰弱、腎臟結石或發炎、糖尿病、低血壓等疾患時，都是食療的好幫手。

傳統中醫也認為，香菜性溫味甘，能健胃消食，發汗透疹，利尿通便，驅風解毒。平常多吃香菜可以改善脾胃功能，通大小腸積氣，改善風邪頭痛。但值得注意的是，正在吃補藥的人不可以吃香菜，香菜不可以跟中藥的白朮、牡丹皮搭配食用，會讓補性降低。

Tips

### 生活小常識

香菜不宜和生黃瓜、生紅蘿蔔搭配食用。生黃瓜、生紅蘿蔔都含有維生素C分解酶，會破壞香菜原有的營養價值。

### 這樣吃最健康

生食香菜可避免因加熱而造成的維生素C流失，所以建議在烹調完之後，再將生的香菜灑在菜餚上，能增添香氣。此外，如果香菜腐爛發黃最好丟棄不要食用，因為已失去原有的香氣與功效，且可能產生毒素。

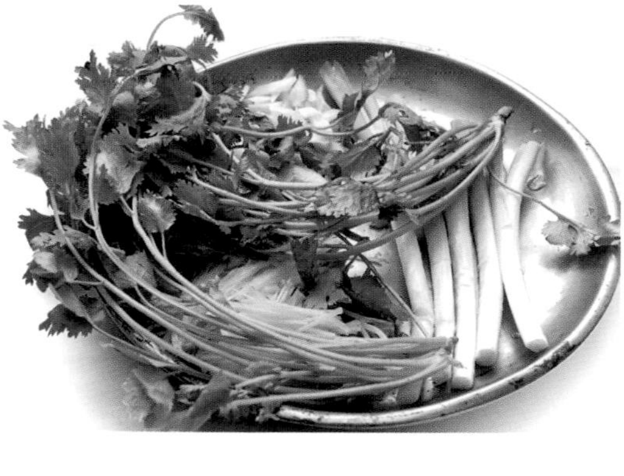

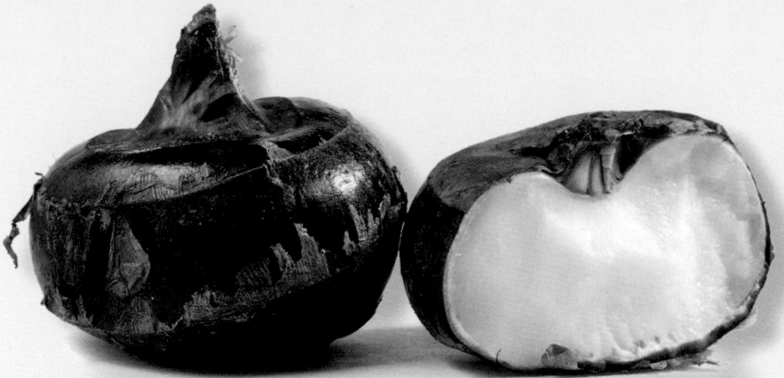

# 荸薺

促進腸胃蠕動
抑制壞菌作用

荸薺（每 100 公克的營養成分）

| 熱量 | 碳水化合物 | 膳食纖維 | 鉀 | 磷 |
|---|---|---|---|---|
| 67Kcal | 14.5g | 2.1g | 460mg | 53mg |

資料來源／食品營養成分資料庫

## 中醫師觀點

### 立生中醫診所院長 ・ 陳旺全

中醫觀點認為荸薺偏寒性，有清火解熱的好處，將荸薺洗淨、削皮後，用果汁機打汁服用，可舒緩咽喉腫痛或咽喉有異物感、想咳卻咳不出來等症狀。此外，荸薺也可以與冬瓜一起煮，可改善皮膚病、蕁麻疹。

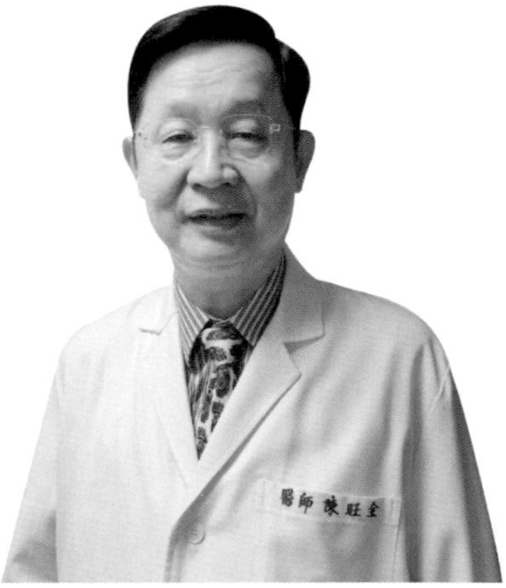

**荸**薺的外形像馬蹄，味道與栗子神似，因此又被稱為馬蹄、地栗。其外皮呈現紫黑色，肉質潔白，主要營養成分有醣類、磷、鉀、維生素A、維生素$B_1$、維生素$B_2$、維生素C以及植物性蛋白質。

比起其他根莖蔬菜，荸薺的磷含量相對較高，每一百克荸薺含有五十三毫克的磷，可促進人體生長發育，維持生理功能，不但對牙齒骨骼的發育有好處，也有助於碳水化合物、蛋白質及脂肪的代謝。荸薺的鉀含量也很高，每一百克荸薺含有四百六十毫克的鉀，有利尿降血壓的效果。

荸薺能促進大腸蠕動，有助於潤腸利便，最獨特的是，它含有抗菌成分，對金黃色葡萄球菌、大腸桿菌、綠膿桿菌具有抑制作用，可保護腸胃；此外，食用荸薺也有助咽喉腫痛等肺燥患者緩解不適。

選購時，最好挑外皮完整、握下去不會軟掉的堅挺荸薺。由於荸薺生長在泥中，可能附著較多細菌和寄生蟲，因此不建議生吃，一定要洗淨、煮透後再食用。

不過，荸薺尚未烹煮前，先不要將泥土洗掉，直接用報紙或塑膠袋包起來放冰箱冷藏，保存期可較長。正常荸薺果肉是白色，若變紫、發黑，代表已經變質，這時就不適合吃。

荸薺偏寒性，不建議脾腎虛寒與血虛者食用，比如常常拉肚子的人就不適合吃。此外，荸薺的醣類不低，須控制醣類攝取量的糖尿病患也要謹慎食用。

Tips

**生活小常識**

處理帶皮的荸薺時，首先要先洗淨，然後用水果刀將荸薺上下兩端切除，再以削皮刀刮除外皮。

**這樣吃最健康**

荸薺富含水分、吃起來脆脆的，常被加進丸子類，除了增加口感之用，主因是荸薺可抑菌潤腸。此外，荸薺可以切丁，與白蘿蔔、蓮子及排骨一起燉煮，或加入雞腿也很適合，可中和其寒性。

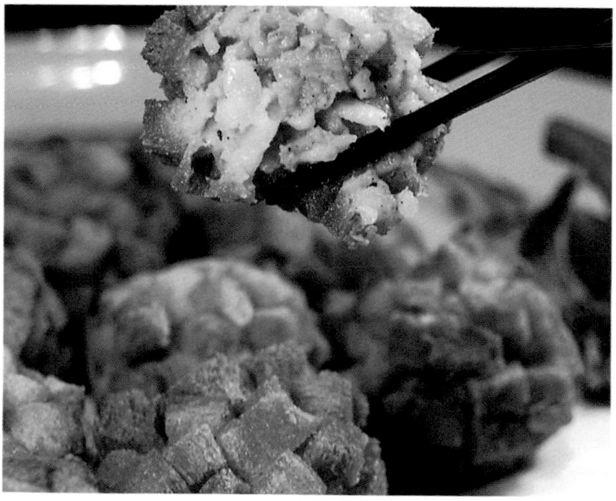

# 地瓜

通腸、順經
提升體內環保

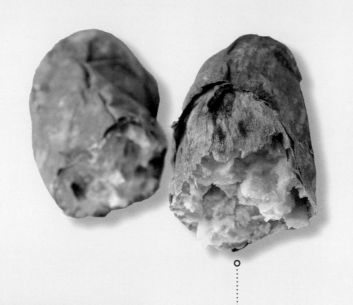

**地瓜（每 100 公克的營養成分）**

| 膳食纖維 | 維生素 C | 鉀 | 鈉 | 維生素 A |
|---|---|---|---|---|
| 2.5g | 20mg | 276mg | 46mg | 116IU |

資料來源／食品營養成分資料庫

## 中醫師觀點

**康華中醫診所 ・ 張家蓓**

地瓜是很好的養生食材，一般人吃地瓜有「三通」的效果：大便通、小便通、流汗通。對女性來說，地瓜還有「第四通」，也就是月經通暢，這是因為吃地瓜可入脾經，幫助改善經血不順的問題，尤其是讓月經血量比較不足的女性，經血量可增加至正常狀態。

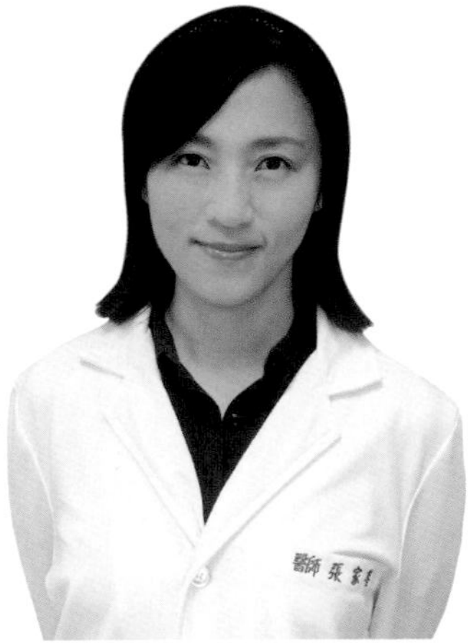

對老一輩的人來說，地瓜是物質缺乏年代的主食；不過，在營養充足的現代，地瓜的重要性不減反增。中醫認為地瓜可顧脾胃，是鞏固健康的根本，也幫助體內排毒，可說是廉價又好處多多的養生食材。

地瓜又名番薯、甘薯，含有豐富的膳食纖維、維生素A、鉀、鈉、鈣等多種微量元素，是營養且均衡的食材，《本草綱目》等文獻記載，地瓜有「補虛乏、益氣力、健脾胃、強腎陰」的功效。

中醫觀點認為「腎」是先天之本，也就是在受精當下就決定了一個人的健康狀況；不過，「脾胃」是後天之本，顧好脾胃可幫助改善體內環境，讓全身保持健康，因此有些人即使帶有疾病因子，卻不見得發病，那就是後天的健康顧得好，而地瓜，就能提供這樣的好處。

地瓜的營養素中，最大亮點就是膳食纖維豐富，利於通腸，可改善大小便不通暢的問題，能達到排毒效果。

相較於一般米、麵等澱粉類食物，地瓜是相對健康的選擇，因為地瓜屬於非精緻澱粉食物，營養價值高，而且升糖指數較低，也就是吃了之後不會讓血糖過度飆高。

雖然地瓜好處多，不過有三種人食用地瓜要特別注意：第一是糖尿病患，不宜把地瓜當零食，而要計入澱粉類主食的攝取量，否則不利於血糖控制；第二是腸躁症患者，對地瓜等高纖食物必須慎食，以免過度刺激腸胃；第三則因地瓜含鉀量高，飲食上限鉀的腎臟病患也要小心。

Tips

### 生活小常識

地瓜有高量的維生素A，皮膚不好、容易長痘的人，吃了之後有改善之效。

### 這樣吃最健康

坊間有許多人將地瓜做成精緻料理，但最好用簡單的蒸烤方式食用，因過度烹調容易流失纖維質等營養素。此外，地瓜的外皮，營養價值不遜於瓜肉，但要知道來源，以免吃進太多農藥，若是有機生產或自己栽種的，外皮清洗乾淨，蒸熟後就可以連皮吃。

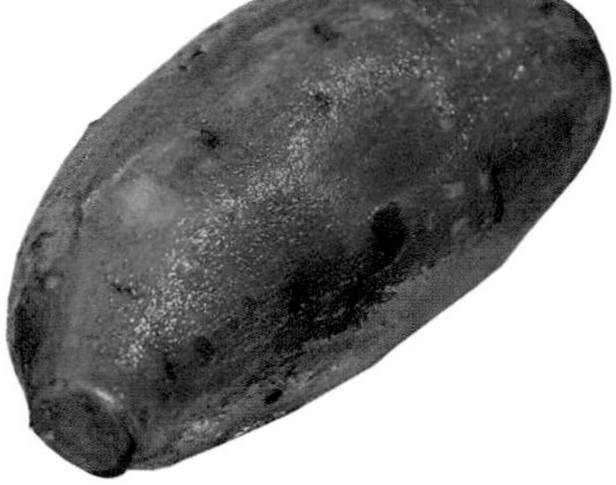

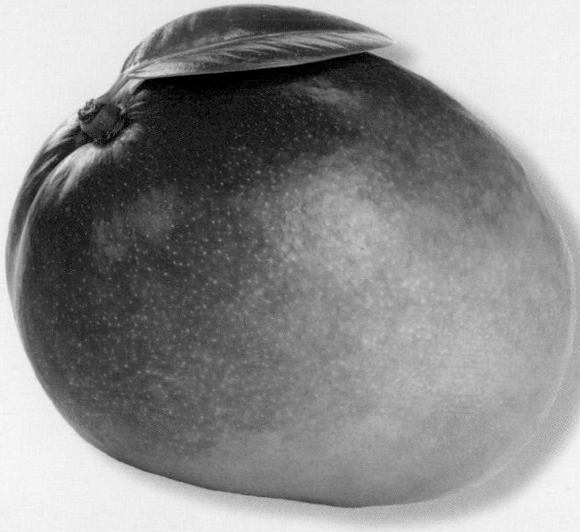

# 芒果

促進腸胃蠕動
護眼、潤膚、解膩

芒果（每 100 公克的營養成分）

| 熱量 | 維生素 C | 鉀 | 糖 | 維生素 A |
|---|---|---|---|---|
| 42Kcal | 24mg | 106mg | 8.7g | 1920I.U |

資料來源／食品營養成分資料庫

## 中醫師觀點

**吳明珠中醫診所院長 ‧ 吳明珠**

《本草綱目》記載，芒果有益胃氣、止暈吐功效。以前的人把芒果做為止暈車船的藥。中醫裡，芒果性涼，味甘而微酸，有生津止渴、止嘔、利尿、消滯、解毒降壓等功效，但溼熱體質的人不宜食用過多，食用過量易生痰。

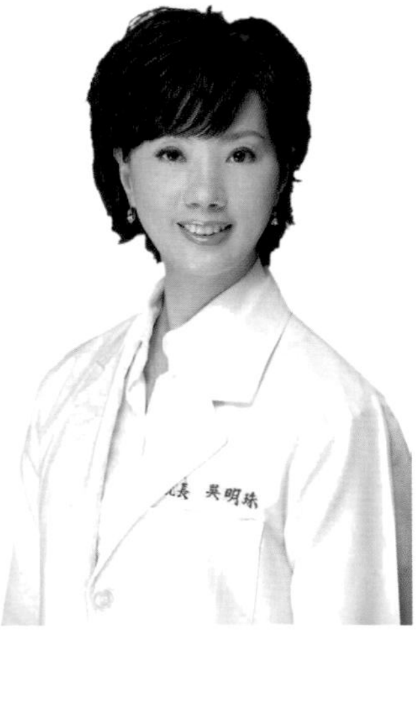

part 5

夏天是大啖芒果的好時機，不少人吃太多導致嘴巴腫脹甚至全身發癢，這是因為芒果屬於溼熱水果，皮膚過敏、溼熱體質、容易發炎、白帶過多、易水腫的人，不宜多吃。

民間有一種說法：「芒果有毒，吃太多容易長瘡」。其實芒果是很好的水果，這種說法來自於有些人體質比較溼熱，吃太多芒果易引起皮膚發癢或是過敏反應。

「溼」是中醫學六個致病原因之一。皮膚病如溼疹、瘡瘍流膿，婦科病如白帶，內科病如水腫、腳氣等，都可謂之「溼」，體質溼熱者吃芒果，會讓病情加重。因此建議，有溼疹、腳氣腫等毛病者，最好少吃芒果。

根據現代研究顯示，芒果含豐富B群，是一種精神安定劑，能緩和情緒。芒果還含有沒食子酸，也具清熱、解渴、排毒功效。

國外研究發現，芒果果實含芒果酮酸、異芒果醇酸等三醋酸和多酚類化合物，具有抗癌的藥理作用；喝芒果汁能促進胃腸蠕動，使糞便在結腸內停留時間縮短，預防結腸癌。

芒果含果膠及水溶性纖維，有助腸蠕動，可改善便祕、降低膽固醇；維生素A、胡蘿蔔素等維生素，有益眼、潤膚功效；還有豐富的高鉀及高鈣，有助鈉的排除及降血壓。芒果的維生素C含量高於一般水果，常吃可增強人體抵抗力。

芒果營養價值高，但最好不要跟酒、大蒜、辛辣食物、海鮮、鳳梨一起食用，易出現紅腫、疼痛等過敏反應，有些人甚至會出現嘴唇紅腫，又癢又痛，長水皰和糜爛等嚴重症狀。

### 這樣吃最健康

芒果跟鳳梨一樣富含消化酵素，有助消化除脹氣，吃得過飽時，可吃芒果消脹氣；芒果和肉一起烹煮可以軟化肉質，讓肉質更具彈性與甜味。有嚴重孕吐的孕婦，也可以吃芒果或以芒果煎水食用，可緩解孕吐。

Tips

### 生活小常識

芒果含大量的鉀，可以把體內多餘的鈉排出，高血壓患者可以適量食用，但腎臟病患者最好少吃。

# 蘋果

健胃整腸降血壓
減脂甩肉降膽固醇

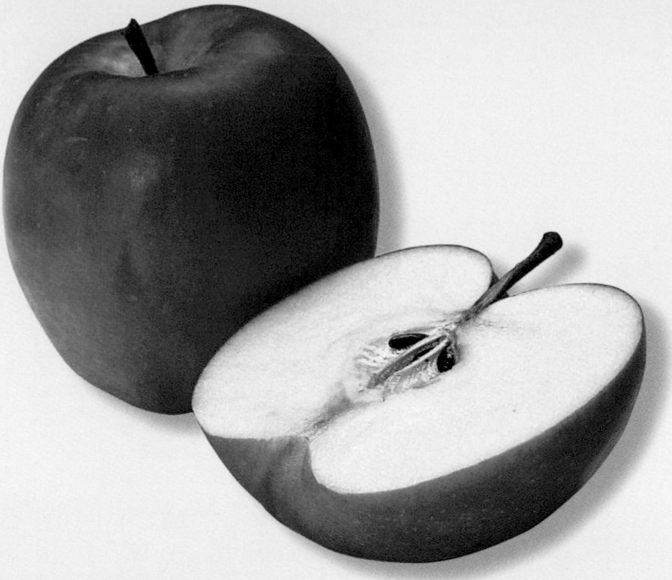

蘋果（每 100 公克的營養成分）

| 熱量 | 水分 | 磷 | 維生素 C | 鉀 |
|---|---|---|---|---|
| 52Kcal | 85.9g | 9.9mg | 2.9mg | 118mg |

資料來源／食品營養成分資料庫

## 中醫師觀點

**陳潮宗中醫診所總院長 ‧ 陳潮宗**

唐朝名醫孫思邈所著的《千金方》，稱蘋果為「蘋婆」，具有益心氣（即活力）、耐飢、生津止渴、健胃和脾等功能。所謂的益心氣和耐飢，指的是吃蘋果可以讓人有活力，又不覺得餓。

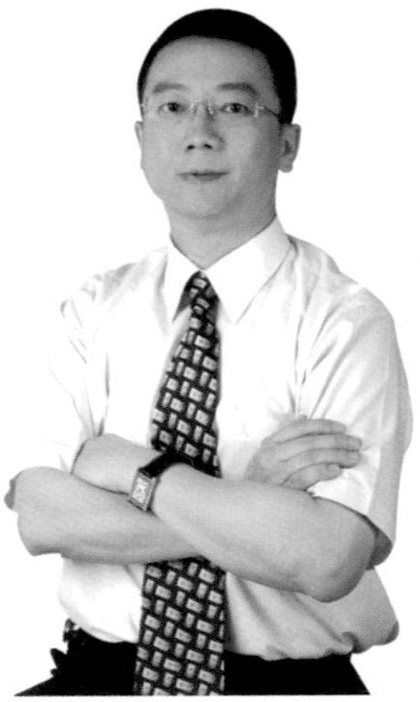

西方有句諺語：「一天一蘋果，醫生遠離我。」（An apple a day keeps the doctor away）。蘋果對身體真的這麼好嗎？答案是肯定的！蘋果的營養價值和醫療價值都很高，在古埃及，蘋果是食品也是藥材，有「大夫第一藥」之稱。

蘋果營養成分高，熱量又低，還能調理腸胃，其豐富的纖維質有助排泄，是愛美怕胖的人可以多吃的水果。且含有寶貴的成分「果膠」，會和膽固醇結合，把壞的膽固醇排出體外，達到降膽固醇的目的。果膠是一種可溶性的纖維質，遇水後會膨脹，想減肥的女性，吃蘋果後大量喝水，會增加飽足感，達到甩肉功效。

蘋果含鉀鹽，可使體內的鈉鹽及過多鹽分排出，有助降低血壓與減肥；有機酸類則能刺激腸蠕動，並和纖維素共同作用，保持大小便暢通，就不會有惱人的痘痘；單寧酸能緩治輕度腹瀉和便祕；所含的「鋅」對增強記憶力有特殊功效，同時也是性成熟的要素，能幫助青少年生長發育。

吃蘋果不宜過快，最好能在嘴裡咀嚼十五分鐘，可以分泌出更多的唾液和胃液，促進人體對蘋果營養元素的吸收和消化，腸胃不好的人更應放慢速度。

蘋果皮上的臘大致分為三種，天然果臘、食用臘、工業臘。前兩者可連皮一起食用，營養成分更高；工業臘有害人體不宜食用。辨識工業臘最好的方法是用手或餐巾紙擦拭果皮，如能擦下一層淡淡的紅色物質，就可能是工業蠟，如果不小心買到塗有工業臘的蘋果，一定要削皮吃。

Tips

**生活小常識**

一般而言紅蘋果比青蘋果好，五爪紅蘋果不會太酸，不會刺激腸胃，口感也不錯，是比較好的選擇。

**這樣吃最健康**

蘋果可以健胃和脾、調整腸胃，腸胃功能不正常的人可以多吃蘋果。可自製蘋果養生果汁，一天喝三次，做法是：準備新鮮葡萄去皮五十公克、新鮮蘋果去皮兩百公克、新鮮花生（去殼帶皮、未經炒煮過的硬花生）一百公克，不必加水，打成果汁食用，有補血、消除疲勞、增強記憶、防止老化等保健效用。

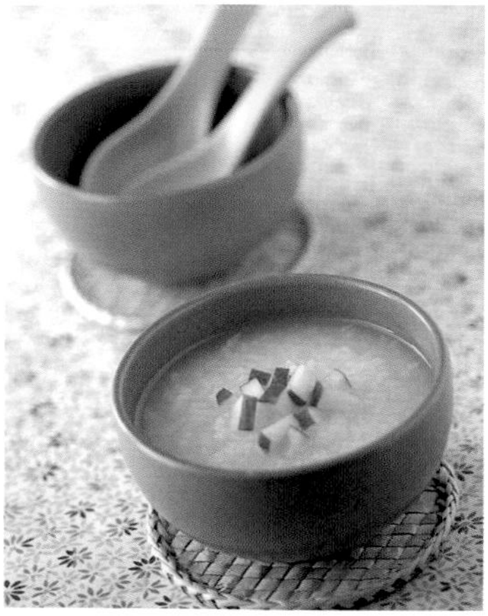

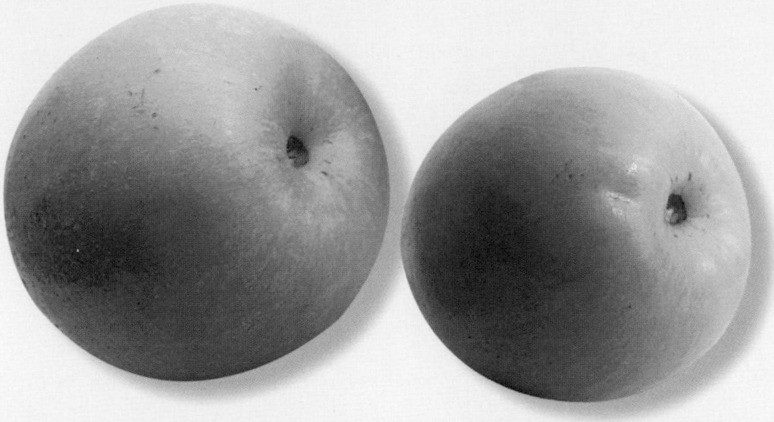

# 棗子

健脾養顏
生津益胃

棗子（每 100 公克的營養成分）

| 熱量 | 水分 | 膳食纖維 | 維生素 C | 鉀 |
|---|---|---|---|---|
| 46Kcal | 87g | 2.2g | 26mg | 248mg |

資料來源／食品營養成分資料庫

## 中醫師觀點

**陳潮宗中醫診所總院長 ‧ 陳潮宗**

清朝《本草備要》記載，棗子「能補土益氣，滋脾土，潤心肺，調營衛。緩陰血；生津液，悅顏色，通九竅，助十二經，和百藥。」尤其是有貧血、暈眩虛弱或營養不良等症狀者，食棗確實有益，但吃多了容易脹氣，因此一次最好別超過三顆。

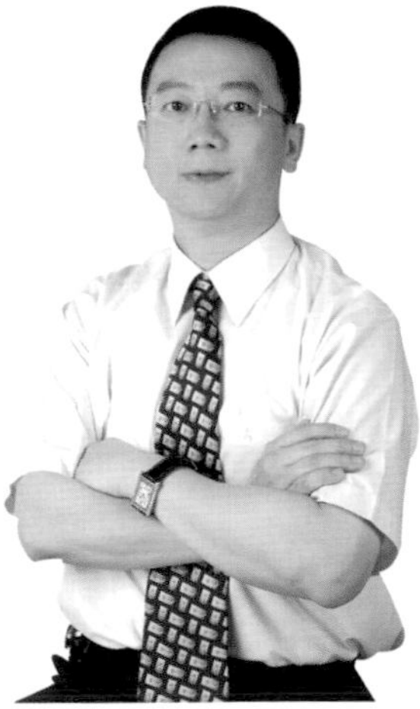

**棗**子的維生素C含量高，是西瓜的五倍、水梨的九倍、蘋果的二十倍。可維持體內水分、生津益胃、健脾養顏，但它具有助溼生熱的特性，有上火、痰溼偏盛及感冒初期症狀者不宜多吃，以免加重不適。

棗子被古人稱為長壽果，古書上曾言：「日食三棗，長生不老。」棗子性平、味甘澀，可維持體內水分，具有生津益胃、健脾養顏的功效。常被當水果食用的蜜棗，和中藥材的紅棗功效類似，兩者只是品種不同。

因棗子助溼生熱，有便祕、口臭、咽喉牙齦腫痛等上火症狀者不適合多吃，以免「火上加油」；感冒初期患者，由於入侵人體的風寒或風熱之邪正盛，若此時食用棗子，其黏膩的性質常常會導致邪氣滯留，不利於恢復。

必須酌量食用的還有痰溼偏盛者，也就是出現舌苔厚膩、口甜或口中發膩、食欲不振者，平時常感覺胃部脹滿等症狀，吃棗子會讓痰溼停留在體內難以清除，進而加重不適症狀。

購買棗子時，應選擇外觀呈卵狀、飽滿圓潤、表皮光滑、帶有活力光澤的綠色，外皮上有著像雀斑的細小點點，是因為日照充足；若果實顏色濃綠卻沒有光澤，表示還沒成熟，吃起來甜度少、澀味重；過熟棗子則呈現黃褐、乳黃色，肉質鬆軟，口感不好。

Tips

### 生活小常識

棗子以新鮮食用最佳，室溫下約可放四天，若放久了，外觀會產生褐斑，且有脫水皺皮現象。

### 這樣吃最健康

**蜜棗排骨湯**

**材料：**銀杏二兩、紅棗十顆、枸杞二錢、蜜棗兩顆、紅蘿蔔½塊、排骨適量、鹽少許。

**做法：**一、紅蘿蔔（去皮）、蜜棗洗淨切塊，銀杏入滾水汆燙後備用。二、排骨和紅蘿蔔放入鍋中煮至熟軟，再將紅棗洗淨去心，與枸杞、蜜棗、銀杏入鍋。三、放少許鹽，中火煮滾後，小火慢煮約三分鐘。

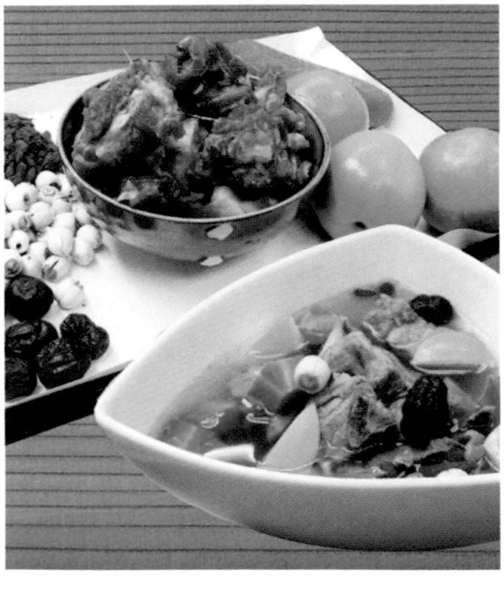

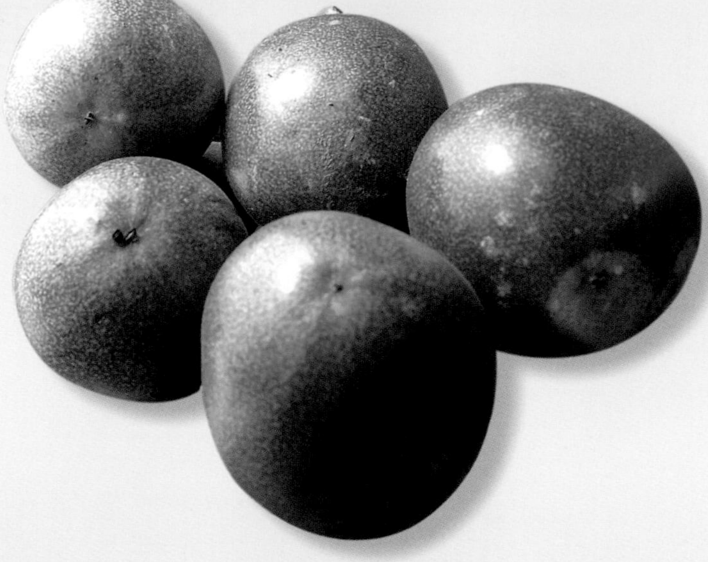

# 百香果

清腸開胃通便
幫助黏膜修護

百香果（每 100 公克的營養成分）

| 熱量 | 粗蛋白 | 膳食纖維 | 維生素 A | 維生素 C |
|---|---|---|---|---|
| 66Kcal | 2.2g | 5.3g | 1617IU | 32mg |

資料來源／食品營養成分資料庫

## 營養師觀點

**臺灣營養基金會執行長 ・ 吳映蓉**

國外有研究指出，百香果可預防癌症。吳映蓉強調，百香果內富含的植化素、類胡蘿蔔素與多酚類，有助於促進癌細胞凋亡。國外已有愈來愈多的研究發現，植化素可預防多種癌症，而蔬果裡含有豐富的植化素，建議民眾平時應多吃不同顏色的蔬果防癌。

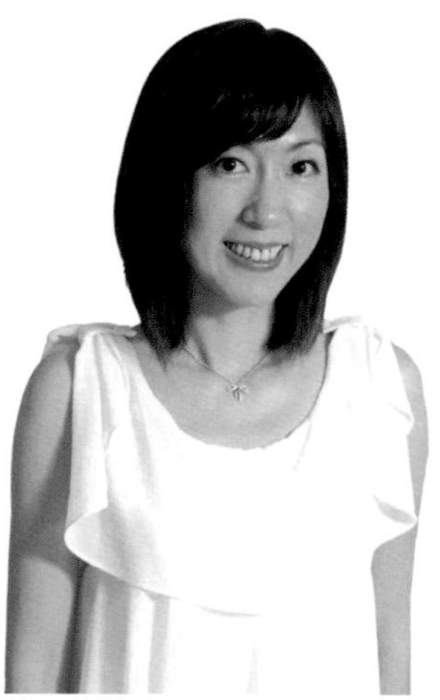

在國外被視為「超級果汁」的百香果，含有非常豐富的膳食纖維，可以幫忙清除卡在腸胃道裡的毒素並排出體外。膳食纖維就像一把刷子，可以把囤積在腸道裡的髒東西刷出體外，促進腸胃蠕動、幫助消化。

想提振元氣時可多吃百香果，它含有很多微量元素，不僅可以促進食欲，消除疲勞、幫助恢復體力，還可預防皮膚乾燥。

吃起來酸酸甜甜的百香果，很多人以為它的維生素C含量相當高，其實在水果裡，它的維生素C含量算是中等，但維生素A則高於很多水果。維生素A可幫助身體細胞黏膜的修復，平時多補充，可預防乾眼症外，還可預防皮膚乾燥。百香果維生素A的效力也相當高，大約是木瓜的四倍，

在中醫裡，百香果也是很好的食療藥方，酸、性平，具有生津潤燥、清腸開胃、安神補血及通便的功效，可治便祕、煩渴、鬱悶及小便不利等症狀。現代營養學研究發現，百香果有通便、解疲勞功效外，還有降高血壓、三酸甘油脂及膽固醇的功效。

Tips

### 生活小常識

胃酸過多、脾胃功能不好、容易腹瀉的人，因百香果粗纖維含量高，易傷脾胃，不宜多食。

### 這樣吃最健康

百香果可以當水果吃也可以入菜，尤其是夏天時，百香果搭配青木瓜、南瓜或是洋蔥一起涼拌，酸酸甜甜，夏天吃非常清爽開胃。

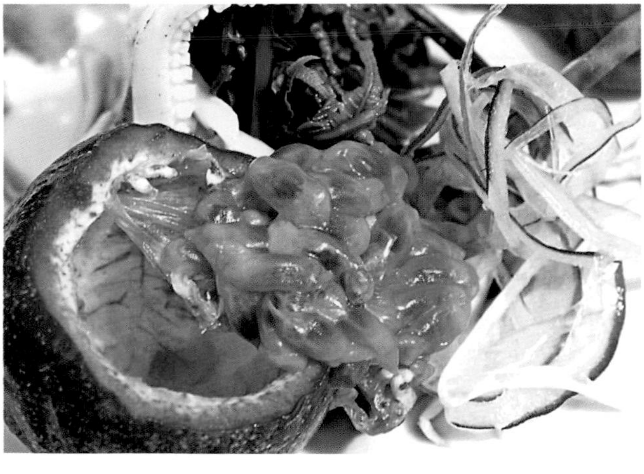

Part 6

# 改善肺功能、保護呼吸系統

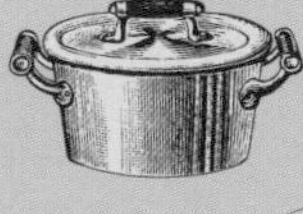

近年來，隨著空氣汙染、霾害愈加嚴重，罹患呼吸道疾病的人口大幅增加，輕則喉嚨癢、呼吸不順暢引發慢性支氣管炎，重則可能導致粉塵累積於胸腔，增加肺癌發病率；更有甚者，國人抽菸人數居高不下，更是慢性阻塞性肺病及肺癌的高危險群。

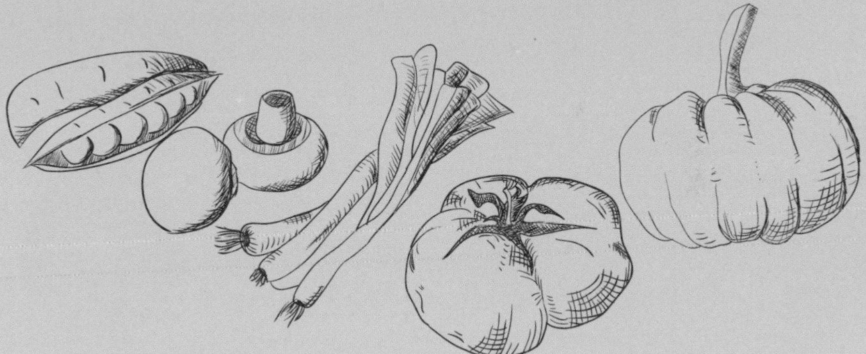

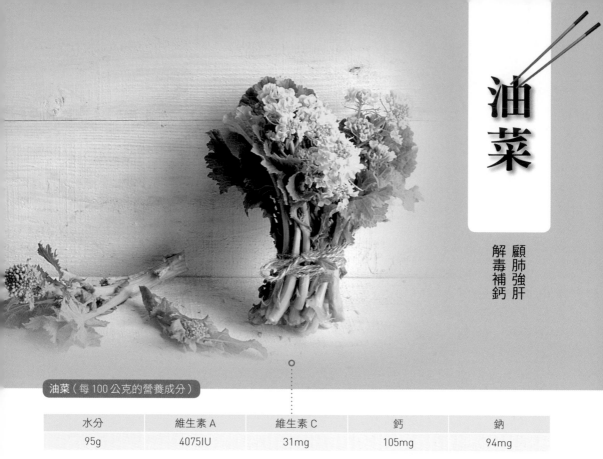

# 油菜

顧肺強肝
解毒補鈣

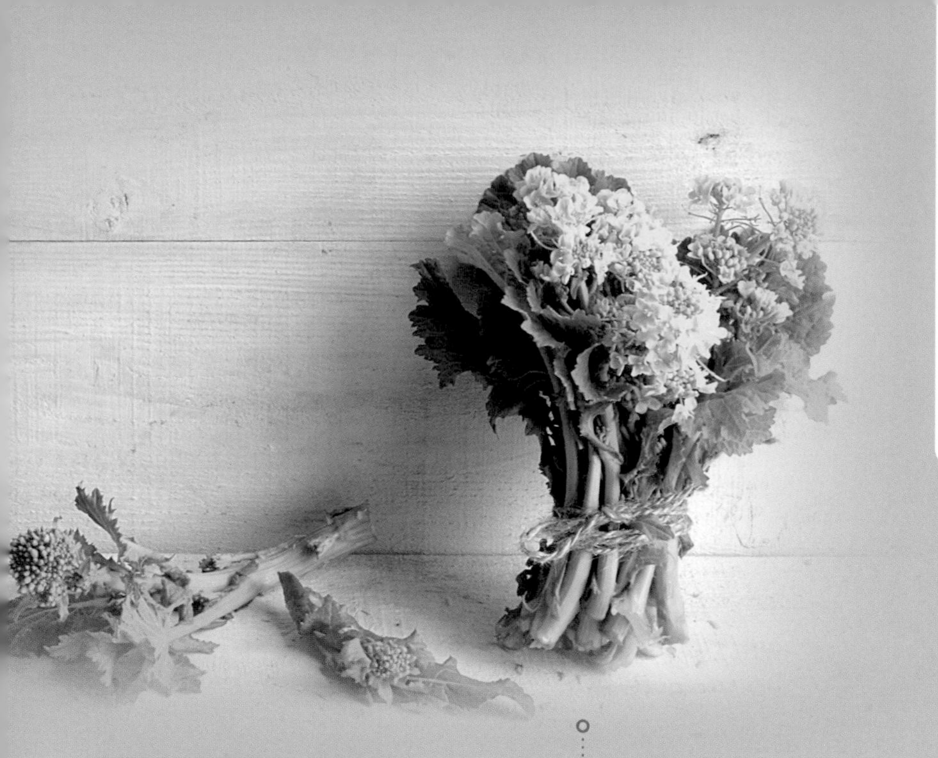

油菜（每 100 公克的營養成分）

| 水分 | 維生素 A | 維生素 C | 鈣 | 鈉 |
|---|---|---|---|---|
| 95g | 4075IU | 31mg | 105mg | 94mg |

資料來源／食品營養成分資料庫

## 營養師觀點

**郵政醫院資深營養師 ‧ 黃淑惠**

相較於其他綠色蔬菜，油菜稱得上是高鈣蔬菜。一百公克油菜的鈣含量有一百零五毫克，比菠菜、空心菜、高麗菜高出好幾倍，由於油菜的草酸含量低，鈣的吸收利用率可達五至六成，比牛奶、豆漿的鈣質，更容易吸收利用，建議老年人及青少年可多吃油菜補充鈣質。

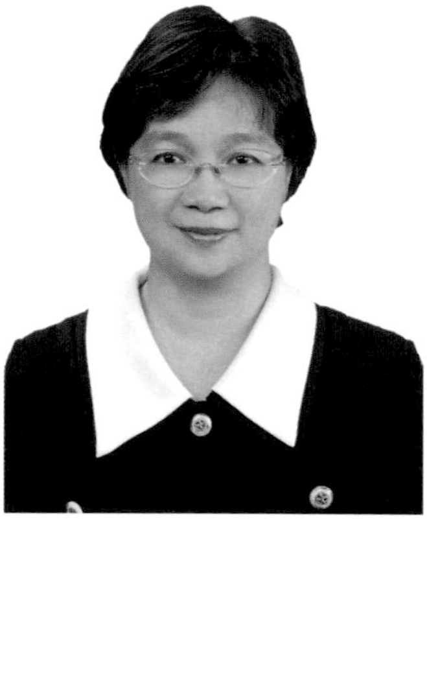

在夏秋季節交替之際，抵抗力弱的人，容易受到病菌入侵，引發呼吸道、皮膚疾病；營養師表示，秋天不想讓病毒找上門，可多吃維生素A效力高的油菜保護呼吸系統。

由炎熱多雨的夏天，進入乾燥、涼爽的秋天，身體代謝機能也在進行交替，免疫功能弱的人容易生病，特別是老人及小孩。在中醫裡，秋天養生首重肺，因為秋天的燥熱之氣容易傷肺，所以必須養肺。

中醫養肺主要是多吃白色食物，如白柚、銀耳、蓮子等。但現代營養學則認為，要顧呼吸系統，可多吃維生素A、維生素C含量高的食物，維生素A能強化黏膜系統，還可增強身體抵抗力；維生素C則可增加細胞跟細胞之間的連結，讓病菌不易入侵。

郵政醫院營養師黃淑惠建議民眾可多吃油菜，保護呼吸系統。她表示，油菜是深綠色蔬菜，維生素A效力非常高，比起多數十字花科蔬菜高出七十倍以上；其維生素C含量也高於其他深綠色蔬菜。

油菜比其他青菜更有價值的是，屬於十字花科植物，因抗氧化、防癌功效，這幾年成為熱門食材。黃淑惠說，油菜含有的植化素包括花青素、有機硫化物，其中有機硫化物能強化黏膜系統，防堵病菌入侵，可顧肺及保護呼吸系統。

吃油菜顧呼吸系統之外，還可以啟動肝臟解毒。油菜含有維生素B、菸鹼酸，可強化肝臟代謝，讓肝臟進行解毒。

Tips

**生活小常識**

油菜有股特殊味道，有些人並不喜歡，建議跟肉絲、辣椒或薑一起炒，可降低味道。

**這樣吃最健康**

跟許多蔬菜相比，油菜的鈉含量相當高，有些民眾會以鹽醃漬，對於血壓高、易浮腫或有腹水的患者，最好節制攝取量。此外，油菜屬於高鉀蔬菜，腎臟病患最好先燙過再食用，避免食用菜汁。

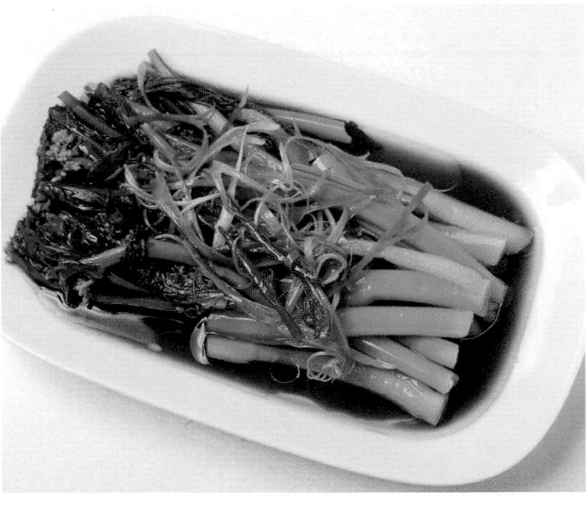

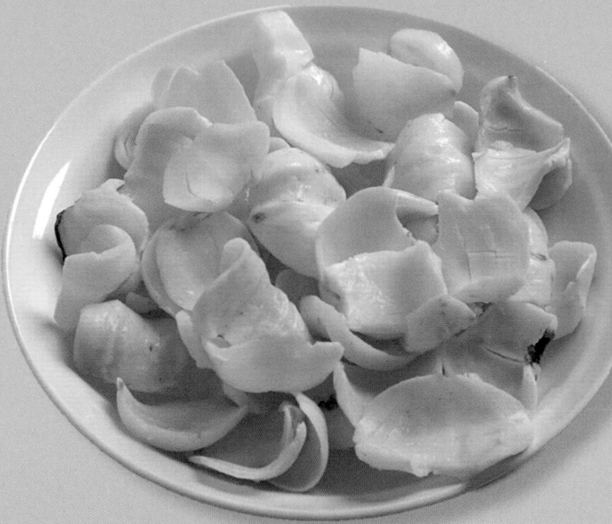

# 百合

養肺補氣
緩解秋燥

百合（每 100 公克的營養成分）

| 熱量 | 水分 | 碳水化合物 | 維生素 C | 磷 |
|---|---|---|---|---|
| 137Kcal | 62g | 32g | 8.8mg | 65.5mg |

資料來源／食品營養成分資料庫

## 中醫師觀點

**立生中醫診所院長 ・ 陳旺全**

百合味甘微苦、性平，入肺經，有潤肺止咳、清心安神的功效。在中醫師眼裡，百合不只是養生菜，也是經常使用的中藥材。百合是很好的寧心安神藥材，古代皇帝心情煩悶時，御膳房都會用百合入菜，改善皇帝憂鬱的情緒。

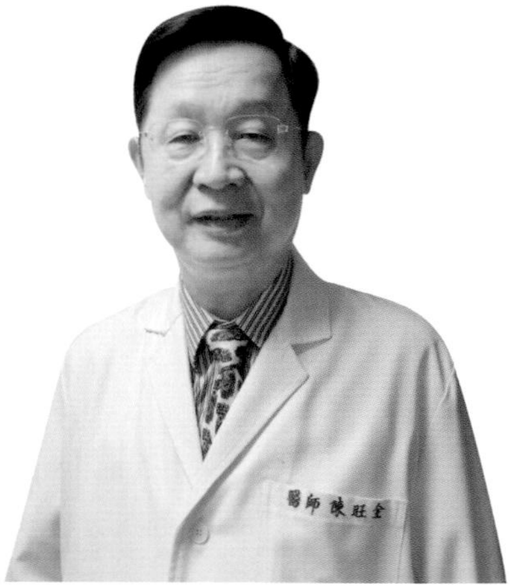

百合跟洋蔥、蒜頭一樣，同屬鱗莖類蔬菜。含有蛋白質、脂肪、碳水化合物、維生素E、維生素C，以及鈣、磷、鐵、鉀等礦物質，有報告顯示它的維生素$B_2$含量不少，可以預防口角炎。

清宮劇《後宮甄嬛傳》裡，每當皇上煩心憂思時，皇后會端一碗百合蓮子湯給皇上解憂；中醫師陳旺全表示，百合有清心安神的功效，有失眠、精神衰弱、煩悶不安等症狀的人，可多吃百合改善。

秋天氣候乾燥，依據中醫理論，秋燥易傷肺。多數人以為秋燥傷肺，只是引起咳嗽、多痰、感冒等症狀，但肺氣不足時，皮膚會第一個發出警訊，再來就是咽喉。

肺氣不足時會出現皮膚乾燥、口乾咽燥、咳嗽少痰等症狀，可多吃白色食物養肺。秋天吃白色食物雖可預防、緩解秋燥傷肺，但白色食物多偏寒涼，過敏性體質者不宜多吃，可選白色溫補、補氣的食物如百合、山藥，提高抵抗力。

百合有潤肺止咳化痰、清心安神的作用，可以用來保養呼吸系統，治療肺熱型的咳嗽、肺癆咳血；若是年齡較長者，尤其是偏素食的老人家，則可吃百合山藥補胃氣及肺氣。對於有虛煩驚悸、失眠多夢等困擾的人來說，百合是很好的食療食材，可以喝百合小米粥，因為小米跟百合一樣，也有安神功效。

現代醫學也證實，百合含秋水仙鹼等多種生物鹼，是很好的肺癌輔助食品。國外研究顯示，手術或放療後出現體虛乏力、乾咳痰少、心悸失眠等症狀，可用新鮮百合煮粥，再加入適量糖服用，可止咳、開胃、安神，有助增強體質。

### 這樣吃最健康

百合不論是烹煮或是甜點都可使用，如果同時搭配杏仁一起料理，平喘、止咳、化痰的效果更好。此外，也可以將百合蒸熟與牛奶一起打成汁，給小孩當早餐喝，不但可預防感冒，還有益腦的效果。

Tips

### 生活小常識

百合屬性微寒、可以降虛火，但對痰多且痰色偏白的寒型咳嗽患者，或脾胃虛寒、經常腹瀉的人不適合食用。

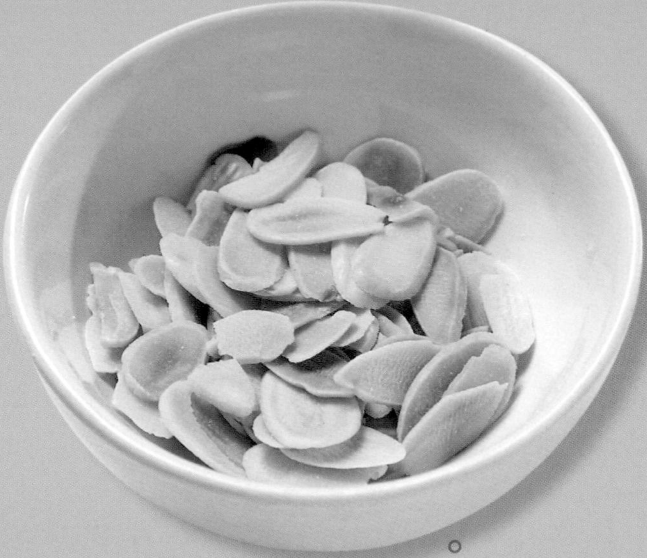

# 杏仁

舒緩喉嚨不適
幫助清除宿便

杏仁（每 100 公克的營養成分）

| 熱量 | 粗蛋白 | 粗脂肪 | 膳食纖維 | 維生素 E |
|---|---|---|---|---|
| 564Kcal | 27g | 48g | 6.4g | 20mg |

資料來源／食品營養成分資料庫

## 中醫師觀點

**立生中醫診所院長 ・ 陳旺全**

中醫觀點認為杏仁味苦、微溫、有小毒。歸肺、大腸經。止咳平喘，潤腸通便。但市面上販售的杏仁，往往還會調味增加口感，使得杏仁變得更鹹更甜，恐怕攝取過多熱量。要注意的是，杏仁原有的潤肺保養效果，經過調味油炸處理，雖有不同口感，但口乾舌燥、喉嚨正發炎者不適合吃。

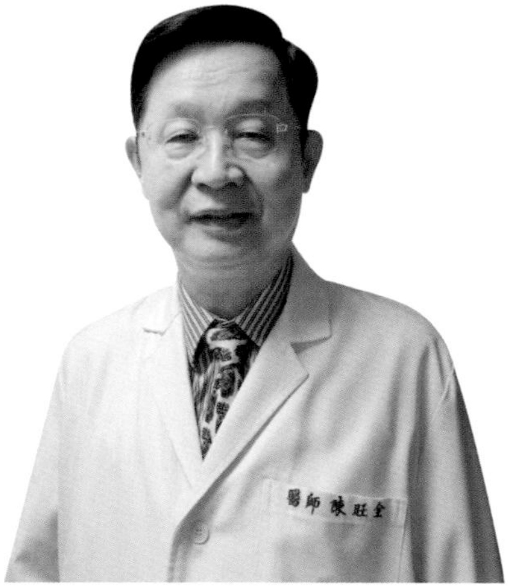

冬季是不是常覺得喉嚨癢癢的，或是有久咳問題？吃杏仁有助於緩解症狀。杏仁是指杏子的核仁。杏仁有北杏、南杏之分。北杏仁味苦，又稱苦杏仁，是一種具療效的中藥材，可抑制發炎，減少支氣管的平滑肌受刺激，達到止咳效果，常用於因傷風感冒引起的多痰、咳嗽、氣喘。

中醫表示苦杏仁可用來止咳平喘，不過，苦杏仁帶微毒性，服用過多恐致拉肚子，或引起更嚴重的中毒症狀，必須在中醫師處方下使用比較安全。

至於民眾常自行購買的是南杏仁，又稱甜杏仁，主要是當食材用，適量攝取，能保護心血管及促進腸胃蠕動。甜杏仁降發炎效果雖不如苦杏仁，但有滋潤的好處，適合當保養用，對乾咳無痰、肺虛久咳的人，可舒緩喉嚨不適症狀。

現代營養學發現，杏仁的植物性蛋白質含量明顯高於其他堅果，又有膳食纖維，以及豐富的不飽和脂肪酸，這種脂肪油能提高腸內容物對黏膜的潤滑作用，能滑腸通便，助清宿便；因此許多要控制體重的人，飲食上建議搭配吃杏仁，可促進腸胃蠕動。

一份發表在《美國臨床營養學會期刊》的研究發現，杏仁因含有不飽和脂肪酸、維生素E和精氨酸，可防止血小板凝結，降低心臟病風險。不過，杏仁熱量不低，攝取應適量，否則容易變胖。

Tips

### 生活小常識

苦杏仁食用時要避免過量，必須依中醫師處方，以免中毒。

### 這樣吃最健康

甜杏仁可直接吃或是入菜，暖暖的杏仁湯或涼涼的杏仁豆腐都獲好評。推薦一道「醒腦潤喉」的杏仁飲品：將燙過的新鮮花生，加上杏仁片與牛奶打成汁，早上起床喝一杯兩百五十毫升的量。花生有助於促進血液循環、杏仁可滋潤咽喉。

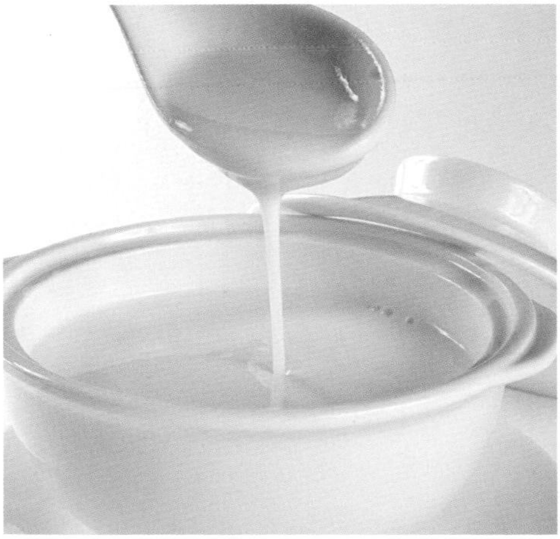

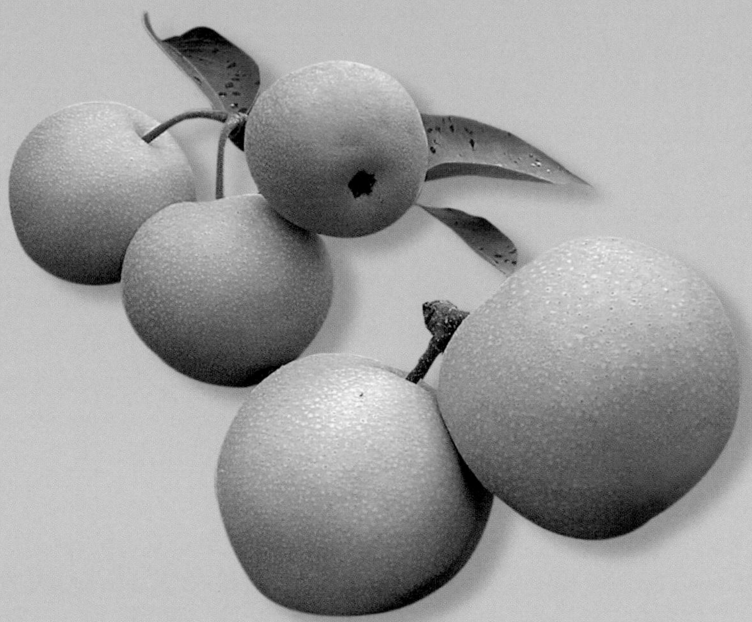

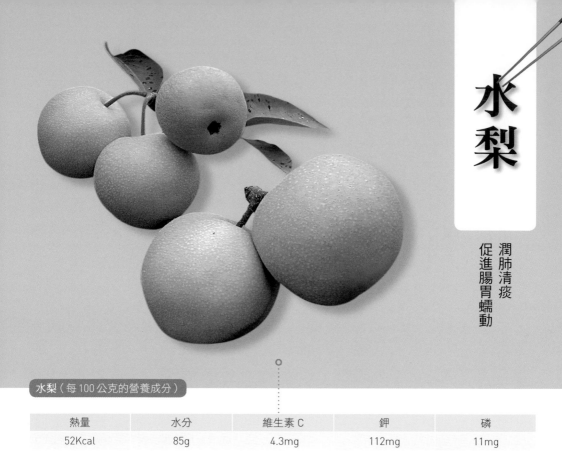

# 水梨

潤肺清痰
促進腸胃蠕動

水梨（每100公克的營養成分）

| 熱量 | 水分 | 維生素C | 鉀 | 磷 |
|---|---|---|---|---|
| 52Kcal | 85g | 4.3mg | 112mg | 11mg |

資料來源／食品營養成分資料庫

## 中醫師觀點

**吳明珠中醫診所院長 ・ 吳明珠**

在中醫裡，秋天的燥熱之氣易傷肺，這個季節首重「養肺」。五臟中的「肺」對應五色中的「白色」，秋天怕氣管受寒、呼吸道不適，可多吃百合、杏仁、川貝、水梨等白色食物，可緩解秋燥傷肺，但白色食物多偏寒涼，過敏性體質者要小心。

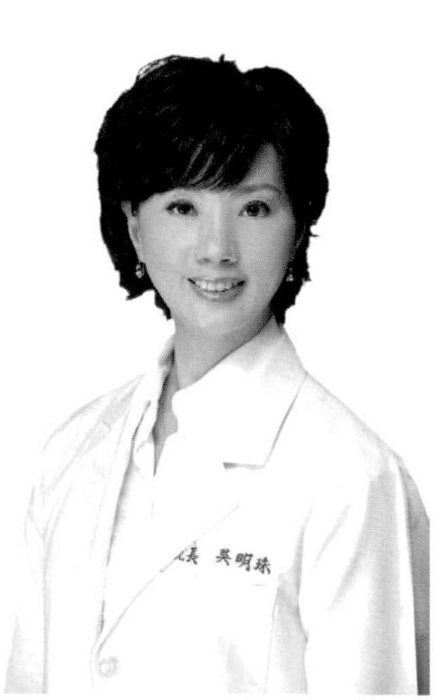

**秋**老虎發威時，不少人感冒「酷酷嗽」，吃冰糖燉水梨潤肺止咳，金曲歌后蔡健雅也曾熬煮川貝枇杷燉雪梨來潤喉顧肺。然而，梨子在醫療上雖有潤肺、清痰化咳的功能，但並非人人都能吃。

秋天，是一個特殊的季節，是增強肺活量最好的時機，也是最容易生病的季節。中醫師吳明珠表示，俗話說「秋氣燥，燥令傷肺」，在季節反覆交替之際，人體很容易出現鼻乾喉痛、咳嗽胸悶等呼道道疾病。

秋燥可多吃白色食物潤肺，如水梨具潤肺功效。吳明珠強調，水梨本身有一些果酸，而且膳食纖維含量高，可促進腸胃蠕動、化痰。有些久咳不癒的人，用水梨燉珠貝、麥門冬、羅漢果，可潤肺止咳。

而秋燥最怕的就是肌膚龜裂、發紅、發癢等引起過敏不適，此時多補充水梨能增強肺臟對秋燥及外邪的防禦能力，且可跟許多食物一起搭配，例如蘋果、紅棗、百合、冰糖等。

水梨加入杏仁、浙貝、桔梗、澎大海，可以改善痰多症狀。很多人久咳不癒時，常會燉冰糖水梨吃，結果愈吃愈嚴重，冰糖水梨只適合乾咳的人，喉嚨有痰最好加入一些中藥材，才能達到潤肺止咳、祛痰的效果。

《本草綱目》中記載：「梨，潤肺清心、消痰降火，解瘡毒、酒毒。」就現代醫學分析，水梨含鉀量豐富，而鉀可以幫助人體細胞與組織的正常運作，同時調整血壓，多吃梨也可以達到清熱鎮靜的作用。

Tips

### 生活小常識

根據研究高鉀低鈉的食物可幫助老人預防中風，因此梨子在美國被稱為「老人的水果」。

### 這樣吃最健康

在中醫裡，咳嗽分為熱咳及寒咳，熱咳只是乾咳，無痰、聲音沙啞，可以食用川貝燉水梨、烤橘皮，達到潤肺止咳的功效；若為寒咳，喉嚨有痰則不適合，因水梨為涼性水果，吃了反而咳得更嚴重。

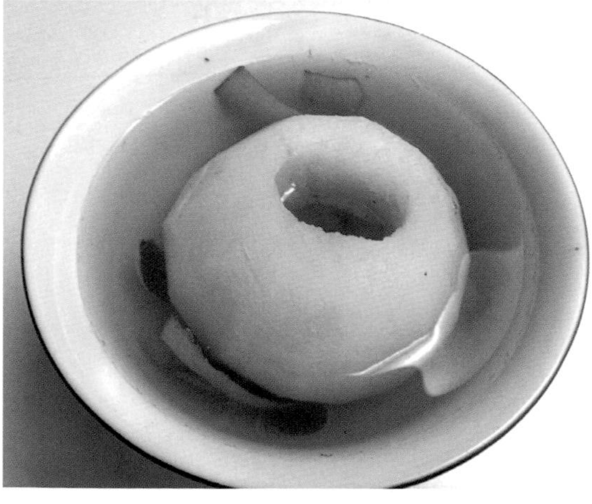

# 柿子

養肺顧氣管
改善便秘

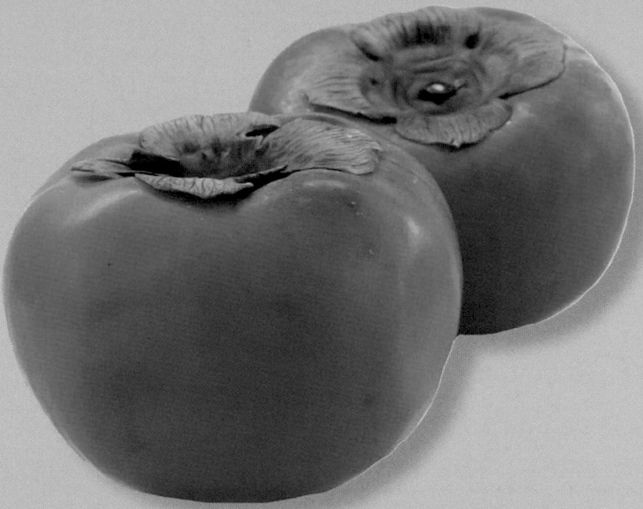

柿子（每 100 公克的營養成分）

| 熱量 | 膳食纖維 | 糖類 | 維生素 C | 鉀 |
|---|---|---|---|---|
| 57Kcal | 1.2g | 13g | 45mg | 130mg |

資料來源／食品營養成分資料庫

## 中醫師觀點

**益茂中醫診所院長 ‧ 王文娟**

柿子不但營養豐富，而且有高藥用價值。柿子蒂、柿霜在中醫裡有其特殊療效，尤其柿霜對治療秋天咳嗽效果非常好，《本草綱目》記載：「柿子味甘性寒，能消熱去煩、止渴生津、潤肺化痰、治療熱咳。」目前正值冬天，若常常感覺口渴、喉乾，吃柿餅能改善口乾舌燥。

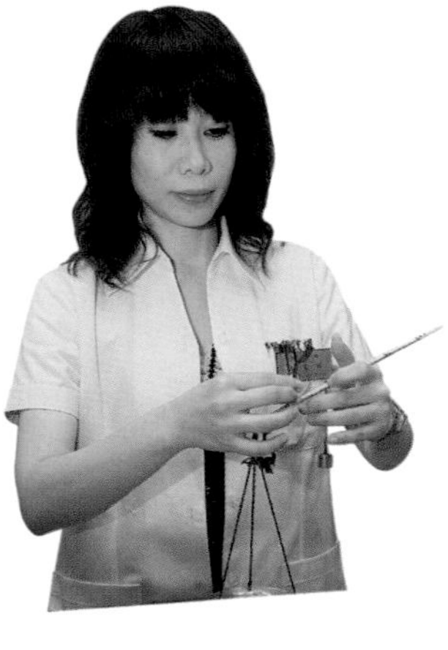

**秋**天是養肺的最佳時機，在中醫觀點裡，秋天可多吃白色食材如百合、杏仁、川貝、白柚等，可緩解秋燥不鎖喉。事實上，除了白色食物外，秋天盛產水果——柿子，也有潤肺、治咳的效果。

提到柿子，大家對它的印象就是它跟有些食物相生相剋，在中醫裡，柿子是寒性食物，若與寒性食物一起食用，會造成腸胃不適；以螃蟹為例，兩者一起同食，在鞣酸的作用下，很容易易凝固成塊，即「胃柿石」。

酒後也最好不要吃柿子，會影響消化功能，造成腸道阻塞。柿子不同於一般水果，禁忌相當多，根據古書記載，柿子也不能跟海帶、鵝肉、章魚、甘薯等食物一起食用。

其實柿子是很好的水果，而秋天的燥熱之氣容易傷肺，很多人因為燥邪而引發氣喘、支氣管炎，建議民眾可吃柿餅顧氣管。在中醫裡，柿子入肺經、胃經，不僅可顧腸胃，還可鎮咳化痰。

古代醫書裡有記載，柿子能補虛勞，從現代醫學分析，柿子富含果膠，是一種水溶性的膳食纖維，有良好的潤腸通便作用，有助於緩解痔瘡、改善便祕。

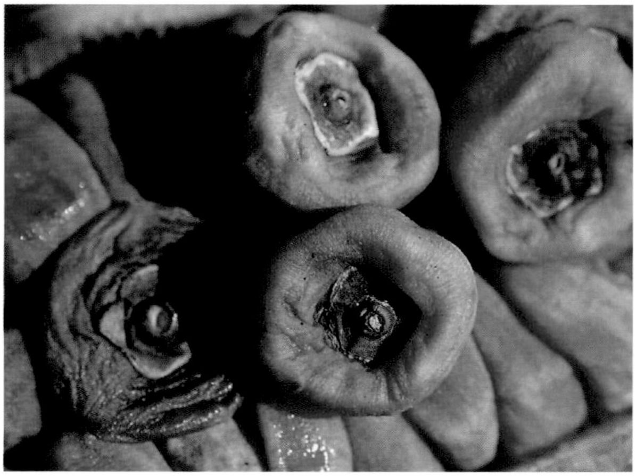

### 這樣吃最健康

新鮮的柿子性寒，腸胃、消化功能不好的人，少吃為宜。在中醫裡，柿子有很好的治療效果，但最好吃柿餅，因為曬乾後的柿餅具有一定的藥效，而且經加工後的柿餅，營養成分比新鮮柿子更多，鈣含量由十%增加至二十三%；磷含量由十四%增加到四十四%。此外，餅上的白霜稱作「柿霜」，有助於改善咽喉乾痛、口瘡及口角炎。

Tips

### 生活小常識

吃柿子有很多禁忌，除了空腹，產後、坐月子時都不能食用，缺鐵性貧血的患者也不宜吃柿子，因柿子含有單寧酸，會與鐵結合，阻礙鐵的吸收。

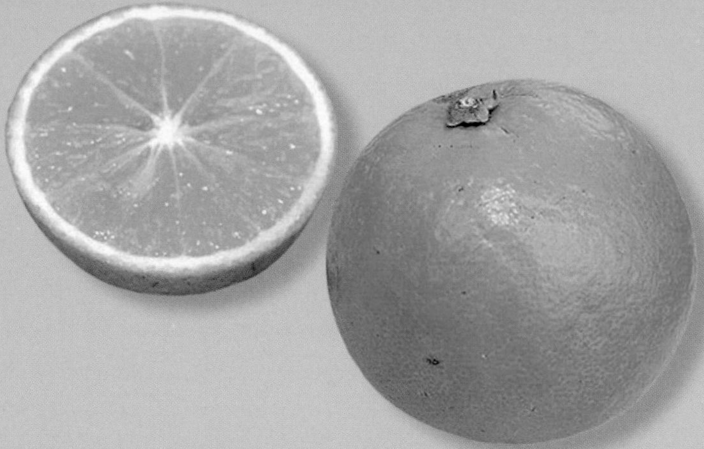

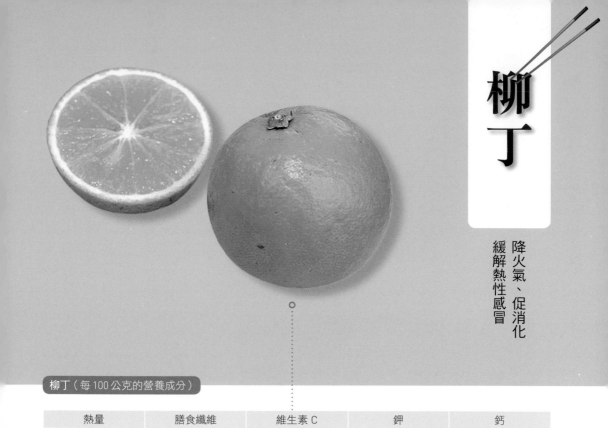

# 柳丁

降火氣、促消化
緩解熱性感冒

柳丁（每 100 公克的營養成分）

| 熱量 | 膳食纖維 | 維生素 C | 鉀 | 鈣 |
|---|---|---|---|---|
| 43Kcal | 2.3g | 41mg | 145mg | 28mg |

資料來源／食品營養成分資料庫

## 中醫師觀點

**長庚醫院中醫師 ‧ 喬聖琳**

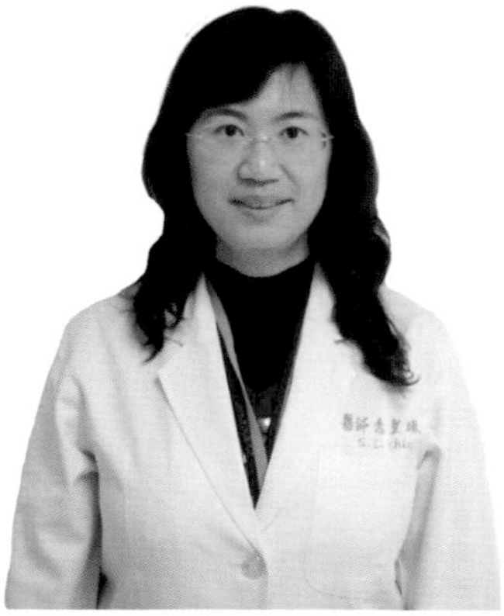

柳丁的屬性偏涼，容易手腳冰冷、臉色蒼白等寒性體質者，或容易拉肚子的脾胃虛弱者，食用時要注意分量，不要吃太多；此外，吃的時間也不宜太晚，也就是不要晚飯後才吃，否則寒性體質的小朋友恐怕會尿床，有氣喘、過敏者也會增加發作機率。

冬季盛產，然而感冒患者到底可不可以吃柳丁？中醫師表示要視感冒型態而定，柳丁含有可抗氧化的維生素C，若屬於發燒、喉嚨痛的熱性感冒，吃柳丁有緩解效果；但吹冷風引起的寒性感冒，或過敏症發作者，就不適合了。

柳丁又稱「甜橙」或「柳橙」，是冬季盛產的水果，柳丁性涼味甘，有助於生津止渴；此外，中醫觀點認為柳丁入肺經，對於呼吸道有保護作用，而且口感是甜中帶點酸，可止嘔、助消化。

冬季感冒患者多，除了多休息、補充水分、吃醫師處方藥物外，吃柳丁也有助於康復。不過，要先分清楚感冒的型態，若屬於發燒、喉嚨痛的熱性感冒，是因感染病毒或細菌造成，吃柳丁可補充維生素C，幫助降火氣、增加抵抗力，有助緩解熱性感冒。

然而，吹冷風引起的寒性感冒，或過敏症發作的人，建議暫時不要吃柳丁，因為柳丁屬性偏涼，可能加重不適症狀。

坊間流行喝現榨柳丁汁，認為可快速補充維生素C，但要注意柳丁熱量不算低，一顆柳丁約等於一份水果的量，榨汁往往使用四、五顆柳丁，吸收維生素C的同時，也吃下不少熱量，而且膳食纖維的攝取量，不如直接吃柳丁來得充足。

要控制血糖的糖尿病患，原本就應限制每天攝取的水果份數，所以不適合喝柳丁汁；柳丁還有許多礦物質，其中鉀含量特別高，因此對於必須限制鉀離子攝取量的慢性腎臟病、心臟病患者，食用要限量。

Tips

**生活小常識**

從營養角度來看，柳丁富含可抗氧化的維生素C，還有膳食纖維可促進腸道蠕動、改善便秘。

**這樣吃最健康**

直接把柳丁當水果吃，可吃到比較完整的維生素C及膳食纖維，而咀嚼功能較差者，打成柳丁汁飲用也很方便。柳丁也可以入菜，去皮後將果肉切丁，與蓮子燉煮成甜湯，有助於健脾開胃；柳丁也很適合做醬汁，與檸檬相比，柳丁除了酸味，更多些甜味，可增進口感與食欲。

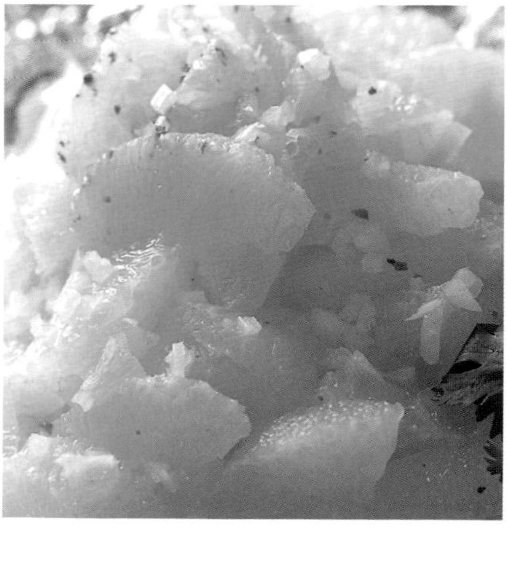

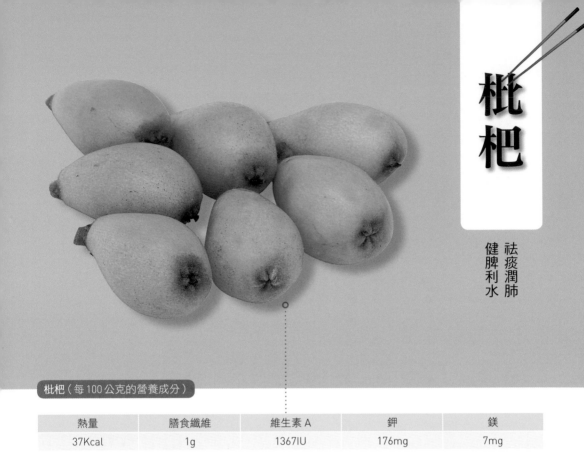

# 枇杷

祛痰潤肺
健脾利水

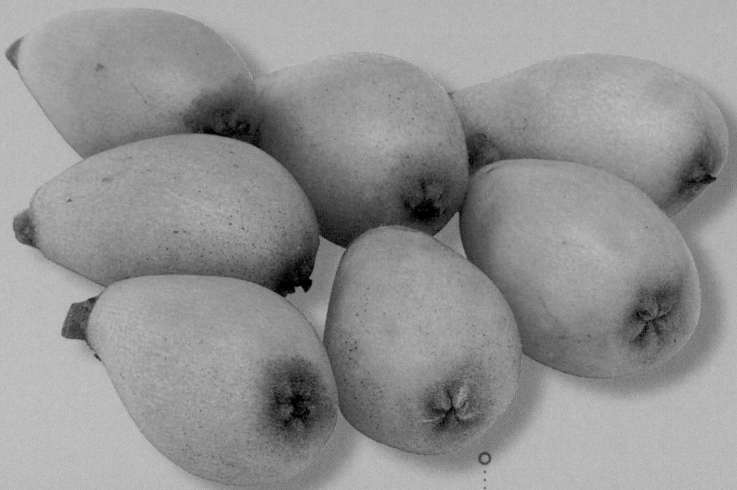

枇杷（每 100 公克的營養成分）

| 熱量 | 膳食纖維 | 維生素 A | 鉀 | 鎂 |
|---|---|---|---|---|
| 37Kcal | 1g | 1367IU | 176mg | 7mg |

資料來源／食品營養成分資料庫

## 中醫師觀點

**立生中醫診所院長 ‧ 陳旺全**

枇杷性涼味甘，具有「潤肺止咳、疏肝理氣」功效。枇杷之所以能祛痰、潤肺，主因是它含有苦杏仁，故能治療咳嗽。有人說，枇杷是很好的減肥聖品，中醫理論認為，減肥以健脾、利水、化痰為本，而枇杷具備了這些功效。不過，枇杷糖分高，想甩肉的人不宜吃過量，每天最多吃六顆。

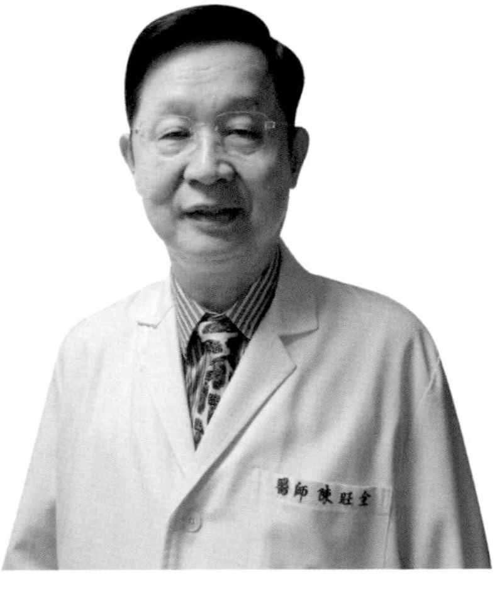

酷

酷嗽時，長輩常教人喝「川貝枇杷膏」止咳、化痰，但很多人可能不知道，川貝枇杷膏並不是枇杷做的，而是枇杷葉製成。枇杷的果肉沒有藥效，只有枇杷葉、枇杷籽及枇杷根才會做成藥材。

有「果子頭」之稱的枇杷，因果皮呈淡黃或橙黃色，因此有「黃金果」美名。因為枇杷膏名氣太大了，有人咳嗽時不想吃藥，靠枇杷膏潤喉止咳；還有人用冰糖、枇杷熬煮後，自製枇杷膏，有病治病，沒病顧肺、顧氣管，枇杷儼然成了有藥用價值的水果。

從中醫角度看，枇杷屬性平中帶些許涼，基本上不偏寒也不偏熱，任何體質的人都可以吃。枇杷膏入藥的是枇杷葉，可清肺熱、降胃氣，對煩躁、口渴也有助益。

跟枇杷葉相比，枇杷果實的功效相對弱很多。枇杷可為食補，平日保養、調養體質用，但無法治病。有人用乾淨、未剝皮的枇杷浸白酒一到兩周後飲用，有助消除疲勞、增進食欲，對容易咳嗽、氣管易過敏的人有幫助。

枇杷維生素A的總量比水蜜桃、柑橘高；維生素A可以讓眼睛適應光線變化，維持黑暗下的正常視力，也可以保護表皮、黏膜，讓細菌不易侵害，並促進牙齒跟骨骼正常生長。

Tips

### 生活小常識

枇杷雖具有止咳、潤肺效果，但急性肺炎患者不能吃，愈吃病情會愈嚴重。

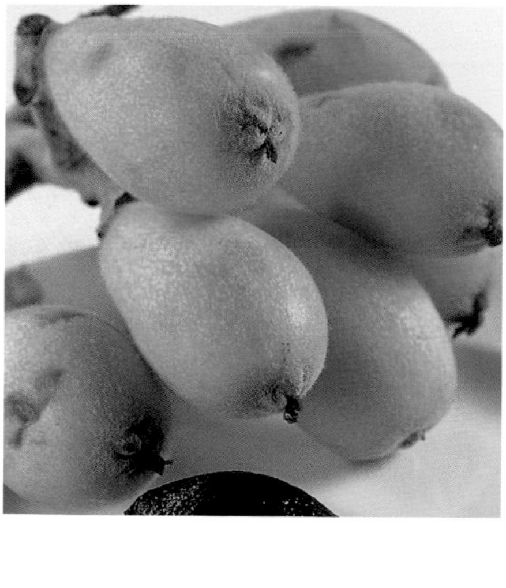

### 這樣吃最健康

枇杷是很好的水果，但民眾要小心吃到生物鹼引起腹瀉。可以先將枇杷泡水，然後用細牙刷把毛刷掉，再剖開取出籽，如果籽變黑或是變爛，表示有生物鹼，最好不要吃。老年人牙齒不好，可打成汁喝，沒有糖尿病的人可加蜂蜜一起打成汁喝，有潤腸效果；糖尿病患者則不要再加蜂蜜。

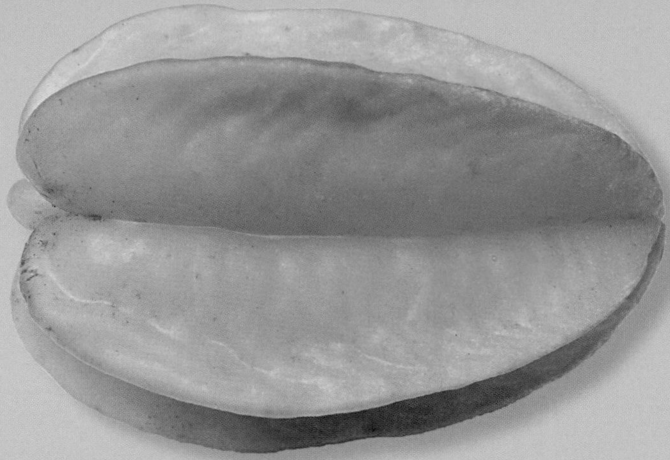

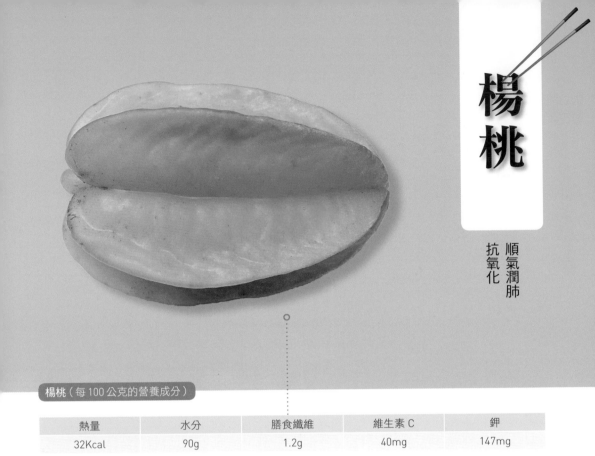

# 楊桃

順氣潤肺
抗氧化

楊桃（每 100 公克的營養成分）

| 熱量 | 水分 | 膳食纖維 | 維生素 C | 鉀 |
| --- | --- | --- | --- | --- |
| 32Kcal | 90g | 1.2g | 40mg | 147mg |

資料來源／食品營養成分資料庫

## 營養師觀點

**馬偕紀念醫院營養師 ・ 林佩蓁**

楊桃屬於高鉀水果，對於一般人來說，補充含鉀食物可幫助舒張血管，預防高血壓；已經有高血壓的患者，在規律用藥的前提下，適時吃含鉀的食物，對血壓控制也有好處。楊桃是連皮吃，但由於外形多稜角，食用前務必要清洗乾淨，以免殘留農藥。

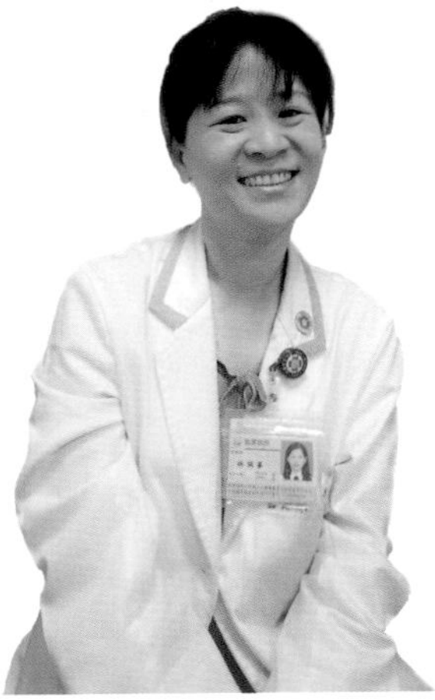

楊桃是多汁的水果，一百公克裡就有九十公克的水分，並且含有抗氧化劑維生素C，對人體有很多好處。可以當新鮮水果吃，也能加工為果汁、果醬、罐頭、果乾，用途非常多元。

馬偕紀念醫院營養師林佩蓁表示楊桃的水分非常豐富，一百公克楊桃就有九十公克的水分，非常多汁，有很好的止渴效果。

楊桃最獨特的營養素就是維生素C，維生素C是重要的水溶性抗氧化劑，有助於膠原蛋白的形成，讓皮膚有彈性，還能提高免疫機能。此外，楊桃的膳食纖維含量也不低，相當於兩片白柚的含量。

立生中醫診所院長陳旺全指出，從中醫觀點來說，楊桃性味為甘、酸、寒，入肺、胃、膀胱經，食療上有多種緩解效果，比如楊桃和梨子加入溫開水一起打果汁，再加一點蜂蜜調勻，可順氣潤肺，改善聲音沙啞、咽喉炎、扁桃腺發炎。

他還建議若將各一百毫升的楊桃汁、蘋果汁，再加上三十毫升的胡蘿蔔汁調勻飲用，由於蔬果含有特殊的酵素，則能改善小便困難、尿路結石的問題。

然而楊桃多食會冷脾胃，因此脾胃虛寒的人，當心吃太多可能會拉肚子，每人每天建議攝取兩份水果，且最好吃不同種類的水果，一次適量食用楊桃的量約莫半顆、切片則約三至四片。

特別需要留意的是，限鉀的慢性腎臟病患者，不適合吃含高鉀的楊桃，否則可能引起嘔吐、眩暈等類似神經毒性中毒的反應。此外，服用降血脂藥物的患者，也不能和楊桃一起吃，以免產生藥物交互作用，導致藥效被過度加強。

### 這樣吃最健康

楊桃最健康的吃法，就是直接當水果吃，或是把楊桃切丁或切塊，成為水果沙拉的配料。雖然坊間有透過加工或入菜的料理法，但是以維生素C為例，遇到高溫就被破壞流失，因此即使吃起來增加了口感，營養價值反而降低。

Tips

### 生活小常識

選購楊桃最好挑外觀完整的，以免營養素流失，保存時最好放冷藏，以溫度4至7℃為佳。

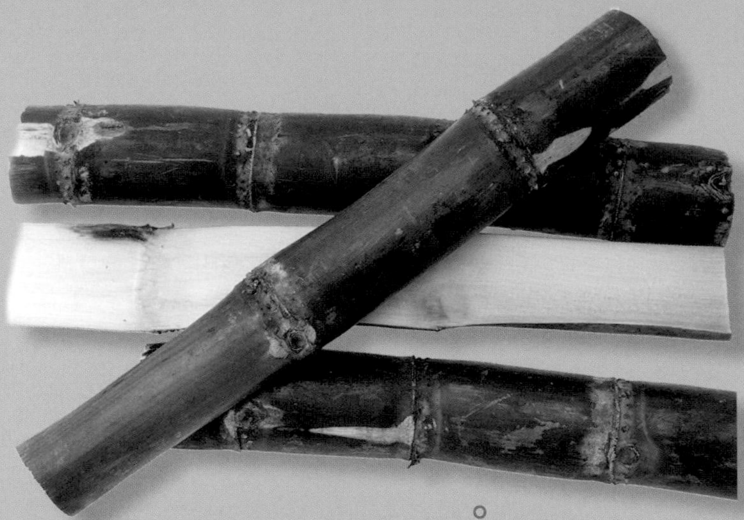

# 甘蔗

消痰解熱
生津滋養

甘蔗（每 100 公克的營養成分）

| 水分 | 碳水化合物 | 膳食纖維 | 維生素 C | 維生素 B1 |
|---|---|---|---|---|
| 86g | 11.4g | 0.33g | 1.3mg | 0.02mg |

資料來源／食品營養成分資料庫

## 營養師觀點

**汐止國泰醫院營養師 ・ 羅悅伶**

甘蔗很重要的營養素是碳水化合物，每一百公克含有十一公克，也是甜味的來源，是水果當中最高的，主要有蔗糖和果糖，因此包括黑糖、紅糖、冰糖、砂糖，原料都來自於甘蔗，只是純化程度不同。

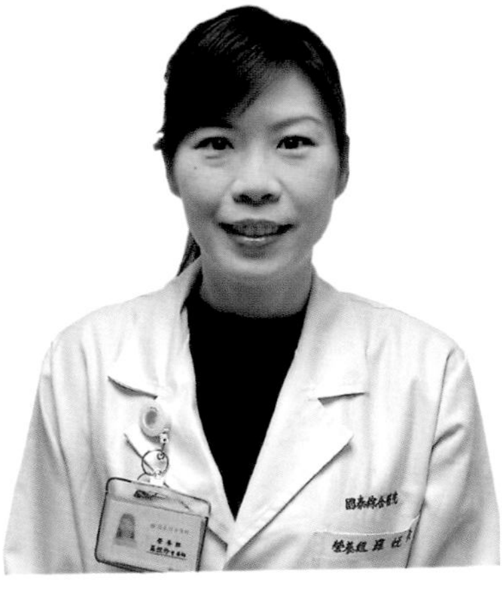

甘蔗依品種不同，分為白甘蔗及紅甘蔗：白甘蔗水分少、糖分高，多用來製糖；紅甘蔗的莖粗皮脆、水分多，一般多直接食用或榨甘蔗汁。中醫觀點認為甘蔗是解熱、生津、潤燥、滋養聖品，能消痰止渴、除心胸煩熱。

若空腹太久導致血糖過低時，喝甘蔗汁可快速補充血糖。不過，糖尿病患攝取時要注意分量，更不適合空腹食用，以免血糖上升過快；此外，正在減肥的人，甘蔗也不能食用太多，否則容易變胖。

甘蔗水分高，含鐵量優於其他水果，同時有膳食纖維，不過直接啃甘蔗會留下許多渣渣，因屬於非水溶性的纖維，無法吃進肚子裡，所以無法幫助腸道蠕動。

要挑選品質好的甘蔗，可聞聞看有沒有清淡香甜味，外觀是否光滑平整、每節沒有裂口與蟲蛀孔洞。俗語以「倒吃甘蔗」形容狀況漸入佳境，甘蔗最不甜的部位是尾端，有機會試吃的話，若尾端也有甜味，表示這根甘蔗甜度是較高的。

有種說法指甘蔗能幫助降低膽固醇，主要是含有甘蔗原素，研究顯示可降低體內壞的膽固醇；不過，一般光靠喝甘蔗汁，無法達到足夠濃度，因此多半被萃取成為保健品，民眾別因此喝過量甘蔗汁，攝取過多的糖，反而不利健康。

Tips

**生活小常識**

一般民眾購買到多是已經削皮的甘蔗，要以塑膠袋封裝完整冷藏，防止水分流失，注意甘蔗的保存期不長，最好盡快吃完。

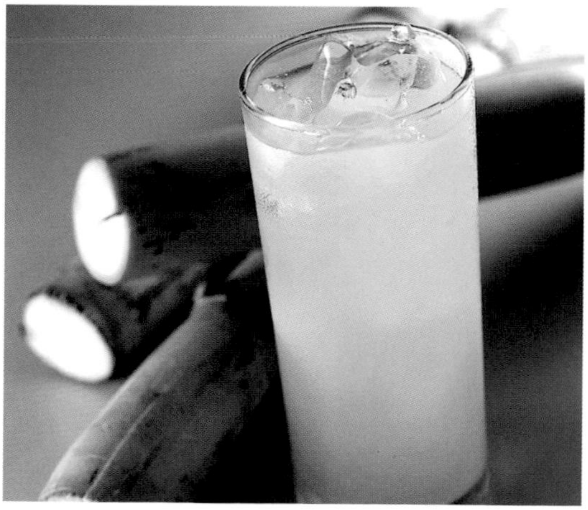

**這樣吃最健康**

甘蔗是天然糖的來源，因此把白甘蔗切薄片來煮，可讓湯底有甜味；也可把甘蔗汁加入綠豆湯、蔬果汁，取代人工糖的使用。

Part 7

# 幫助養肝補腎、恢復元氣

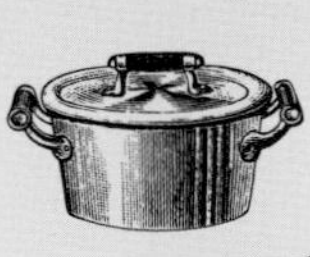

中醫觀點認為人老腎先衰，腎衰則會連帶影響肝，而肝腎為臟腑之根本，主宰人的精氣神，因此養肝保腎，是延緩老化的根本之道。肝腎互相滋養，養肝即養腎，養腎即養肝，兩者共補、同步保健才是健康之道。

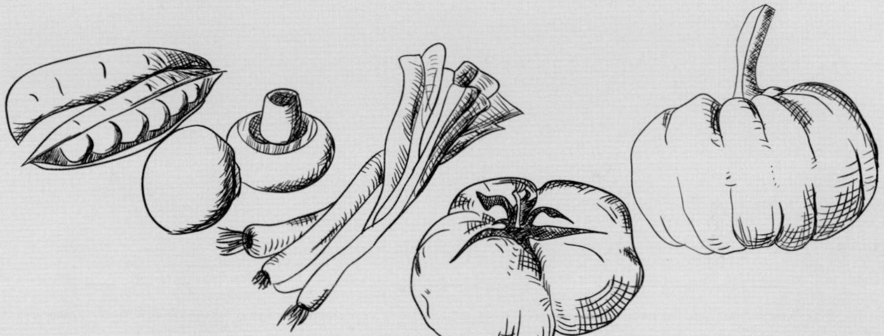

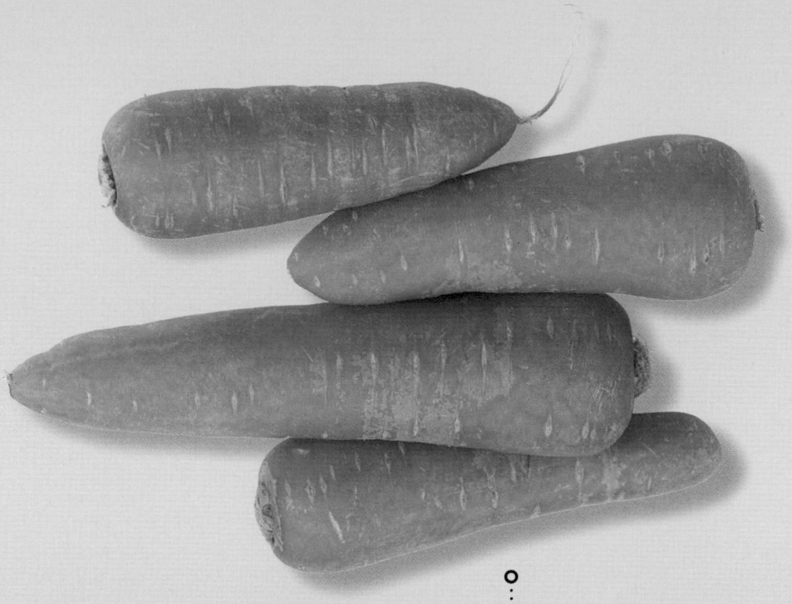

# 紅蘿蔔

補腎氣、強化精子
護眼防癌抗氧化

紅蘿蔔（每 100 公克的營養成分）

| 熱量 | 水分 | 碳水化合物 | 膳食纖維 | 維生素 A |
|---|---|---|---|---|
| 35.6Kcal | 89.8g | 7.9g | 2.7g | 21753IU |

資料來源／食品營養成分資料庫

## 營養師觀點

**雙和醫院營養師 ‧ 余岱臻**

紅蘿蔔含有豐富的類胡蘿蔔素，但是若長期大量攝取，可能出現色素沉澱，使得皮膚變得黃黃的。其實只要停止食用一段時間，讓身體慢慢代謝掉，這種狀況就能自行改善，速度與每個人的代謝率有關。

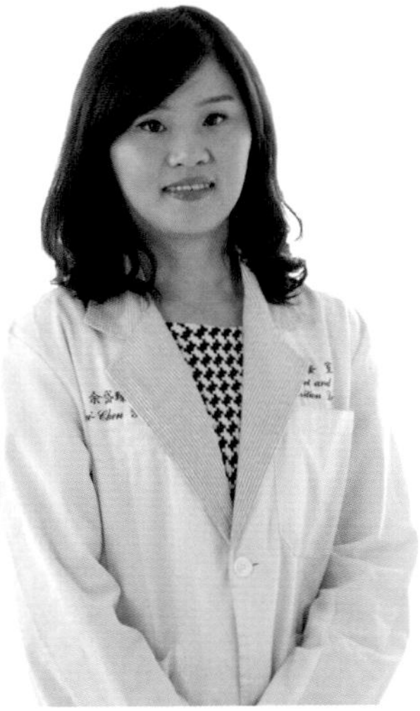

紅蘿蔔有豐富的β-胡蘿蔔素，在體內轉換成維生素A，有助於護眼或與保持皮膚的光滑，美國研究還顯示，紅蘿蔔有抗氧化的效果，間接提升男性的精子品質。

紅蘿蔔一年四季都是產季，是餐桌上常見的配料，營養素包括胡蘿蔔素、鉀、鈣、鐵、磷、硒、纖維質以及維生素A、B、C、D、E、K等。

雙和醫院營養師余岱臻指出，紅蘿蔔含有極豐富的β-胡蘿蔔素，可以在體內轉換成維生素A，由於缺乏維生素A易感冒、視力也較弱、不利傷口癒合，因此適量食用紅蘿蔔是很好的維生素A來源，有助於護眼，同時也讓上皮組織生長較好，因此可保持皮膚的光滑、不那樣乾燥。

除了「顧目睭」、潤皮膚，美國哈佛大學曾進行實驗，指出吃紅蘿蔔等黃橙黃色的蔬果，有助於增加精子的活性，研究認為因為這類蔬果富含抗氧化劑，可以消除體內自由基，間接提升男性的精子品質。抗氧化的好處，也讓紅蘿蔔被視為一種抗癌食材。

紅蘿蔔有個特殊的風味，如果不喜歡這個味道，余岱臻建議有兩種料理方式幫助除味：第一是先把紅蘿蔔刨絲，蒸一下後再去炒蛋；第二則是紅蘿蔔與白蘿蔔切塊，一起燉肉，增加口感以及配色。

如果要打果汁飲用，榨汁之前先燙過或蒸煮過，可降低紅蘿蔔的味道。有些人則透過加入蘋果等水果，壓制紅蘿蔔的味道。

### 這樣吃最健康

紅蘿蔔含有豐富的脂溶性維生素，但是必須透過油炒或與其他肉類一起煮，脂溶性維生素才能溶出，因此熟食吃，比生吃或打果汁喝更能吸收營養素。

Tips

### 生活小常識

購買紅蘿蔔時要選表皮光滑、顏色均一者，且重量不能太輕，以免買到放過久導致水分損失的食材。帶土的紅蘿蔔放陰涼處保存即可，煮之前再用海綿將這些泥土洗掉，並且削皮再煮，也可避免吃下表皮殘留的農藥。

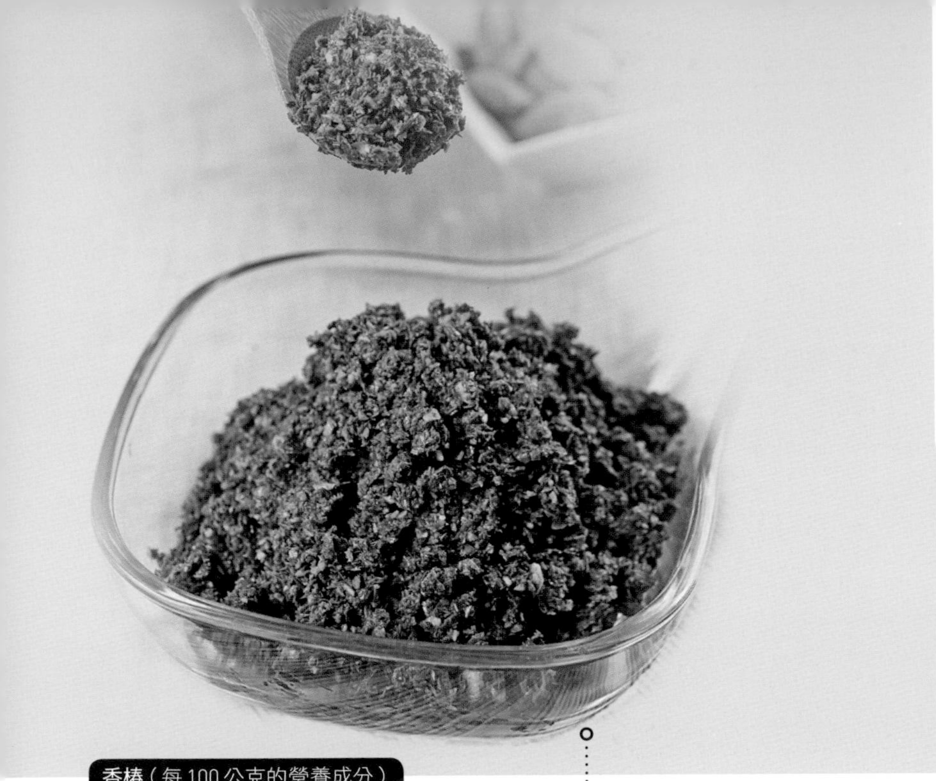

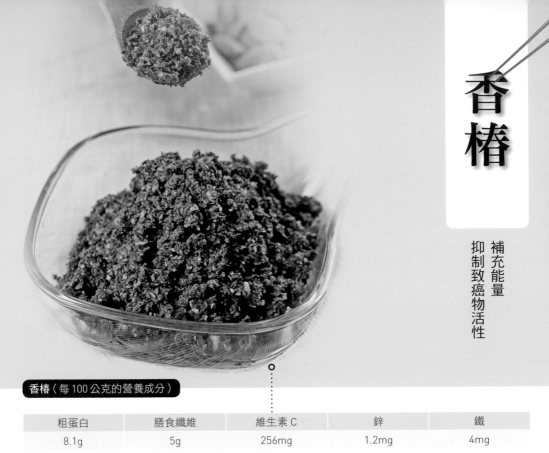

# 香椿

補充能量
抑制致癌物活性

香椿（每 100 公克的營養成分）

| 粗蛋白 | 膳食纖維 | 維生素 C | 鋅 | 鐵 |
|---|---|---|---|---|
| 8.1g | 5g | 256mg | 1.2mg | 4mg |

資料來源／食品營養成分資料庫

## 營養師觀點

**郵政醫院資深營養師 · 黃淑惠**

從現代營養學分析，香椿含有豐富的維生素 C、優質蛋白質、胡蘿蔔素、磷、鐵、鈣等礦物質。研究還發現，香椿可抑制多種致癌物活性、降血糖、降血壓、抗發炎及止痛等功效。

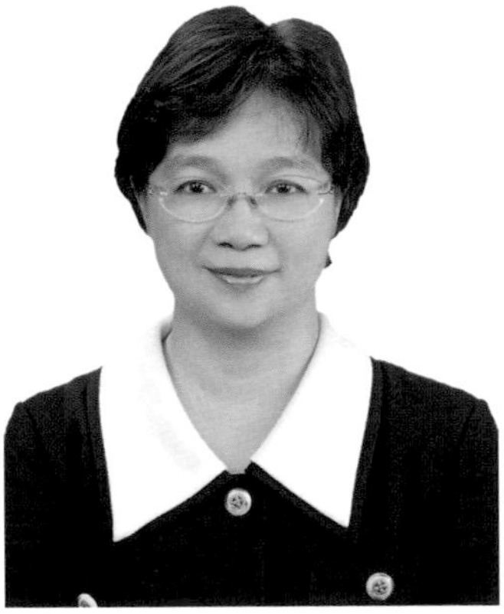

依照中醫五行學說，肝屬木，與春天相對應，肝就像是一株樹木，在春天要發芽、長葉，所以春天適宜保肝、養肝。中醫認為，肝氣不足或過旺都會讓身體不適，故春天應多吃綠色及香氣重的食物，有紓肝解鬱、開竅明目之功效。

俗話說，冬藏、春生，春天是一年開始工作的時候，此時身體最需要的是能量，多吃綠色蔬菜含有豐富維生素B群，可讓身體充滿活力。香味食物則可多吃有「綠色寶物」之稱的香椿，古有一說：「春天食用香椿，不染雜病。」

幾年前，民間流傳吃香椿降血糖，不少患者趨之若鶩，結果吃出一堆問題。追根究柢來討論，香椿雖可降血糖，但它是補陽氣的食物，會把體內的疾病誘發出來，有宿疾的人或是皮膚病患者，吃香椿更要謹慎，有可能造成舊疾復發。

多數人把香椿當成香料搭配其他食物一起食用，但香椿並不是百搭菜，研究發現，香椿不宜跟小黃瓜一起吃，小黃瓜中含有維生素C分解酶，會破壞香椿中的維生素C；香椿也不宜跟花椰菜一起食用，因為香椿含有豐富的鈣質，而花椰菜中所含的化學成分會影響到鈣質的消化和吸收。

香椿雖然營養價值高，但不宜生食，有研究發現，新鮮的香椿含有很高的亞硝酸鹽，每公斤含量為一百五十七至一百六十十毫克，攝取過量恐危害身體健康。

**這樣吃最健康**

食用前先清洗乾淨，再用沸水汆燙三十秒，可減少亞硝酸鹽含量。減少存放時間也可降低亞硝酸鹽含量，買回來後最好立即食用。

Tips

**生活小常識**

香椿不宜和小黃瓜、花椰菜一起食用。

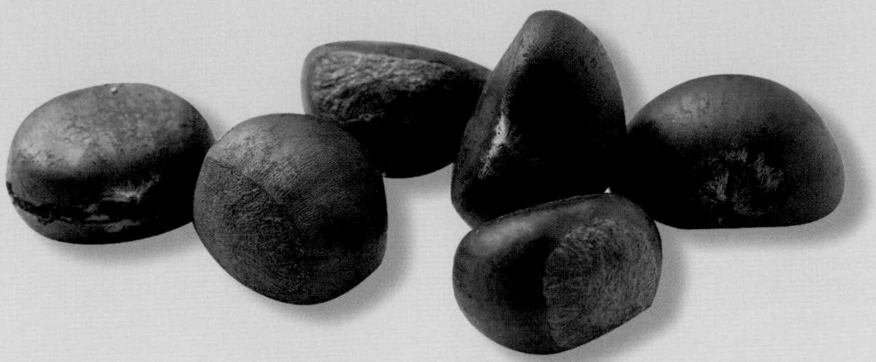

# 栗子

補腎益脾胃
舒緩筋骨痠痛

**栗子**（每 100 公克的營養成分）

| 熱量 | 粗蛋白 | 碳水化合物 | 膳食纖維 | 鉀 |
|---|---|---|---|---|
| 264Kcal | 4.6g | 57.9g | 10.4g | 757mg |

資料來源／食品營養成分資料庫

## 營養師觀點

**振興醫院營養師 ・ 蕭如榆**

栗子除了含有豐富的膳食纖維，鉀含量也相當高，是對高血壓患者不錯的食物，但腎臟病患不宜吃過多。而其維生素 B 的含量不少，B 群關係到能量代謝，還能穩定神經。礦物質方面，鐵、鎂含量不錯，可防貧血、抽筋。

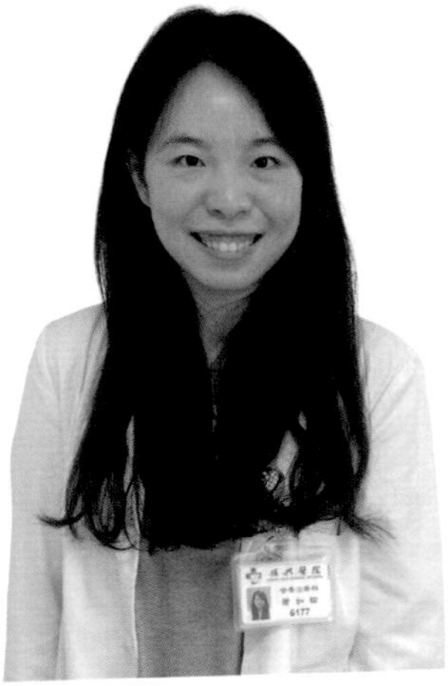

秋冬走在馬路邊，聞到香噴噴的糖炒栗子，總令人食指大動；看似不起眼的栗子，在中醫師及營養師眼裡，可是補腎益氣的好食材。值得注意的是，栗子雖然健康美味，但一次不宜吃過多，以免消化不良。

根據中醫典籍記載：「栗子性溫無毒，是益氣、通腎的好食材。」唐朝孫思邈認為「腎之果也，腎病宜食之。」而本草綱目也提到栗子可治腎虛、腰腿無力。

根據記載，慈禧太后到了耄耋之年，仍皮膚細緻、光滑潤澤，或許與她愛吃栗子有關。古代中醫典籍記載，栗子除了具有補腎益脾胃的好處，還兼具美顏功效。從現代科學來說，腎氣足，皮膚自然水噹噹。

跟其他種子、堅果類相比，栗子的油脂量低、碳水化合物及膳食纖維含量高。從營養學觀點來看，栗子不是零食，是主食類，不只含有蛋白質、纖維質、醣分含量也很高，六顆栗子所含的醣分，就等同1/4碗飯的量，熱量七十大卡，不宜過量。

由於栗子可當做主食，所以糖尿病患不宜吃太多，一次量以五至六顆為宜，糖尿病患吃了栗子就要少吃飯，如果一天吃十至十二顆栗子，就要少吃半碗飯。值得注意的是，栗子膳食纖維含量高，有人以為可以解決便祕問題，猛吃結果反而更嚴重。

栗子的營養價值很高，小孩子或老人家營養不良、吃得少，可多吃栗子「補」一下，不但有充足的熱量，還可以舒緩老人腰痠背痛、筋骨痠痛的毛病，或是腸胃不佳、胃口不好的問題。年輕人易腰痠背痛，這兒痠、那兒痛，都是腎虛的表現，也可多吃栗子緩解痠痛。

### 這樣吃最健康

栗子可以補腎虛，有氣虛喘咳的人，建議用新鮮栗子六十克與瘦豬肉一百克、生薑數片，一起燉煮食用，每天服用一次即可緩解症狀。此外，冬天時很多人喜歡吃羊肉爐，加入栗子一起煮可以除去羊肉腥味，增加補益之效；燥熱體質者則要喝較溫和的「栗子雞湯」，同樣能補腎強壯、補血調經。

Tips

### 生活小常識

栗子澱粉含量高，糖尿病患者攝取時須與其他主食類替換，不宜過量；且因富含纖維，有便祕的人應注意勿一下子吃太多，也應少吃。

# 枸杞

滋補肝腎
護眼、抗疲勞

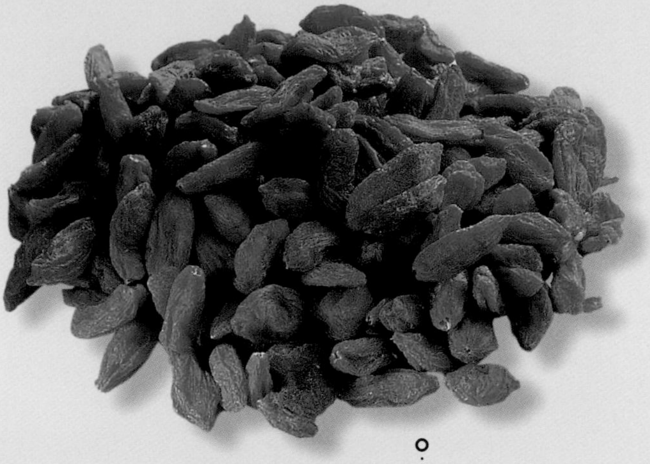

**枸杞（每 100 公克的營養成分）**

| 熱量 | 膳食纖維 | 維生素 C | 鉀 | 鉀 |
|---|---|---|---|---|
| 346Kcal | 14.4g | 915mg | 1243mg | 14.6mg |

資料來源／食品營養成分資料庫

## 中醫師觀點

### 立生中醫診所院長 ・ 陳旺全

枸杞是相當大眾化的食物，可以防止眼睛老化、消除疲勞。現代醫學研究更發現，枸杞不但可以提供身體所需的養分，還可修復肝臟細胞的損傷；在中醫裡，它具有益氣生精、清肝滋腎的效果。男生如果精蟲稀少或是活動力不佳，平常多吃枸杞，可增加精蟲量。

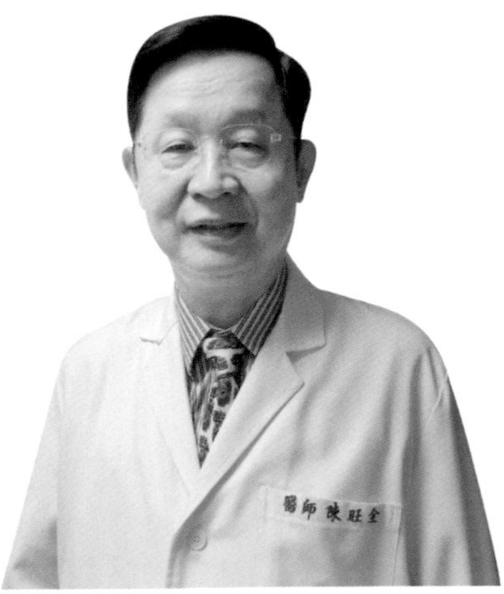

看似不起眼的枸杞，以前是全世界醫學家想要探究的食材。民間傳說，清末民初時，有一位中醫藥學者李清雲活到二百五十六歲，二百歲時還到大學講課，不少西方學者問他養生長壽之道，他認為有三大原因，一是吃素，二是心情開朗，三是長期喝枸杞水。

喝枸杞水可以長壽，當時在歐美掀起一股風潮，對枸杞進行深入研究，發現枸杞含有相當多的抗氧化物，是抗老的好食材。中國醫學科學院研究也證實，枸杞能提高人體免疫力，在抗腫瘤治療中能減輕環磷醯胺的副作用，促進造血功能恢復，升高周圍血的白細胞數，對機體產生保護作用。

枸杞性味甘平，能滋補肝腎、益精明目和養血，精蟲稀少的男性，平常多吃枸杞，有助於增精蟲量，還能增強免疫力。對於現代人來說，枸杞最實用的功效就是抗疲勞和降低血壓。枸杞還能保肝、降血糖、軟化血管、降低血液中的膽固醇、三酸甘油酯，對脂肪肝和糖尿病患者也具有一定的療效。

因為枸杞明目效果非常好，不少家長把枸杞當成小朋友的零嘴；但任何滋補品都不宜食用過量，一般來說，健康的成年人每天吃二十克左右的枸杞較適宜，小朋友每天吃十五至十八顆即可。

Tips

**生活小常識**

枸杞不宜和溫熱的補品如桂圓、紅參、大棗等一起食用。

**這樣吃最健康**

枸杞是很好的食物，但最健康的吃法是直接吃或泡茶喝。直接吃最好先洗淨放冷凍庫，要吃時再酌量取用；泡茶喝建議第一泡先沖掉，第二泡才喝，以免喝下農藥殘留物。有人喜歡炒菜時放入枸杞，雖然很健康，但烹飪時間不宜過長，以免營養成分流失。枸杞適合泡茶或做涼菜的佐料來食用。

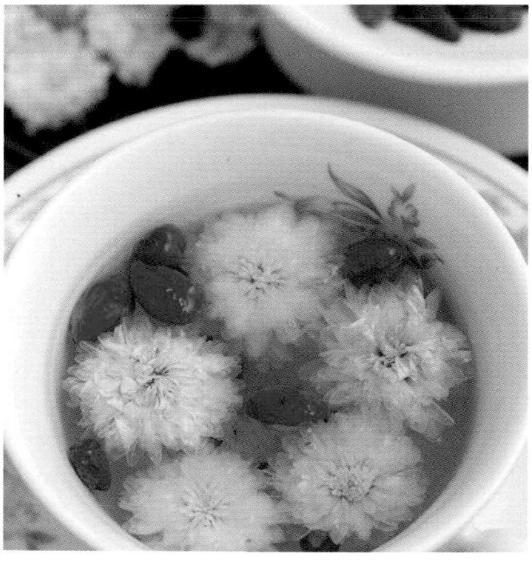

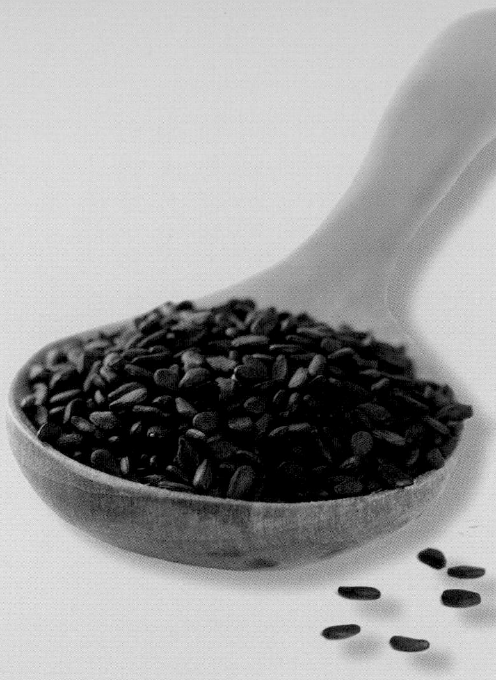

# 芝麻

補肝腎、益氣力
延緩老化

芝麻（每 100 公克的營養成分）

| 熱量 | 粗脂肪 | 粗蛋白 | 鈣 | 膳食纖維 |
|---|---|---|---|---|
| 599Kcal | 54g | 17.2g | 1479mg | 14g |

資料來源／食品營養成分資料庫

## 營養師觀點

**立生中醫診所院長 ‧ 陳旺全**

吃黑芝麻要磨碎，才能完全吸收營養成分，否則容易消化不良。從健康角度來說，黑芝麻與白芝麻差異不大，要達到養生效果，必須長期持續食用，建議兩種芝麻混著吃，或視價格互相取代，比如當黑芝麻比較貴的時候，不妨改買白芝麻。

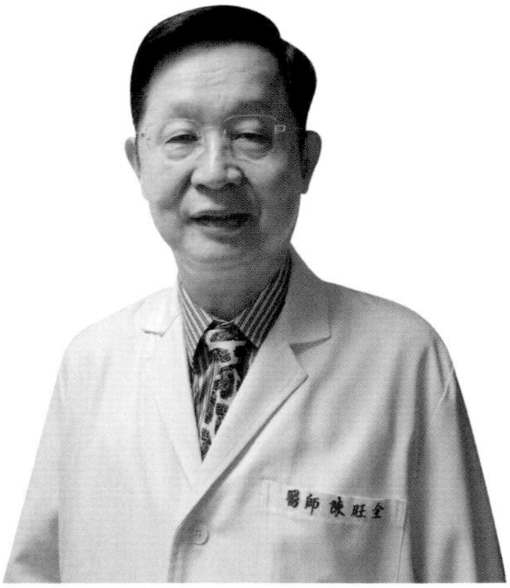

國內最大的麻油商「富味鄉」，繼知名油廠「大統」之後，也被查出混入便宜的棉籽油，這起食安風暴令民眾憂心不已。其實正常製作的麻油，主原料是黑芝麻，不僅可提供好的油脂，更是降膽固醇、烏髮護膚的養生食材。

天氣變涼時，許多人開始吃麻油雞進補，麻油就是由黑芝麻榨成，中醫認為黑色食物有助於養腎，以黑芝麻、黑木耳、黑糯米、黑豆、黑棗為代表，俗稱「黑五類」。屬於堅果類的黑芝麻，《本草綱目》稱「能除一切痼疾」，《神農本草經》也將黑芝麻列為「上品」。

黑芝麻的脂肪量不低，但屬於好的油脂，因為脂肪酸比例很優良，含有比較多的不飽和脂肪酸，有助於維持血管彈性、預防動脈硬化。其中，黑芝麻最主要的脂肪酸是亞麻油酸，這是人體不可缺少的必需脂肪酸，一旦缺乏，體內某些荷爾蒙就無法正常製造。

黑芝麻具有補肝腎、潤五臟、益氣力的作用。不僅有蛋白質、膳食纖維、鈣、鐵，更含有豐富的維生素E，是天然的抗氧化劑，能促進細胞分裂，達到延緩老化作用；另外，黑芝麻含有卵磷脂等特殊的營養素，是活化腦細胞和降膽固醇的重要成分。

黑芝麻還有護膚效果，因為黑芝麻可利便、滑腸、解脹氣，便祕者多吃黑芝麻，可避免腸道累積毒素，皮膚就不會變得乾燥。此外，黑芝麻含有植物黑色素，搭配何首烏食用，透過食療可輔助減少黑色素細胞流失，達到烏髮效果。

### 這樣吃最健康

黑芝麻可以做成芝麻粥，做法是先炒熟黑芝麻，研磨成細末，等米粥煮熟後，加入黑芝麻細末再煮一下即可。黑芝麻還可以製成麻油，但要注意不可以爆香，因為麻油一爆香後，氧化作用使得自由基增加，反而不利身體健康。以煮麻油雞為例，建議使用雞皮爆香，然後加麻油拌炒，起鍋前再加一點米酒、麻油。

Tips

### 生活小常識

黑芝麻會通腸，因此腸胃處於急性發炎期的患者，不適合食用。

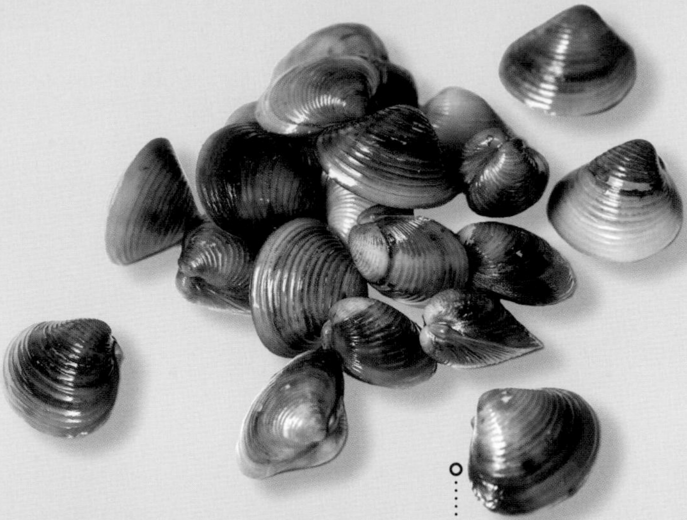

# 蜆

提神養肝
提供優質蛋白質

蜆（每 100 公克的營養成分）

| 熱量 | 粗蛋白 | 維生素 $B_{12}$ | 鈣 | 磷 |
|---|---|---|---|---|
| 51Kcal | 8.9g | 84ug | 57mg | 136mg |

資料來源／食品營養成分資料庫

## 營養師觀點

**二林基督教醫院營養師 · 吳怡萱**

蜆屬於高蛋白質食材，每一百公克蜆肉有八、九公克的蛋白質，且含有人體所需的八種必需胺基酸，表示蜆可提供優質蛋白質，可充分被人體利用；此外，蜆湯有助於食欲不佳的人，補充到好吸收的胺基酸。

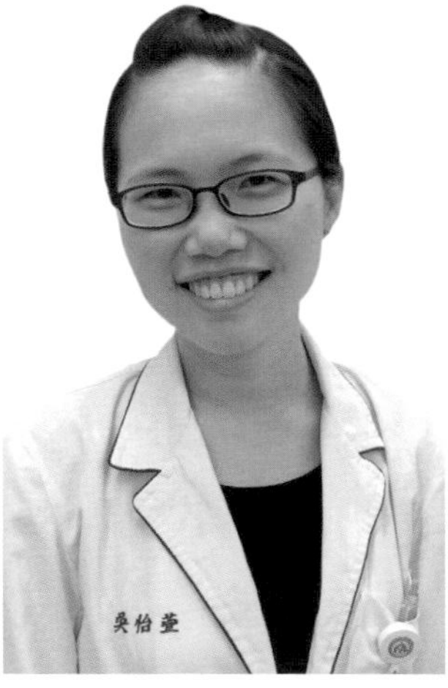

**蜆**屬於高蛋白質的食材，且含有人體所需的八種必需胺基酸，可充分被人體利用，中醫認為有養肝的食療效果。不過，蜆含高普林，有痛風、慢性腎臟病患，攝取要限量。

民間俗語：「一兼兩顧，摸蜊仔兼洗褲。」「蜊仔」指的就是「蜆」。蜆淺藏於溪流河川水中的沙礫，早年民眾捲起衣袖褲管直接去摸蜊仔，但這樣的景象已不多見，目前的蜆多半來自養殖場。

中醫觀點認為吃蜆可提神、養肝，《本草綱目》記載：「蜆，主治開胃、壓丹石藥毒、去暴熱、明目、利小便、解酒毒、治目黃。」若以營養學來分析，是因蜆含有豐富的維生素$B_{12}$，幫助修補受損的肝細胞，且蜆含有的碳水化合物可轉化為肝醣，因此可提振精神。

但是，食療的養肝與治病不能混為一談，二林基督教醫院營養師吳怡萱指出，市面上有不少濃縮製成的蜆精，這類營養補充品是食品，別以為喝了就能治療肝病。

此外，這類加工品的鈉含量不低，對於有高血壓等慢性病患者，吃太多可能增加血壓負擔，除了別喝過量，攝取前最好先諮詢醫師或營養師。

### 這樣吃最健康

中醫觀點認為蜆的屬性偏寒，經常咳嗽、有過敏性鼻炎的患者，最好少吃。蜆肉營養價值比煮湯來得高，不過，食用時要計算蛋白質攝取分量；炒蜆時可加入九層塔或薑、蒜，中和蜆的寒性。

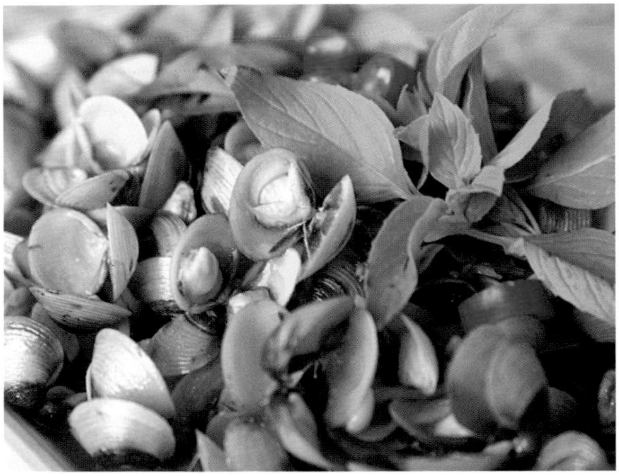

Tips

### 生活小常識

購買蜆時，選擇外殼碩大飽滿、色澤較亮、聞起來沒有特殊氣味的。買回家後要先吐沙處理，最好趁新鮮食用；如不是馬上要吃，應去除外殼、取出蜆肉，用密封盒或袋裝冷凍。

Part 8

# 補血活血，改善血液品質

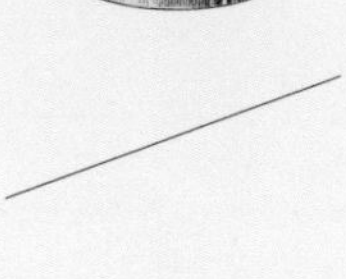

貧血是臨床最常見的表現之一，然而它不是一種獨立疾病，可能是一種基礎的或有時是較複雜疾病的重要臨床表現，一旦發現貧血，必須查明其發生原因。缺鐵性貧血是所有的貧血中最常見到的一類貧血，尤其是在十五歲到四十五歲的女性及發育中的小孩最常出現。

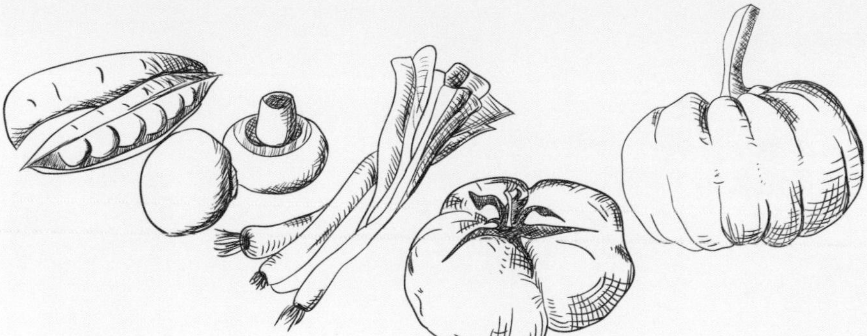

# 南瓜

補血抗癌
保護攝護腺

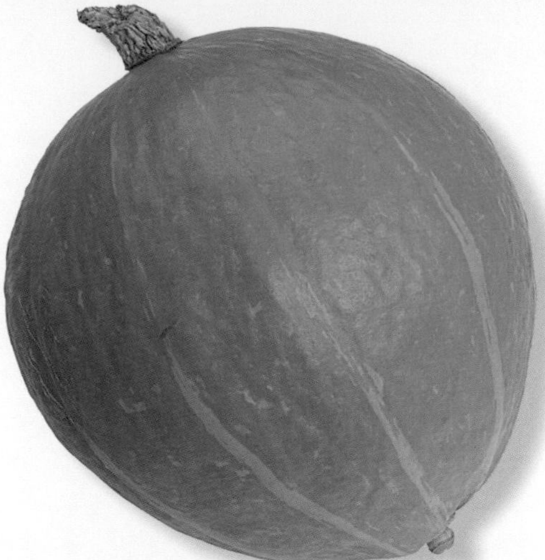

南瓜（每 100 公克的營養成分）

| 熱量 | 維生素 A | β 胡蘿蔔素 | 膳食纖維 | 維生素 C |
|---|---|---|---|---|
| 49Kcal | 4906IU | 2262Ug | 1.4g | 3.4mg |

資料來源／食品營養成分資料庫

## 營養師觀點

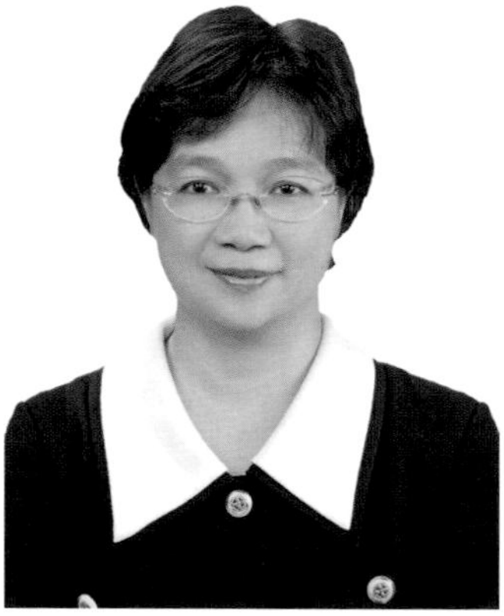

**郵政醫院資深營養師 ‧ 黃淑惠**

南瓜是能量食物，它有相當高的營養成分，含有維生素 A、C 及胡蘿蔔素、醣類及多種礦物質，具有抗氧化、調理腸胃、通便效果。南瓜含有鈷、鋅等微量元素，是造血必需原料，建議成長中的小孩可多吃。

part 8

日本人相信南瓜具有減肥、美容功效，掀起南瓜熱，愛美女士大啖南瓜養生，奉南瓜為「蔬菜之王」。研究發現，南瓜含豐富的營養素，不但抗氧化強，消除亞硝酸胺突變作用抑制癌細胞，還可降血壓、改善哮喘、緩解久咳、消浮腫、止痛、預防攝護腺肥大等食療效用。

對糖尿病患而言，南瓜是剋星也是天賜良藥，因南瓜含有相當高的醣類，糖尿病患多食易造成血糖上升；不過，南瓜含有鉻、鎳等兩種微量元素，可抑制血糖上升，日本及中國研究發現，吃南瓜可以緩解糖尿病症狀。

雖然南瓜是糖尿病患天然良藥，但屬根莖澱粉，若吃了南瓜就不能再吃米飯，以免影響血糖數值。南瓜也是很好的補血食材，很多人經期過後都會吃豬肝補血，其實吃南瓜的效果比豬肝好。

南瓜含植物性蛋白質、胡蘿蔔素、維生素A、C及微量元素鈣、鋅、鐵、鈷、磷等，其中，鈷是構成維生素$B_{12}$的重要成分之一，可以幫助血液中的紅血球正常運作；鋅會直接影響成熟紅血球的功能。

建議熟男要多吃，發育中的小孩也應多吃，最好連同南瓜籽一起吃。另外，產婦也可以多吃南瓜，它具有通褥及增加乳汁的效果。

Tips

**生活小常識**

市面上販售的南瓜有兩種顏色，一是黃色、一是綠色，黃色主要是顧脾胃，綠色則可以補肝顧眼。

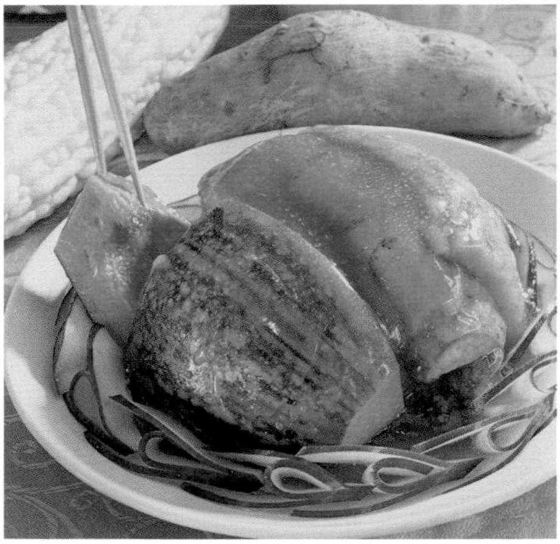

**這樣吃最健康**

中醫認為，南瓜可益氣斂肺，和番茄、紅蘿蔔等蔬菜一樣，必須搭配油炒一起吃，營養素才會被吸收，建議民眾，即使用蒸的或是煮湯，起鍋時拌油食用效果最好。

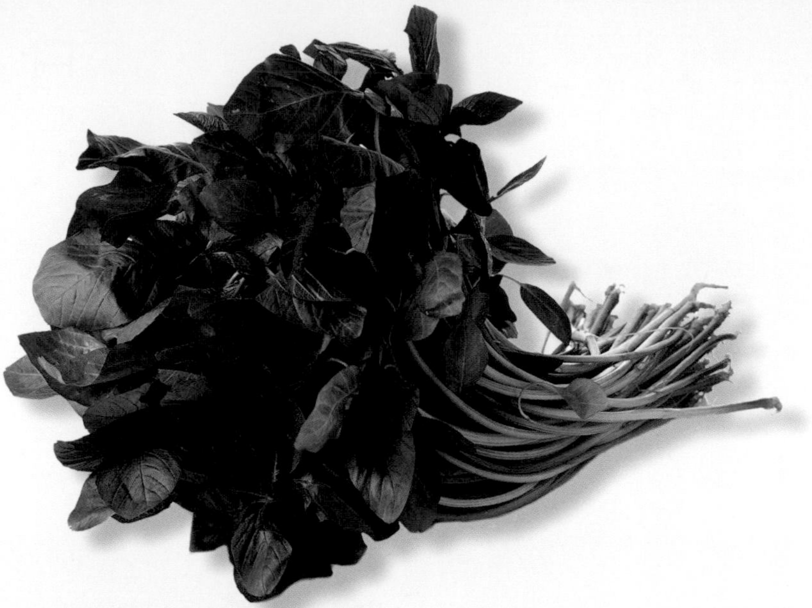

# 紅莧菜

高鐵高鈣
護眼、降血壓

紅莧菜（每100公克的營養成分）

| 熱量 | 膳食纖維 | 鉀 | 鈣 | 鐵 |
|---|---|---|---|---|
| 19.9Kcal | 2.7g | 380mg | 220mg | 12mg |

資料來源／食品營養成分資料庫

## 營養師觀點

**臺北榮民總醫院營養師 ・ 邱哲琳**

紅莧菜能提供少量的離胺酸，這是人體無法自行製造的必需胺基酸，必須靠食物攝取來獲得。對嚴格的素食者來說，植物性蛋白質中的必需胺基酸往往不夠完整，必須搭配其他食物才能互補，如穀類可提供甲硫胺酸，黃豆及其製品可提供離胺酸，平時少吃黃豆及其製品的素食者，可食用紅莧菜補充少量離胺酸。

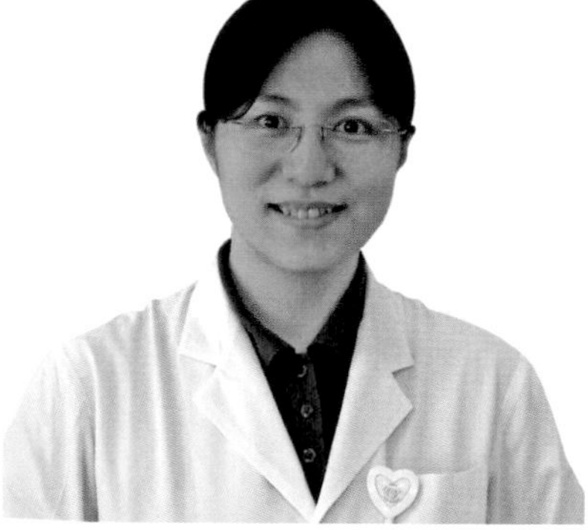

**莧**菜屬於全年生產的蔬菜，春末到初秋最盛產，可分為紅、白兩大品種，以營養素來說，紅莧菜比白莧菜來得更豐富，藥用價值又來得更好。

與白莧菜相比，紅莧菜含有更多的膳食纖維、維生素與礦物質，尤其富含鈣與鐵。每一百公克的紅莧菜，鈣質含量約兩百二十毫克，接近一杯兩百毫升的牛奶；鐵質則約十二毫克，屬於高鐵的蔬菜，甚至比菠菜還高出三至四倍，被形容為「補血佳蔬」，因此許多女性會吃紅莧菜補血。

不過，紅莧菜的鐵質屬於植物性的鐵（非血基質鐵），且蔬菜中含有草酸與植酸，會影響鐵的吸收，因此吸收度不如動物性的鐵質，建議吃紅莧菜之後，可搭配一份富含維生素C的水果，有助提升鐵質吸收率。

紅莧菜的維生素A、鉀含量也很豐富，可幫助護眼與降血壓。臺北榮民總醫院營養師邱哲琳指出，紅莧菜一般多用來快炒或煮湯，對於必須限鉀的慢性腎臟病或洗腎患者來說，食用前，必須先用大量的水汆燙再油炒，才不會攝取到過量的鉀。

紅莧菜碰了水就容易腐爛，建議買根部未除去的紅莧菜，保持乾燥，放冰箱冷藏至多四至五天，並且趁新鮮趕快吃完。

Tips

### 生活小常識

挑選紅莧菜以梗細小、葉片大為佳，但不代表梗粗就比較老，可以折一下試試，易折斷者較嫩。

### 這樣吃最健康

**材料：**紅莧菜（三百公克）、蒜頭三～四瓣、食鹽半茶匙、沙拉油一大匙。

**做法：**一、紅莧菜用清水洗淨，切小段。二、蒜瓣去皮切片或切末。三、鍋裡倒油一大匙，先將蒜頭爆香，再放入紅莧菜、食鹽，翻炒均勻後關火即可。

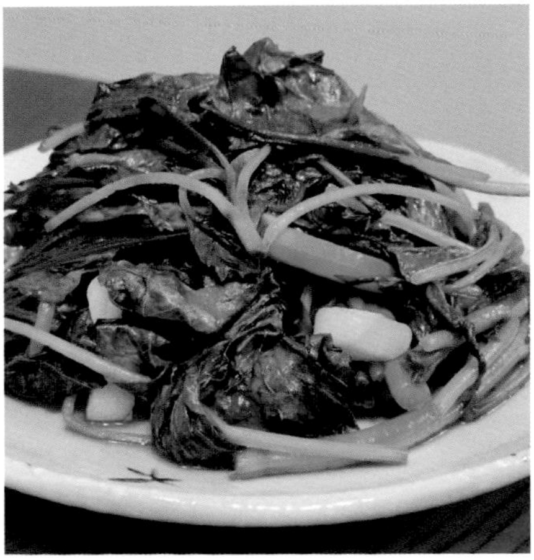

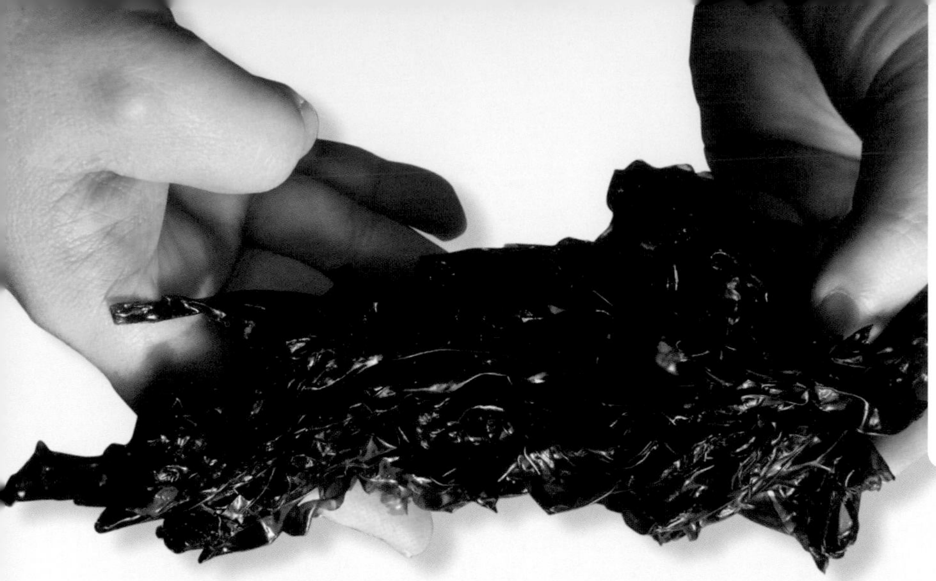

# 紫菜

補血潤腸
調理腎虛

紫菜（每 100 公克的營養成分）

| 粗蛋白 | 膳食纖維 | 維生素 A | 鉀 | 鐵 |
|---|---|---|---|---|
| 28g | 28.9g | 295IU | 2753mg | 56.2mg |

資料來源／食品營養成分資料庫

## 營養師觀點

**馬偕紀念醫院營養師 ‧ 黃哲慧**

紫菜可提供豐富的維生素與礦物質，且脂肪量不高，但若製成海苔，食用時就必須注意，因市售海苔在加工過程，會添加更多鹽分，也增加了油脂量，所以海苔雖有部分紫菜的好處，卻應視為零食限量攝取，才不會增加身體負擔。

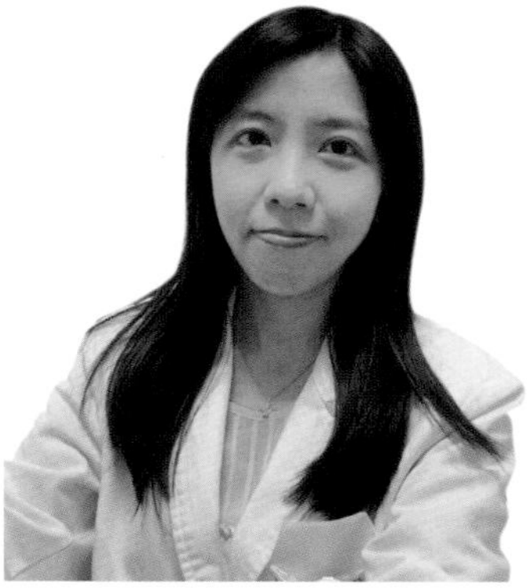

part 8

紫菜是一種生長在淺海岩礁上的紅藻類植物，被視為營養價值很高的海味菜，有豐富的維生素和礦物質，包括胡蘿蔔素、鈣、鐵、鉀、碘、磷等，此外，紫菜所含的蛋白質是一般植物的好幾倍，且容易消化吸收，很適合老年人食用。

紫菜有豐富膳食纖維，水溶性纖維質含量高，對改善腸道環境有幫助。在每一百公克的蔬菜類食物中，紫菜的鐵質含量相對較高，雖然這種植物性食物的鐵質的吸收率，因非鐵基質(non heme iron)含量較高而不如動物性食物，但對素食者來說，可以搭配富含維生素C的食物一起食用，來增加鐵質吸收率。

紫菜是著名的富碘食物，碘是人體必需的微量營養素，能維持正常的甲狀腺功能，如果人體缺乏碘，甲狀腺無法合成足夠的甲狀腺激素，可能導致甲狀腺功能減退，形成甲狀腺低下症。

不過，現在食鹽大多有加碘，已經較少有缺碘問題；要注意的是，甲狀腺機能亢進者，要限制碘的攝取，不宜吃紫菜等海藻類食物。總之，攝入不足或過多對身體都會造成影響，因此均衡的攝取各種食物，從食物中獲得人體所需要的營養素，遵循低鹽、低糖、低油、高鈣、高纖的健康飲食型態，才是得到健康的不二法門。

Tips

### 生活小常識

紫菜類尤其是市售海苔，含有高鈉、磷、鉀含量的特性，有高血壓或腎臟病等慢性病的患者應謹慎食用。

### 這樣吃最健康

紫菜的膳食纖維屬於水溶性纖維，較利於腸內消化，加上本身有海鮮味，搭配味噌、蛋煮湯，或是入菜煮粥，都很適合。此外，紫菜製成的海苔片也常用來包壽司，與豆皮壽司相比，比較不油、熱量也比較低，且能提供纖維質，建議壽司餡料可多加一些蔬菜並少加沙拉醬，吃起來更清爽。

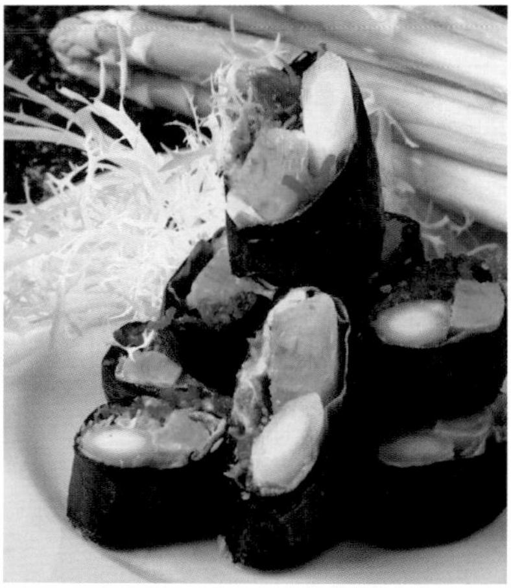

# 蓮藕

活血化瘀
幫助排便

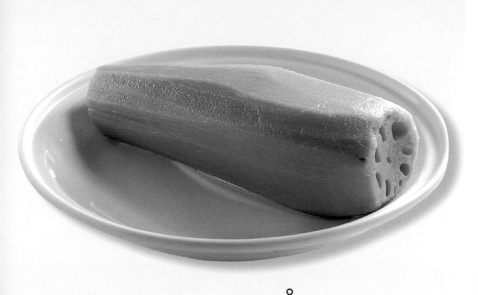

**蓮藕（每 100 公克的營養成分）**

| 熱量 | 粗蛋白 | 膳食纖維 | 維生素 C | 鈣 |
|---|---|---|---|---|
| 71 Kcal | 2.1g | 3.2g | 35.3mg | 22mg |

資料來源／食品營養成分資料庫

## 中醫師觀點

**吳明珠中醫診所院長 ・ 吳明珠**

很多人不知道蓮藕全身都是寶，依據《本草綱目》記載，蓮藕味甘、性平，可潤肺止咳、補中益氣，還可以止渴。秋天燥咳的人，可吃蓮藕潤肺止咳。蓮藕還能消瘀血，緩解流鼻血、血尿、血便、月經崩漏等疾病。

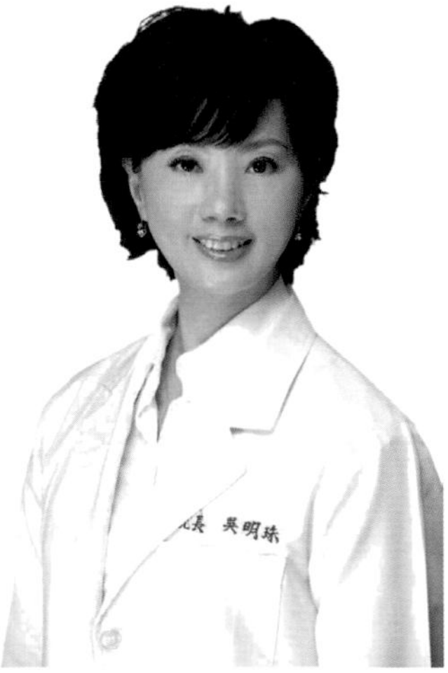

從古至今，蓮藕是藥食兩用的食物，具有補血、止血作用。中醫典籍記載，藕汁能柔軟動脈血管壁，將沉澱於血管的物質或堵塞成分清除，是活血化瘀祕方。

日本研究發現，多吃蓮藕可增強免疫力。平常喜歡吃蓮藕的中醫師吳明珠表示，很多老中醫把蓮藕當成養生食材，因為它具有涼血去火、活血化瘀功效，民眾可多喝藕汁預防中風。

在古代，蓮藕是食療養生聖品，清朝王士雄在《隨息居飲食譜》一書提到：「老藕搗浸澄粉，為產後、病後、衰老、虛勞妙品。」《本草綱目》稱蓮藕為「靈根」。

以現代營養學來看，蓮藕被歸類為五穀根莖類主食，因它兼具蔬菜富含纖維質特性，有人把它當成減重食物。吳明珠表示，蓮藕當主食，比白米更有飽足感，還能幫助排便，是不錯的減重食物。

蓮藕含有相當豐富的營養成分，包括維生素B、維生素C、鉀、鐵、膳食纖維、丹寧酸等，有抗氧化、促進胃腸蠕動、補血、止血的作用。蓮藕的鉀含量也很豐富，需要限鉀攝取量的腎臟病患，不宜多吃。

Tips

### 生活小常識

蓮藕有些小偏方，可當成日常保健之用，如發高燒後口渴，可喝生蓮藕汁止渴；更年期障礙睡不好，喝蓮藕汁有助入眠，若加上百合、綠豆，除能幫助睡眠，還可去熱、除煩躁。

### 這樣吃最健康

蓮藕維生素C含量相當高，民眾涼拌食用，可避免維生素C流失過多。最健康的吃法是，把蓮藕洗淨切成薄片，稍微汆燙一下，撒上少許糖、鹽再拌勻。記得加一點醋，以免蓮藕裡的鐵質氧化，影響色澤。

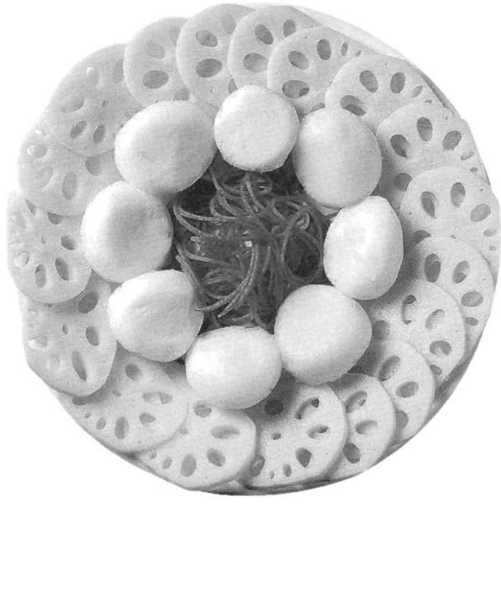

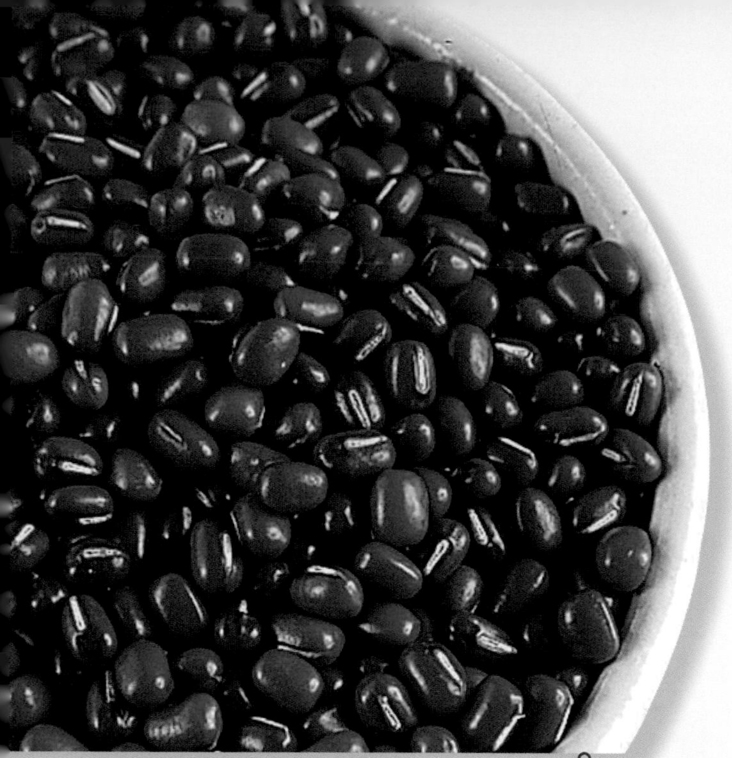

# 紅豆

補血、消水腫
幫助熱量代謝

紅豆（每 100 公克的營養成分）

| 熱量 | 碳水化合物 | 膳食纖維 | 蛋白質 | 鐵 |
|---|---|---|---|---|
| 332Kcal | 61.3g | 12.3g | 21.7g | 9.8mg |

資料來源／食品營養成分資料庫

## 營養師觀點

**馬偕紀念醫院營養師 · 祁安琪**

紅豆的營養成分以澱粉為主，若以一般的免洗湯匙計算，四湯匙的生紅豆，熱量等同一碗飯，而且多數人都將紅豆煮成甜湯，又會額外增加糖量。因此，若飯後要吃紅豆湯，主食最好稍稍減量，甜湯改用代糖。

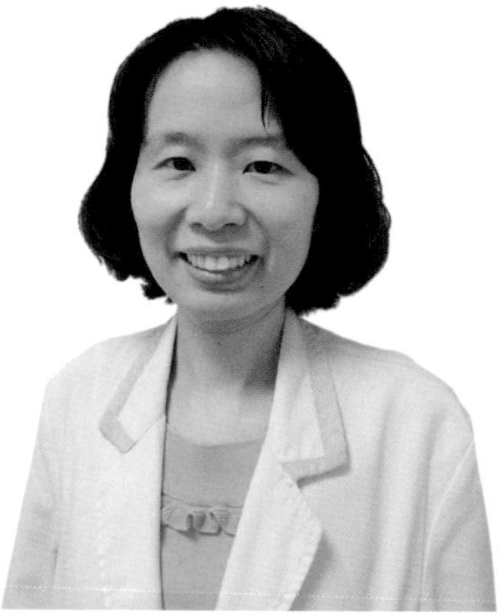

part 8

紅豆素有相思寄情的象徵，在健康方面，更是一個補血、消水腫的養生食材。許多明星都瘋紅豆養生，日本明星福山雅治的凍齡妙招之一，就是每天早上吃紅豆沙包補血；歌壇天后蔡依林在瘦身書中指出，每天起床喝一碗紅豆茯苓蓮子湯，可消水腫。

紅豆是很平民化的補血聖品，多數鐵質來源主要來自動物性食物，紅豆則是植物性食物中，少數含有豐富鐵質者，女性生理期間吃紅豆製品，可促進氣血循環；哺乳期間的婦女喝紅豆湯，可以輔助補充奶水。

立生中醫診所院長陳旺全指出，以中醫觀點來說，紅豆性平味甘酸，可滋補強壯、清熱解毒、健脾養胃、改善腳氣浮腫，因此對於水腫型肥胖的人來說，消了水就能達到減重效果。紅豆有大量膳食纖維，《本草綱目》指紅豆其性下行，能通小腸、利小便、去腫脹，食用可幫助潤腸通便、體內排毒。

馬偕紀念醫院營養師祁安琪指出，紅豆含有豐富的維生素B群，可幫助熱量代謝，但有些人為了減肥，選擇不吃飯而大吃紅豆，這是錯的，因為紅豆本身也以澱粉為主，吃紅豆也等同吃下澱粉；若欲消水腫不建議吃大量紅豆，但可以喝紅豆水。

食用紅豆沒有特別禁忌，但有兩點注意事項：第一是紅豆利尿，因此不要在接近睡前才吃，否則頻尿感會影響睡眠品質；第二則是紅豆屬於主食類，若把紅豆當點心不能多吃，否則會吃下過多熱量。

Tips
### 生活小常識

紅豆不易煮透，建議先泡水四小時，再用電鍋蒸半小時，比較快煮熟。

### 這樣吃最健康

紅豆有豐富的維生素B群、鐵質，比白米飯的營養價值高，喜歡吃紅豆的人可以將紅豆替換部分白米煮成紅豆飯，獲得較好的營養組合。紅豆很適合多元搭配，因此還可以再加入薏仁一起煮，口感佳、加強消水腫的效果。

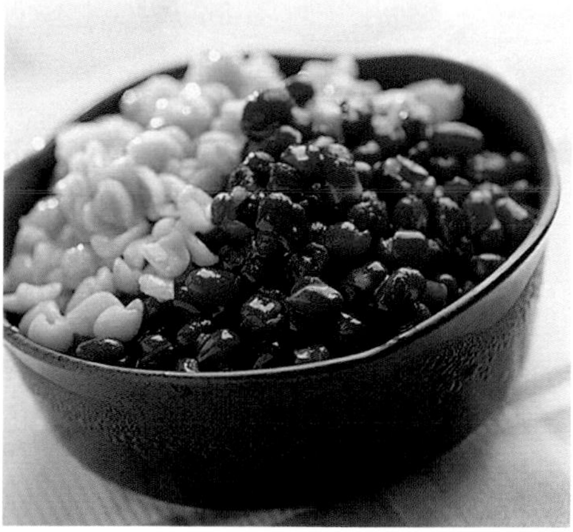

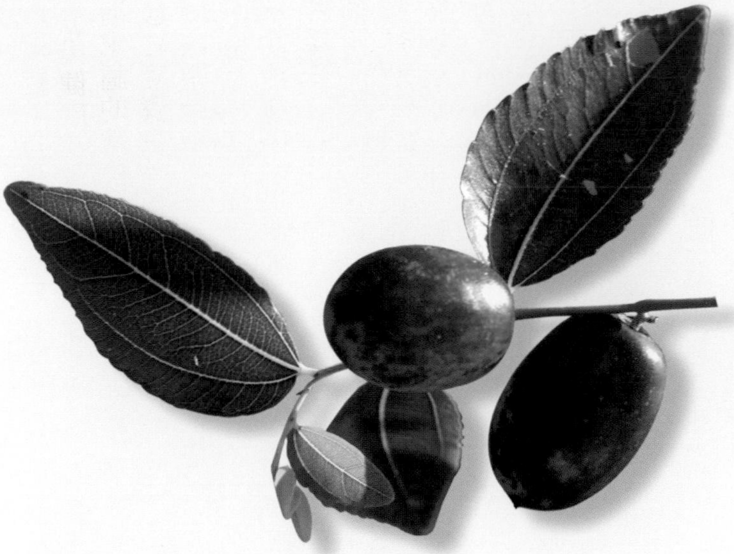

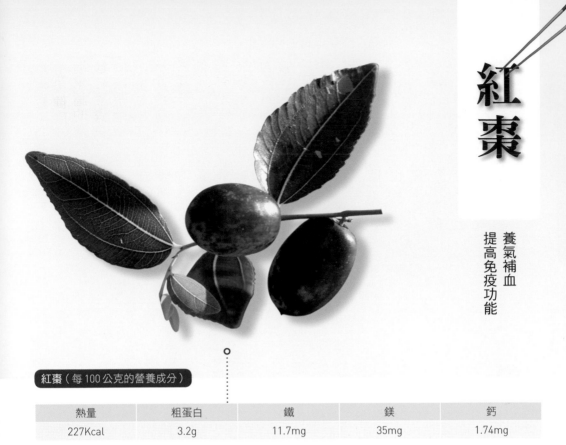

# 紅棗

養氣補血
提高免疫功能

紅棗（每 100 公克的營養成分）

| 熱量 | 粗蛋白 | 鐵 | 鎂 | 鈣 |
|---|---|---|---|---|
| 227Kcal | 3.2g | 11.7mg | 35mg | 1.74mg |

資料來源／食品營養成分資料庫

## 中醫師觀點

**立生中醫診所院長 ・ 陳旺全**

紅棗含豐富營養成分，自古以來，紅棗主要是供作醫藥用途，據《神農本草》、《本草綱目》記載，紅棗味甘性溫、有健脾養胃、益血壯神之效。在中醫裡，紅棗雖然不是主角，但它扮演相當重要的角色，有補中益氣、養血安神、緩和藥性的功能。

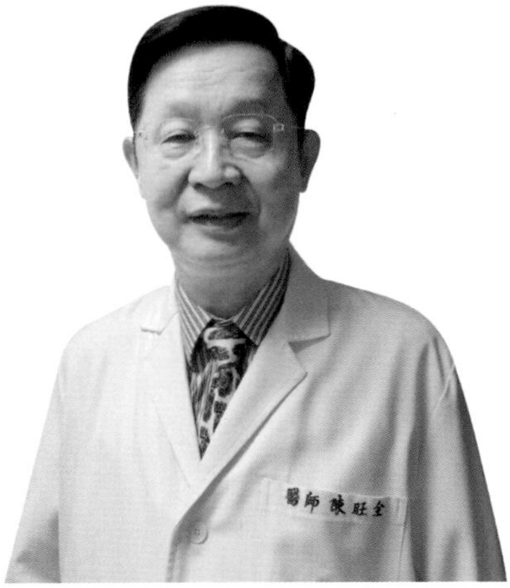

民間有句諺語：「天天吃紅棗，一輩子不會老。」紅棗不僅可以養氣補血，現在醫學更證實，紅棗有保護肝臟、增強體力的作用。

一直以來，紅棗被當成養生藥膳最佳食材，在中醫方子裡，常看到它的蹤影，這幾年大家流行吃新鮮紅棗養顏美容，因為鮮棗裡所含的維生素C，相當於蘋果的一百倍，柑橘的十五至二十倍，因此有「鮮活的維生素C丸」之稱。

紅棗果實含有蛋白質、脂肪及多種礦物質元素，如鈣、磷、鐵等，都是人體不可缺少的營養物質。紅棗含有大量的醣類物質，主要是葡萄糖，也含有果糖、蔗糖，具較強的補養作用，能提高人體免疫功能，增強抗病能力。

研究發現，經常食用鮮棗的人很少罹患膽結石，因為鮮棗中豐富的維生素C，可以把體內多餘的膽固醇轉變為膽汁酸，膽固醇少了，結石機率也相對降低。

紅棗雖有益健康，但不宜食用過量，因棗皮纖維含量很高，吃多了易脹氣，會引起腸胃不適，尤其腸胃功能較弱的人不宜多吃，一般人每天吃七顆就夠了。

值得注意的是，如果發現乾紅棗的蒂頭發霉時，最好丟棄不要食用，因為發霉的紅棗會產生黃麴毒素，護肝不成反傷肝；另外，很多上班族會喝紅棗枸杞茶護眼，如果發現種籽顏色變黑，最好不要食用，變黑的籽無法護眼，反而會影響視神經。

Tips
### 生活小常識

膽固醇過高的人，把紅棗跟芹菜根一起煮水喝，降膽固醇效果比吃燕麥好。

### 這樣吃最健康

要吃到紅棗的營養成分，最好吃「鮮果」，一百公克紅棗的維生素C含量三百至六百毫克，比柑橘多七至十倍，比辣椒高出三倍。吃新鮮紅棗要咬得很碎，才能達到防癌抗老功效。

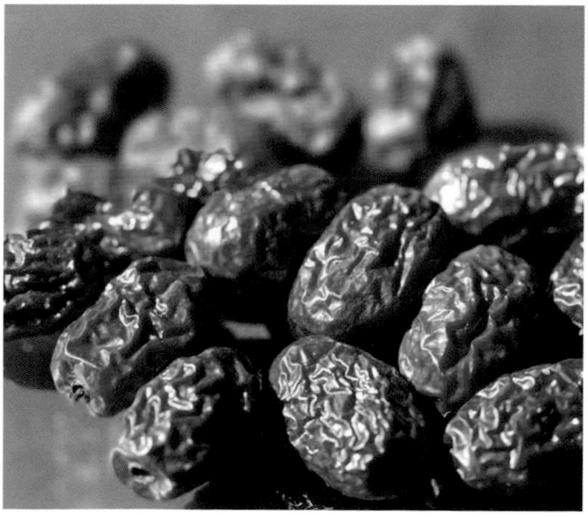

# 龍眼

補血治失眠
有助血壓調節

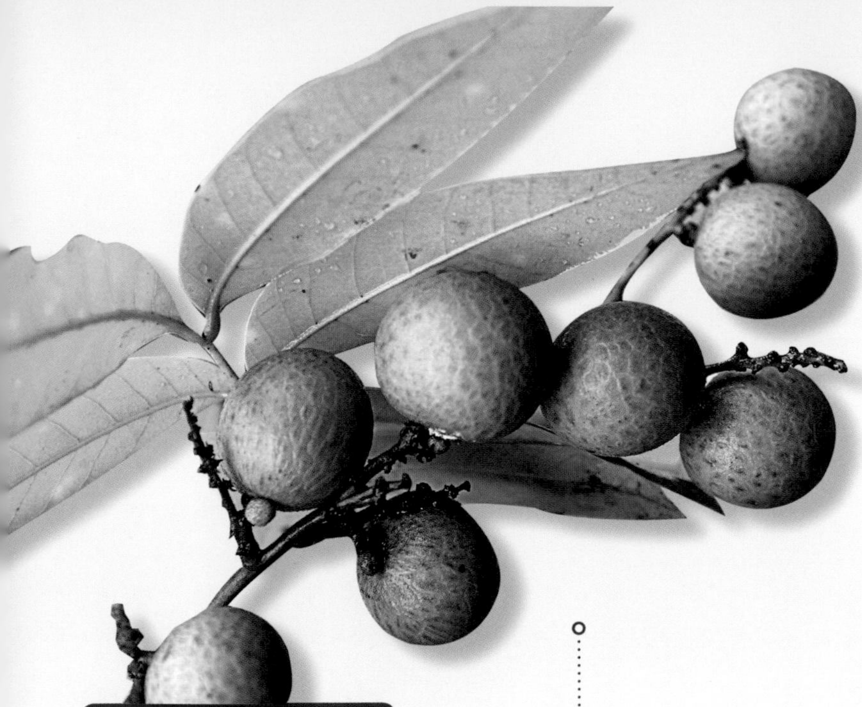

龍眼（每 100 公克的營養成分）

| 熱量 | 水分 | 膳食纖維 | 維生素 C | 鈣 |
| --- | --- | --- | --- | --- |
| 73Kcal | 80.4g | 1.8g | 95.4mg | 4.5mg |

資料來源／食品營養成分資料庫

## 營養師觀點

**郵政醫院資深營養師 ‧ 黃淑惠**

龍眼富含鐵質，自古以來就被視為珍貴水果。在中醫裡，龍眼乾常被用來治療貧血、心悸、失眠、健忘、神經衰弱、產後身體虛弱等症狀，是很好的養生補品。除含鐵量高外，龍眼的礦物質含量也相當高，每一百公克高達兩百六十毫克的鉀，堪稱是高鉀水果，多吃有助於血壓調節。

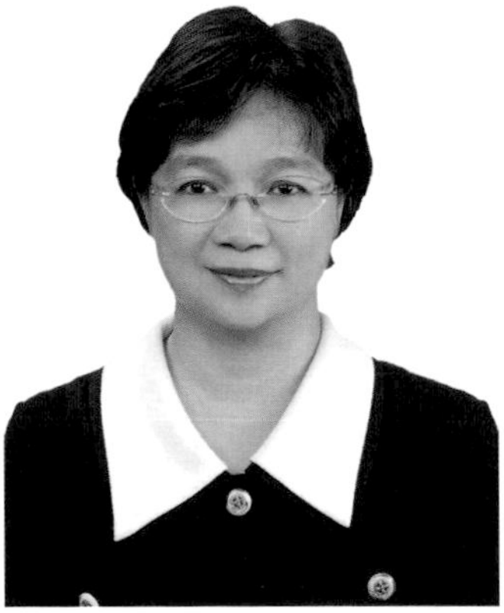

part 8

女生都希望素顏時也能擁有健康好氣色，其實這一點也不難，平常可多吃含鐵量高的水果，如龍眼，補血之餘還能治療健忘。

龍眼跟荔枝一樣，含糖量相當高，據分析，每一顆龍眼果肉的含糖量高達12％到23％，想要減肥的女性，一次最好不要食用超過十二顆。龍眼甜度雖高，但鐵質含量也相當豐富，女性多吃可滋補強身、補血、潤膚。

新鮮龍眼的營養價值在所有水果中並沒有特別突出，不過礦物質含量相當豐富，除了鈉、鈣、鎂外，龍眼富含鉀、鋅，鋅含量跟等重的香蕉、鳳梨及葡萄乾一樣。若要補充鋅，吃龍眼比吃葡萄乾容易多，龍眼只需吃十顆，葡萄乾得吃一百公克。

老一輩的人認為，龍眼可以補腎氣，體質虛弱者宜多吃，其實具有補腎功效的是曬乾後的龍眼，又稱桂圓。從中醫治病的角度看，桂圓入脾、胃經，有補血、益智功效，古代中醫常拿來治療心血不足、用腦過度，以及心、脾虛損造成的心悸、健忘及失眠等症狀。

女性氣血不足，經血量過少或經血滴滴答答不停，可吃龍眼乾改善。值得注意的是，新鮮龍眼每一百公克熱量只有七十三大卡，龍眼乾高達兩百七十三大卡；吃龍眼易上火，所以體質燥熱者不宜過量，吃多了可能會口乾舌燥、嘴破、煩躁、多夢、睡不好，若鼻黏膜太薄，易流鼻血。

Tips

## 生活小常識

龍眼乾的鈣、鎂、磷、鉀比生鮮龍眼肉高，鉀含量更高達一千三百毫克，須限制鉀、磷攝取量的腎臟病、糖尿病患，不建議食用。

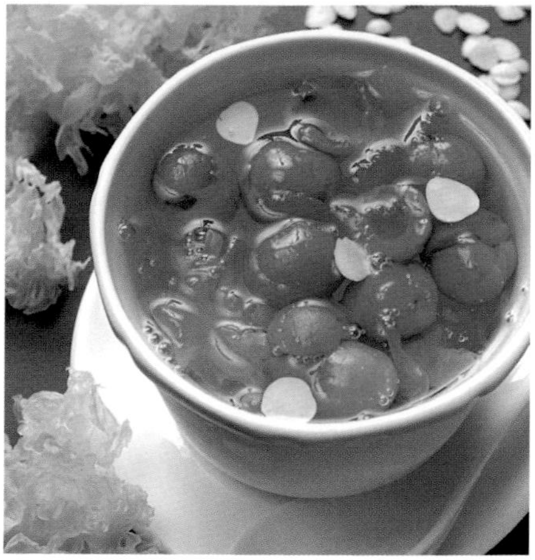

## 這樣吃最健康

曬乾後的龍眼，即一般人所說的「桂圓」，具有養心安神之功效，有失眠困擾的人，睡前吃桂圓粥容易入睡。龍眼乾不但能安神，還可以顧膀胱、暖子宮，經期間或經痛不適，調理時也可用麻油煎龍眼乾、雞蛋食用。不過，桂圓不易消化，腸胃消化功能不佳者，最好少吃。冬天吃龍眼乾可補腎氣。

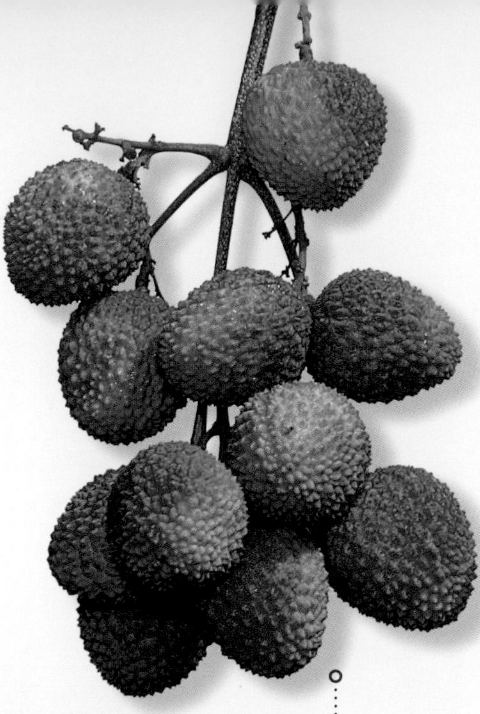

# 荔枝

補血健腦益氣
促進血液循環

荔枝（每 100 公克的營養成分）

| 熱量 | 碳水化合物 | 粗蛋白 | 鉀 | 維生素 C |
|---|---|---|---|---|
| 68Kcal | 17.3g | 1.1g | 180mg | 60mg |

資料來源／食品營養成分資料庫

## 中醫師觀點

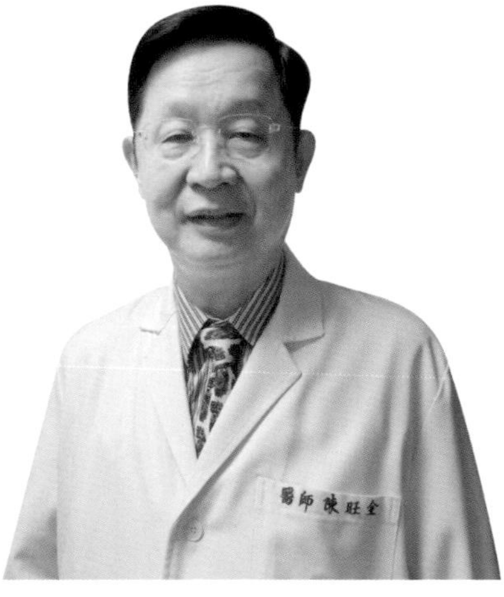


**立生中醫診所院長 · 陳旺全**

據《本草綱目》記載，荔枝有「補脾益肝、生津止呃、消腫止痛、鎮咳養心」等功效，適合產後血虛的婦女及體弱多病的人食用，但吃太多會「上火」，引起體內血糖代謝紊亂，出現口渴、頭暈、無力等症狀，醫學上稱之為「荔枝病」。

荔枝，在中醫藥典記載，是滋補身體的最佳食材，有「天然的葡萄」之稱，具有補血健脾、強心健肺、促進血液循環之功效，心肺衰弱者、貧血、末稍血液循環不佳的人，可吃荔枝改善；但每天只能吃五到六顆，吃多了會上火，造成代謝能量下降，出現口渴、無力、頭暈、食欲不振等症狀。

荔枝不含飽和脂肪或膽固醇，但膳食纖維、維生素和抗氧化劑含量很豐富。維生素C的含量與柑橘類水果一樣高，大約是每日建議攝取量的85％，可增強免疫功能及抗病的能力。

荔枝含有豐富的鉀，每一百公克果肉約含一百八十毫克，有助於預防高血壓，降低心血管疾病與中風的危險。不過，荔枝糖含量相當高，約占總成分的20％，臨床上有患者狂吃荔枝後出現低血糖。

荔枝含的糖類是果糖，跟一般澱粉裡的醣不一樣，無法轉化成身體所需要的能量，由於荔枝富含果糖，需靠肝臟的轉化酶，轉化成葡萄糖才能被身體利用。吃太多荔枝時，血糖會突然升高，身體為達平衡，胰島素會過度釋放，使血糖下降，出現口渴、出汗、頭暈等症狀。

其實，只要吃對方法，荔枝是很好的水果，現代科學研究指出，荔枝對大腦組織細胞有補養作用，能明顯改善失眠、健忘、精神疲憊。平常容易口乾舌燥的人，拿荔枝殼煮水喝，可改善症狀。

Tips

### 生活小常識

產婦容易口乾舌燥，將荔枝殼曬乾後煮水喝，可解產後口乾舌燥症狀。

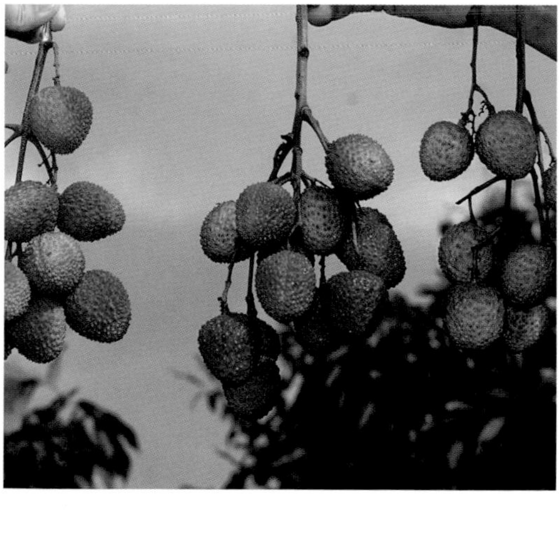

### 這樣吃最健康

荔枝吃多了會上火，建議民眾食用前，可先將荔枝浸泡鹽水放進冰箱冰鎮約半小時「降火」，一天約吃五、六顆即可。食用荔枝過燥時，會出現嘴破、流鼻血等症狀，建議飲用椰子汁或吃西瓜等偏涼性的水果調和。

Part 9

# 抗老防氧化、對抗自由基

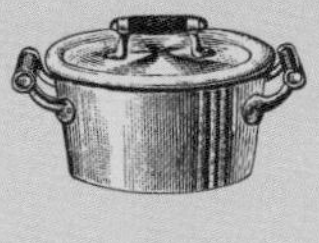

身體的細胞在新陳代謝的過程中，都會產生氧化還原反應，因此體內會產生自由基。自由基會氧化身體的細胞，造成細胞的死亡或變異。既然氧化是造成老化的原因，那麼我們就需要抗氧化。

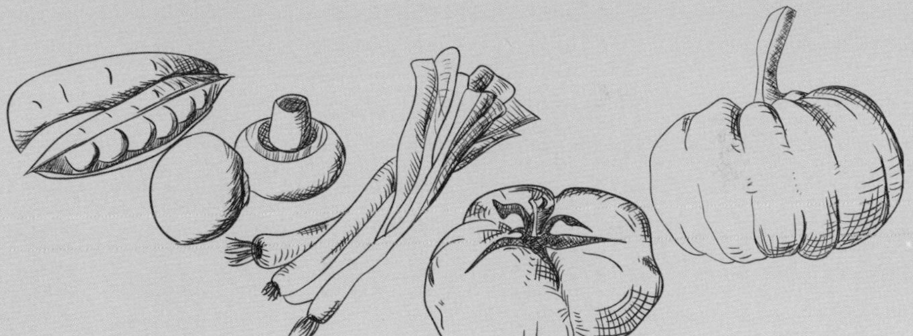

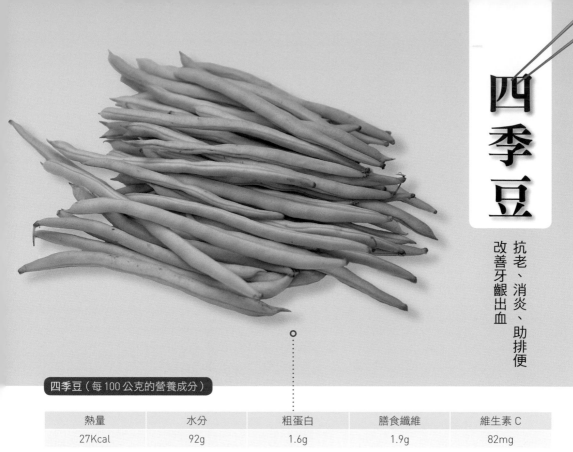

# 四季豆

抗老、消炎、助排便
改善牙齦出血

四季豆（每 100 公克的營養成分）

| 熱量 | 水分 | 粗蛋白 | 膳食纖維 | 維生素 C |
|---|---|---|---|---|
| 27Kcal | 92g | 1.6g | 1.9g | 82mg |

資料來源／食品營養成分資料庫

## 營養師觀點

**三軍總醫院北投分院營養師 ‧ 吳舒瓊**

四季豆容易產氣，因此常常脹氣的人，要控制食用量。許多人提到四季豆就聯想到炸物或乾煸四季豆，但是用油量都偏高，清爽一點的吃法可以將四季豆燙熟後斜切，再把紅蘿蔔、豆包切絲，淋上一點醋和芝麻，做為夏季爽口的涼拌菜。

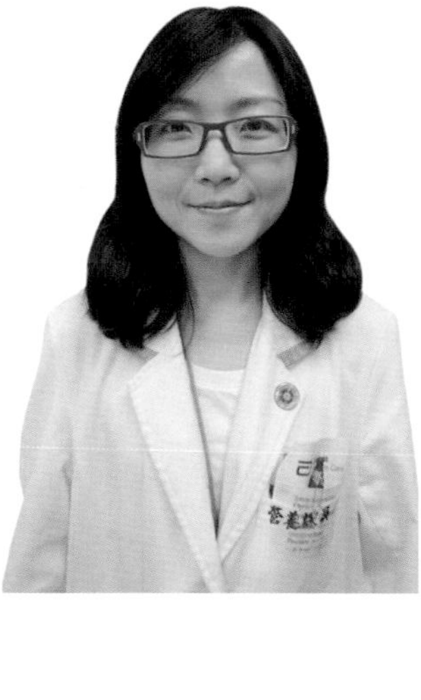

四季豆又稱敏豆、菜豆、雲豆、龍爪豆，雖屬於蔬菜類，但是維生素C的含量與蘋果、香蕉等水果不相上下，維生素C與身體的膠原蛋白合成有關，除了有助於皮膚美白、抗老化，也能改善黏膜與牙齦的出血問題。

然而四季豆獨特的營養素其實是膳食纖維，膳食纖維分為水溶性與非水溶性，前者與血糖控制有關、後者與腸胃蠕動有關，四季豆的纖維質大部分是非水溶性纖維，有助促進腸胃蠕動，排便順暢。

此外，四季豆的豆莢含有皂素，是一種抗氧化物質，可消炎、抗癌，也會和膽酸結合，有助於降膽固醇。不過，四季豆不能生吃，因為皂素會刺激消化道黏膜，加上四季豆的豆粒含有胰蛋白酶抑制物以及菜豆毒素，必須煮熟食用，否則容易引起噁心、嘔吐或腹痛等不適症狀。

四季豆很容易失去水分，保存時先放進塑膠袋，外面包覆報紙，放入冰箱冷藏即可。因為四季豆可多次採收，種植過程會反覆使用農藥，食用前要用流水徹底清洗乾淨以減少農藥殘留。

Tips

### 生活小常識

選購四季豆有三個小撇步：一、表面顏色翠綠。二、豆莢飽滿有彈性、容易折斷。三、沒有明顯豆粒凸出。

### 這樣吃最健康

許多人吃鹽酥雞時，會搭配炸的四季豆，認為可攝取蔬菜。炸過的四季豆雖然纖維質還在，但是維生素、礦物質都受到破壞。此外，因炸油反覆使用、炸多種食材，已經高度氧化，所以吃炸過的四季豆，也會吃下不好的油，弊大於利。

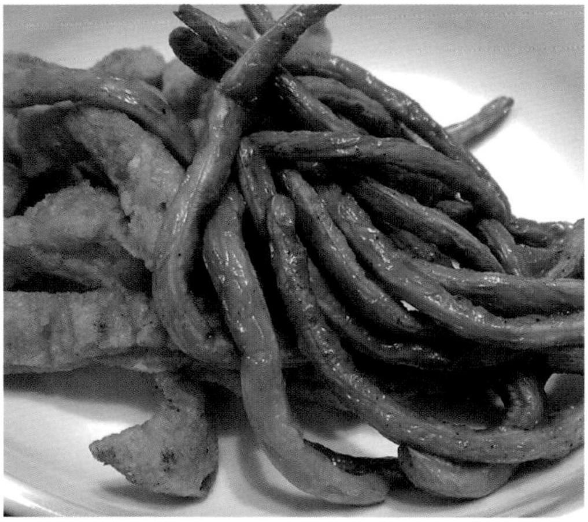

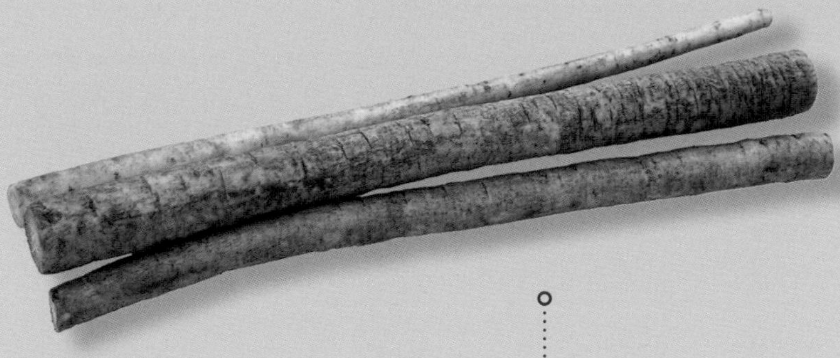

# 牛蒡

降血脂、抗衰老
清除體內垃圾

牛蒡（每 100 公克的營養成分）

| 熱量 | 粗蛋白 | 膳食纖維 | 鈣 | 鎂 |
|---|---|---|---|---|
| 84.5Kcal | 2.5g | 5g | 45.9mg | 50mg |

資料來源／食品營養成分資料庫

## 營養師觀點

**臺灣營養基金會執行長 ・ 吳映蓉**

牛蒡不僅纖維含量高，所含的菊糖也是腸道有益菌的營養來源，可繁殖更多的有益菌，抑制壞菌生長，可調節腸胃道菌相。更為人津津樂道的是，牛蒡含有綠原酸可調整血糖，有助糖尿病患者控糖。牛蒡也是高鉀低鈉食物，可穩定血壓。

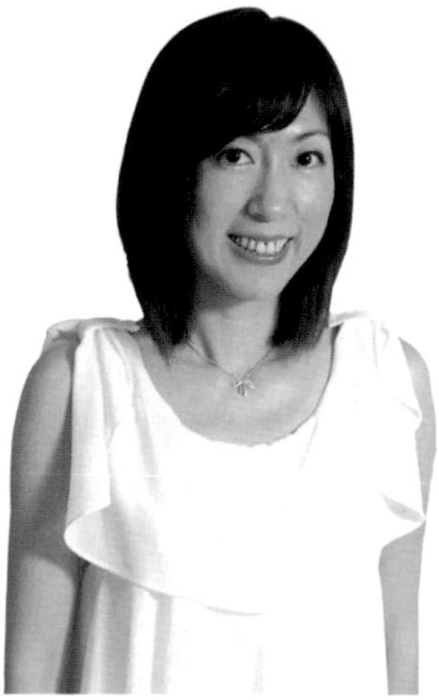

被日本人喻為「疼某菜」的牛蒡，最近在國內掀起風潮，不少人跟著日本人吃牛蒡、喝牛蒡茶，甩肥肉、抗老。營養師表示，牛蒡除了高纖，還含多種營養素，是蔬菜中營養價值非常完整的食材。

從歐吉桑變型男的日本南雲醫師，六十歲了，外表看起來像三十歲的年輕小伙子，不少人問他「年輕」的祕訣，他來臺時分享減重經驗時說：「每天喝牛蒡茶。」在臺灣原本不起眼的牛蒡，一時之間成為搶手貨。

牛蒡到底有何神奇之處？臺灣營養基金會執行長吳映蓉表示，牛蒡的膳食纖維在所有蔬菜中名列前茅，含量是胡蘿蔔的二．六倍、花椰菜的三倍，能促進腸道蠕動，助排便順暢。

吳映蓉進一步指出，牛蒡纖維中的菊糖（菊苣纖維）是腸道益生菌的重要養分，能增加腸道益生菌，促進消化。牛蒡的礦物質含量相當高，如鈣、鎂、鋅都具有抗氧化特性，有助穩定情緒。

牛蒡還含十七種胺基酸，其中有七種為人體無法自行生成的必需胺基酸，相當特別。吳映蓉說，牛蒡最特別的是富含綠原酸，不但可以調整血糖，還可以抑制LDL（低密度脂肪蛋白）氧化作用，預防心血管疾病。

值得注意的是，牛蒡中綠原酸含量最多的地方在牛蒡皮，但許多人烹煮習慣會削皮再做料理，民眾如果想要攝取足量的綠原酸，建議將洗淨的牛蒡切絲加芝麻涼拌食用，不僅可以利尿消炎，還能讓頭髮變黑。

Tips

### 生活小常識

腸胃正在發炎如胃潰瘍、拉肚子的人不建議食用；此外，牛蒡鉀離子含量高，腎功能不佳者也不宜食用過量。

### 這樣吃最健康

牛蒡跟高麗菜、紅蘿蔔、雞肉一起燉湯，冬天喝牛蒡湯可解膩，消除臀圍、腰腹的肥肉。夏天則可以用新鮮牛蒡連皮洗淨、切段，然後放入鍋裡滾煮，待涼了當茶喝，可利尿消水腫、除體內溼氣。

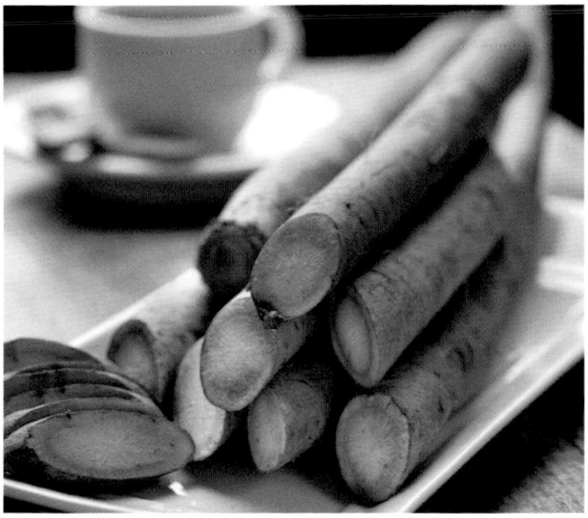

# 鴻禧菇

延緩衰老
增強免疫力

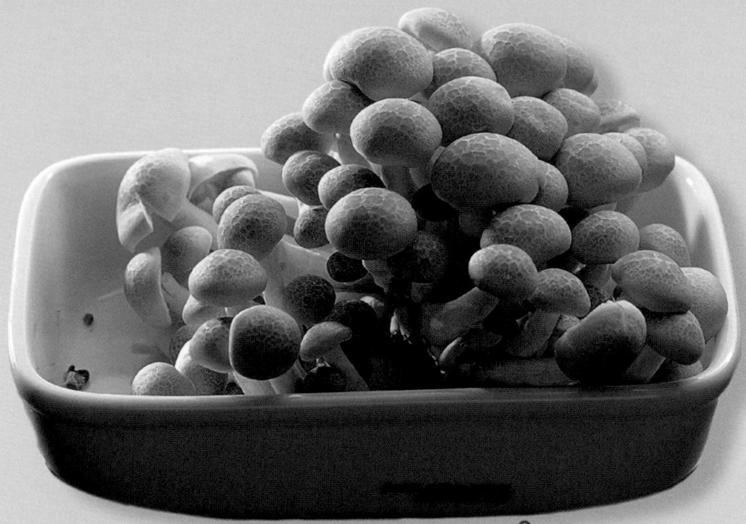

鴻禧菇（每 100 公克的營養成分）

| 熱量 | 水分 | 粗蛋白 | 碳水化合物 | 膳食纖維 |
|---|---|---|---|---|
| 27Kcal | 91g | 2.3g | 4.81g | 1.5g |

資料來源／食品營養成分資料庫

## 營養師觀點

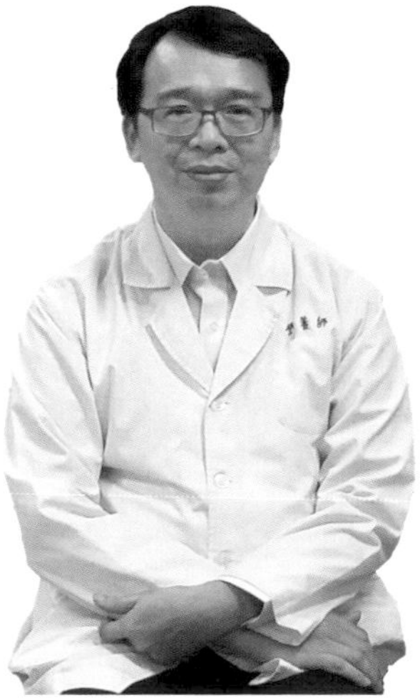

**聯合營養諮詢中心營養師 · 陳彥甫**

鴻禧菇含有生物鹼，生吃可能中毒，因此即使要做沙拉，務必要先汆燙。菇類多半很耐煮，但煮太久吃起來會太韌，鴻禧菇最佳口感是先汆燙，起鍋後冰鎮再吃。

鴻禧菇很好料理，也易搭配做菜，事前不需切過或泡水等前置工作，清洗後就可下鍋料理，吃素的人用菇類熬湯時，也不會忘了這一味。

鴻禧菇與其他菇類一樣含有寡醣、膳食纖維、多醣體，還含有醣蛋白多醣體，可提升免疫力，與不同菇類一起食用，效果更加分；礦物質部分比較獨特的是硒和鋅，硒有抗氧化、延緩老化的功效，鋅對傷口癒合有幫助，也有助於提升免疫力與防癌。

但要注意的是，鴻禧菇等菇類食物都含高普林，雖然國外研究顯示，菇類所含的植物性普林較不會影響尿酸，但建議痛風急性發作的患者，不宜攝取過多。

購買鴻禧菇時，挑選菇傘圓厚、顏色深為佳，菇柄最好顏色潔白、有彈性。有些業者為了外表美觀，可能會浸泡藥水，如果可以聞，要選聞起來沒有異味或化學肥料味道。

鴻禧菇買回家後，如無法一次食用完，建議將根部切除，放在保鮮袋內，再放入冰箱冷藏保鮮，最好三天內吃完，否則即使外觀沒有腐壞，但可能產生黏液，或者吃起來有股酸味，就不宜再食用。

Tips

### 生活小常識

新鮮的鴻禧菇，傘帽應充滿水分，如果看起來有點乾癟，可能已放置多天。

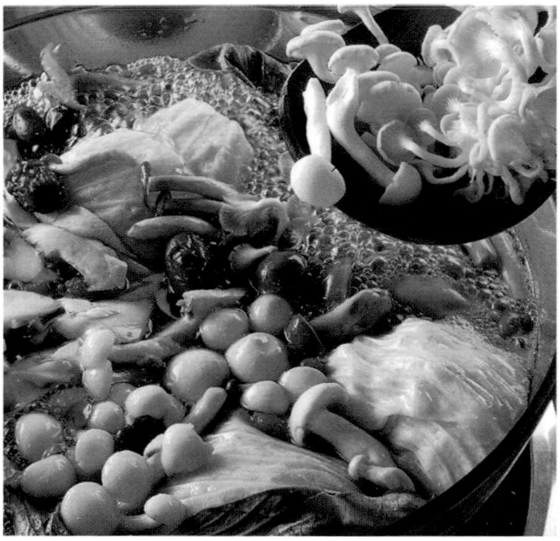

### 這樣吃最健康

鴻禧菇料理方式非常多元，像常見的菇菇鍋裡就有鴻禧菇，同時攝取各種菇類的做法，可得到更完整的營養素。鴻禧菇也很適合搭配牛肉燉煮，或是添加做燉飯。天氣炎熱時，絲瓜清炒鴻禧菇或是涼拌鴻禧菇，都是非常開胃的夏季菜餚。

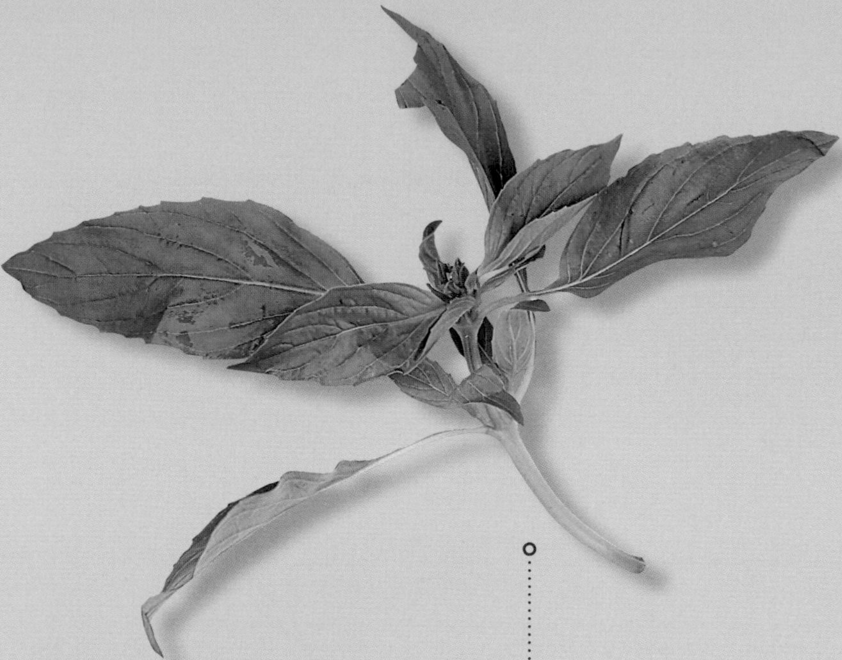

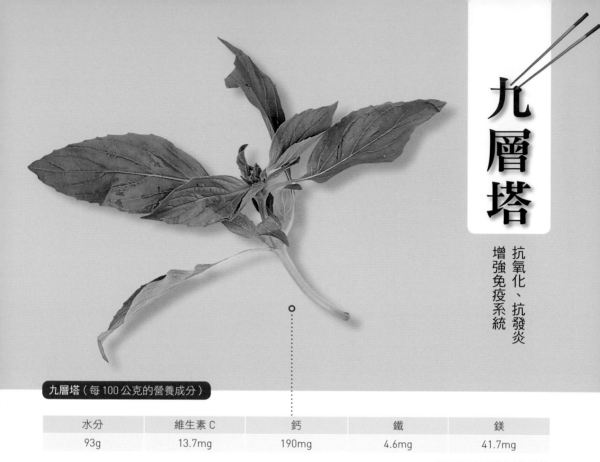

# 九層塔

抗氧化、抗發炎
增強免疫系統

**九層塔（每 100 公克的營養成分）**

| 水分 | 維生素 C | 鈣 | 鐵 | 鎂 |
|---|---|---|---|---|
| 93g | 13.7mg | 190mg | 4.6mg | 41.7mg |

資料來源／食品營養成分資料庫

## 營養師觀點

**二林基督教醫院營養師 · 吳怡萱**

九層塔在料理中屬於提味的功效，比如炒烏賊、蚵仔湯或魚羹，加入一小撮九層塔嫩葉，香味就不同凡響，對於喜歡重口味的人來說，加入九層塔的香氣，可減少油、鹽、糖、醬料的添加，減少熱量與含鈉量的負擔。但鹹酥雞添加的九層塔，高溫油炸中已喪失營養成分，不建議食用。

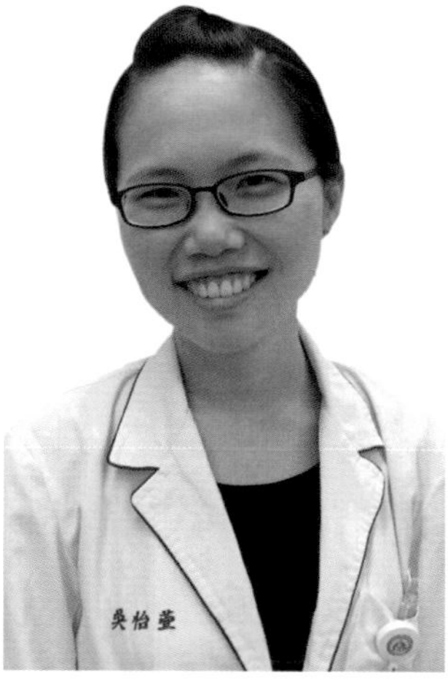

臺灣人所說的九層塔，在西式料理就是羅勒，有「香草之王」的美稱。二林基督教醫院營養師吳怡萱指出，九層塔在食物分類中屬蔬菜類，含大量的水分，也有不少的維生素A、維生素C、維生素K、錳、銅、鈣、鐵、鎂、ω-3脂肪酸和多種芳香精油。

九層塔有獨特的香味，可抑制細菌生長、抗發炎，九層塔由於含豐富的維生素A、C，可增強免疫系統、抗血管氧化，對於支氣管炎、鼻竇炎、氣喘的病人都很有功效。不過九層塔若經長時間烹調，維生素容易被破壞，因此應避免高溫與長時間烹調。

不同品種的九層塔，根據其芳香精油的比例不同，會產生不同的香氣，其香精油可抑制細菌生長、抗發炎。中醫觀點則認為，九層塔可疏風行氣、化溼消食、活血、解毒，因此古方多用來治外感頭痛、食脹氣滯、月經不調、蛇蟲咬傷、皮膚溼瘡。

網路上曾流傳「九層塔含黃樟素會致癌」的說法，其實要考慮「量」的問題。九層塔、桂皮、八角、茴香、當歸、細辛等香料或中藥材都含有黃樟素，但含量很低，一片九層塔的黃樟素含量，大約只有1～25ppm（百萬分之一濃度單位），要達到動物實驗的致癌劑量，除非長期每天吃超過一公斤，生活上不可能達到這種攝取程度，不用過度擔心。

有光敏感體質者，要避免產生紅疹，應避免攝取含光敏感物質，這種體質者就要少吃九層塔、香菜、芹菜等，並且做好防曬。

### 這樣吃最健康

**九層塔蛋酒**

加上麻油和米酒，有益氣行血功效，但燥熱體質者不宜食用太多。

**材料**：雞蛋三顆、九層塔二十克、薑片少許、麻油兩湯匙、米酒一百四十毫升、砂糖少許。

**做法**：一、九層塔切碎，加入蛋液中打散。二、冷鍋放入麻油，爆香薑片，放入九層塔蛋液先煎至兩面皆熟。三、轉小火，加入米酒與砂糖，入味後即可。

Tips

### 生活小常識

九層塔不耐保存，需冷藏並儘快食用。應選擇葉片鮮綠完整無水傷，無褐色或黑色斑塊，嫩芽鮮綠、氣味香濃為佳。

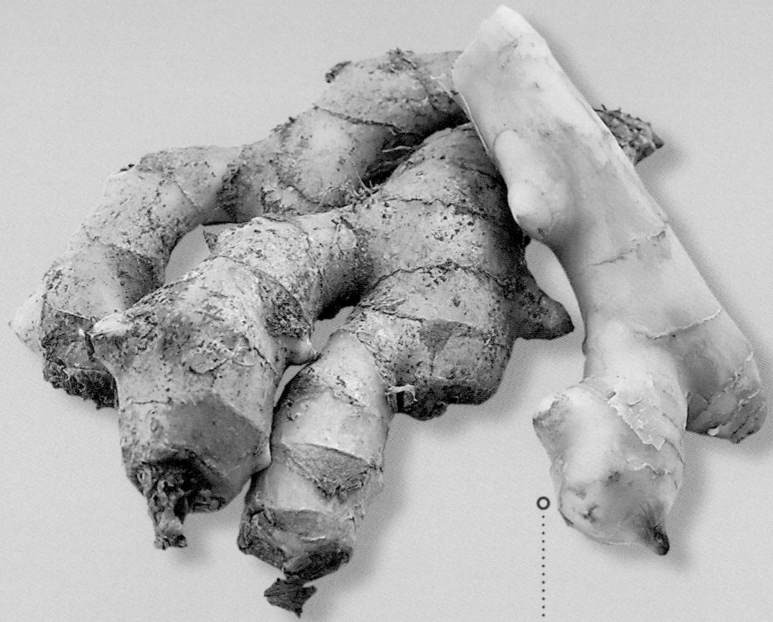

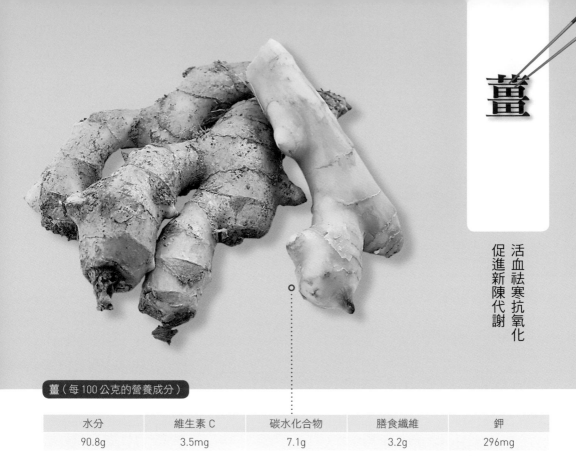

# 薑

活血祛寒抗氧化
促進新陳代謝

薑（每 100 公克的營養成分）

| 水分 | 維生素 C | 碳水化合物 | 膳食纖維 | 鉀 |
|---|---|---|---|---|
| 90.8g | 3.5mg | 7.1g | 3.2g | 296mg |

資料來源／食品營養成分資料庫

## 營養師觀點

**鹿港基督教醫院營養師 ‧ 黃思璇**

薑與一般蔬菜一樣，屬於低熱量、鉀含量較高的食材，由於薑多半當調味配料，實際吃下去的量並不多，因此人體從中攝取的營養素有限。不過，以植物性食材的抗氧化力來說，生薑的抗氧化力高居前幾名，甚至比深綠色蔬菜還高。

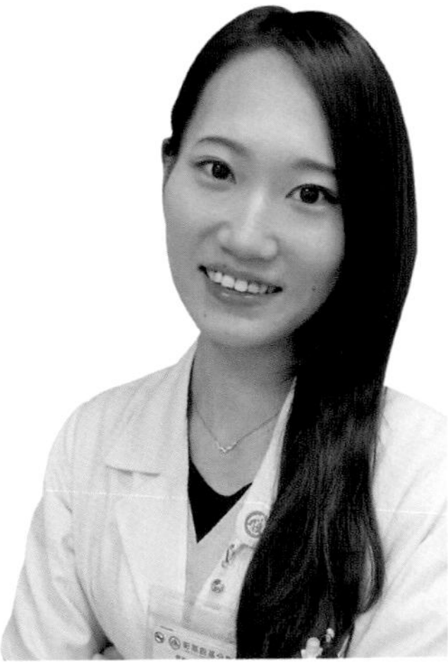

冷天喝一杯薑茶，身子很快就暖和起來，薑種依生長期而有不同，料理上主要分兩大類：多汁不辣的生薑，用來醃漬或當開胃菜；口感辛辣的老薑，用來烹調或煮薑茶。

中醫古籍形容薑：「辛、微溫、發汗解表、溫中止嘔。」不論傷風感冒、噁心嘔吐，喝熱薑湯都有緩解的效果。此外，薑對於消化及循環的停滯，具調節作用，可促進體內新陳代謝，進而改善手腳冰冷等循環不良症狀。

鹿港基督教醫院營養師黃思璇指出，依據不同的生長期，薑可分為生薑（嫩薑）、粉薑、老薑、薑母。生薑是指地下莖在幼嫩時即採收，中醫認為有「養胃醒肺」的功效，適合手腳冰冷、食欲不振、倦怠者食用。粉薑的生長期大概比生薑多半年，又稱為肉薑，有促進體內澱粉類食物消化的作用。

若粉薑不採收持續成長，薑肉纖維化後的薑種則是老薑，辛辣程度是所有薑種中最高的，祛寒的效果也最好。當老薑不採收留種至隔年，與生成的子薑一起挖出的薑種為薑母，有活血化瘀功效。

薑是很好的養生食材，尤其體質虛寒者更適合，但內火旺盛或有胃潰瘍等熱性病者不宜食用。

### 這樣吃最健康

多汁不辣的生薑，用來切絲、醃漬或當開胃菜食用；少汁多纖維、口感辛辣的老薑，則用以烹調提味或煮薑湯、薑茶。

Tips

### 生活小常識

喝薑茶祛寒，可添加一點紅糖，口感與功效都加分。

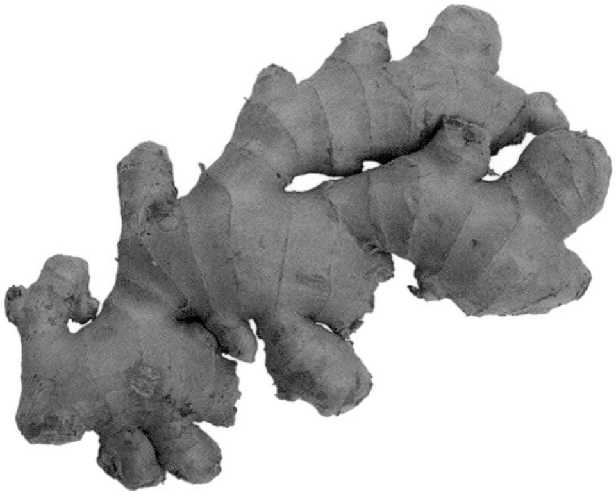

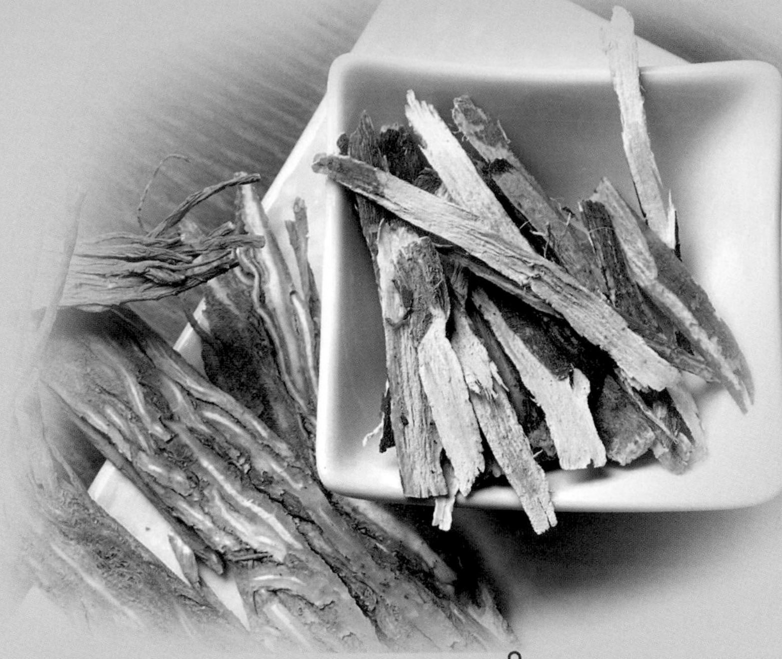

# 黃耆

補氣抗老
預防心血管疾病

黃耆（每 100 公克的營養成分）

| 熱量 | 鈣 | 粗蛋白 | 碳水化合物 | 鎂 |
|---|---|---|---|---|
| 320Kcal | 136mg | 14.9g | 68.7g | 144mg |

資料來源／食品營養成分資料庫

## 中醫師觀點

**京華中醫診所專任醫師 ・ 鄒瑋倫**

當歸是補血之王，黃耆則是中藥材裡最好的補氣之王，不僅可以補氣、提高免疫力，還可以擴張血管、促進血液循環。黃耆是很好的藥膳食材，味甘性溫，任何年齡層都可以食用，尤其癌症患者接受化療時，身體比較虛，用黃耆、枸杞子、紅棗泡茶飲用，可增加免疫力。

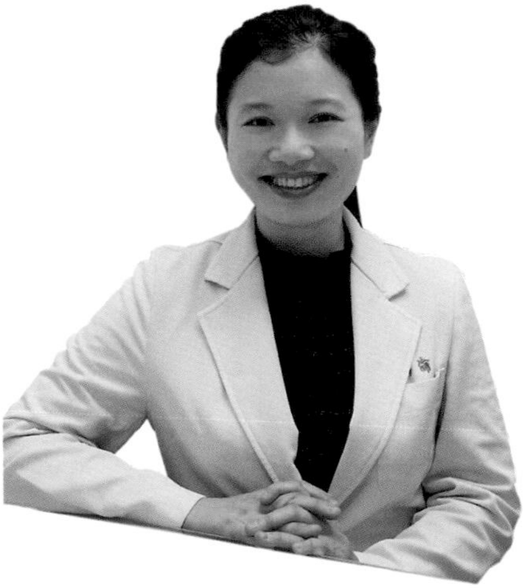

愛煲湯的寶媽曾說：「黃耆是我心目中的超級補氣王，在我的煲湯裡絕對少不了它。」黃耆不但能強健補身，還可利尿消腫，把囤積在體內的「鈉」排出。

黃耆是中醫最廣泛使用的藥材，《本草綱目》提到，黃耆的「耆」字，是「長」的意思，也就是說黃耆是諸藥之長，可見其應用之廣、效果之好。在古代，黃耆又有小人參之稱。

依據中醫典籍記載，黃耆能補氣升陽，對於胃下垂、肺氣不夠、子宮下垂等陽氣不足者，可吃黃耆補元氣。黃耆味甘、性溫，入脾、肺經，跟黨參、人參一樣，同屬補氣藥，價格卻便宜許多。

知名藥方「補中益氣湯」裡，也有黃耆，用來治療易疲倦、元氣不足，以及中氣下陷引起的病症。黃耆除了補氣強身、提升免疫力，還可加強心臟收縮、促進血液循環，預防心血管疾病。黃耆也有消渴、生津液的功效，糖尿病患使用不僅可增強抵抗力，還可降血糖；高血壓患者視體質使用黃耆，也可降血壓。

黃耆加當歸，是很好的補血湯，除了簡單地煮水後飲用，還可以燉雞湯及豬心。不過，這兩種藥材屬性皆偏溫，可以加五味子或酸棗仁，用以治療氣血虛、心悸或晚上難以入睡等症狀。

Tips

### 生活小常識

黃耆雖性溫，但急性期最好不要使用，如急性高血壓、急性腸胃炎、感冒發燒、尿道炎等狀況都不適合使用。

### 這樣吃最健康

黃耆是很好的藥材，可以搭配各種食材，如煮雞肉加黃耆，可補肝腎、益氣血；用黃耆煮飯吃，可消水腫。要注意的是，黃耆不能跟白蘿蔔一起烹調，因為白蘿蔔瀉氣，兩者同食會降低療效。

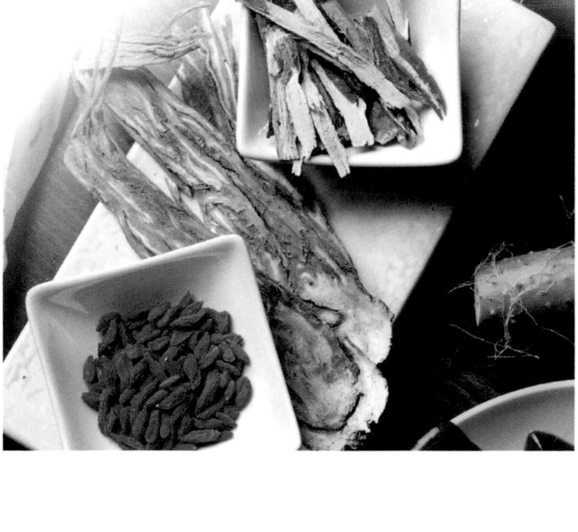

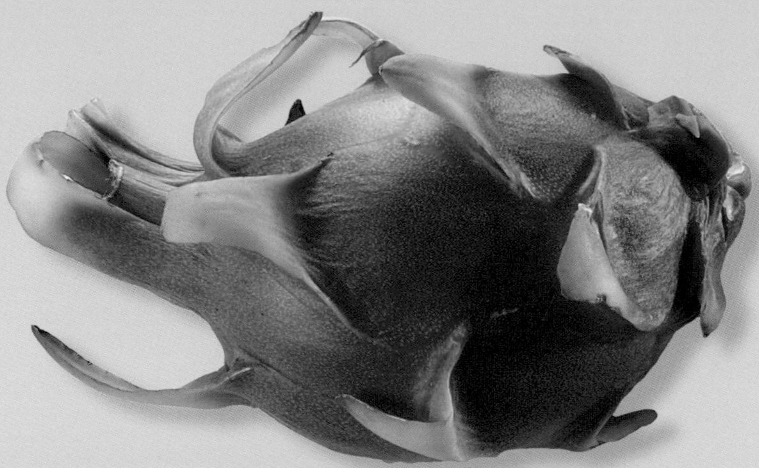

# 火龍果

高纖低熱量
抗衰老、促消化

火龍果（每100公克的營養成分）

| 熱量 | 水分 | 膳食纖維 | 鈣 | 鐵 |
| --- | --- | --- | --- | --- |
| 60Kcal | 88g | 3g | 8.8mg | 1.9mg |

資料來源／食品營養成分資料庫

## 營養師觀點

**郵政醫院資深營養師 ‧ 黃淑惠**

火龍果是最好的消暑水果，低熱量、高纖維，紅肉火龍果的花青素、可溶性纖維含量在水果中名列前茅，是抗老、減肥的聖品。不少愛美女性更將它當成「甩肉」的首選，因為含有果膠，多吃可以幫助腸子蠕動，有健胃整腸的功效，可解決便祕問題，又有潤澤皮膚功效。

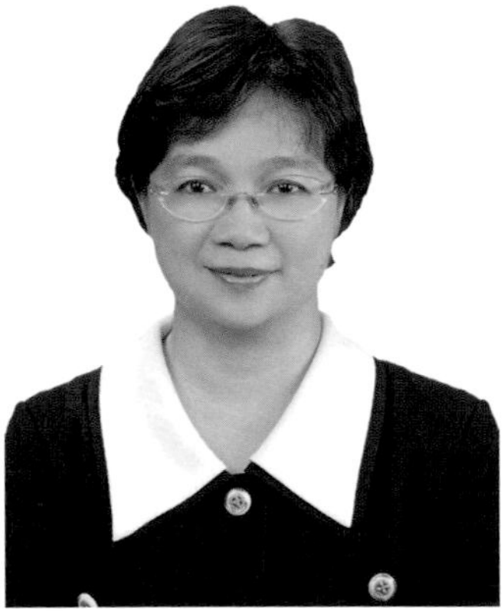

炎熱夏天，吃火龍果可以消暑、整腸健胃，還可以減肥排毒。火龍果含有植物性蛋白，遇到人體重金屬離子時，會主動與重金屬離子結合，把它排出體外。

火龍果從裡到外都是「寶」，國內某知名心臟內科教授，吃火龍果一定連皮帶肉一起打汁喝，他說：「這只有巷子內的人知道的吃法。」火龍果含有豐富的花青素，不輸甜菜根、藍莓含量，可以清除體內自由基，抗衰老。

美國好萊塢明星把花青素視為「抗老」小尖兵。紅肉火龍果含豐富的花青素；白肉火龍果的花青素含量沒有紅肉火龍果多。花青素不只能抗老、防癌，還可以「護目」，對視力有幫助。

除了豐富的花青素外，膳食纖維、維生素C也相當豐富，高於其他水果，維生素C含量是蘋果的三倍，一天吃一顆兩百公克的火龍果，可以攝取四十毫克的維生素C；衛生福利部建議成人一天補充六十毫克的維生素C。

最特別的是，火龍果菸鹼酸含量也相當高，菸鹼酸可促進血液循環；血液循環不好的老年人夏天可多吃。紅肉火龍果含鐵量相當高，老年人及女性可多吃紅肉火龍果，預防貧血。

Tips

### 生活小常識

火龍果含膠質，水溶性纖維含量也特別多，不只易有飽足感，還有助降膽固醇、減少油脂吸收、延緩血糖上升速度。所以，不少愛美女性把它視為「甩肉」小幫手。

### 這樣吃最健康

火龍果很適合煩躁不安、火氣大或是情緒不穩時食用，因為火龍果含有鎂，有助安定情緒、減輕焦慮，對入睡也有幫助。想要減肥者，建議在飯後半小時左右吃；糖尿病患者可當成飯後水果食用，有助減少油脂吸收，延緩血糖上升速度。想要減肥，建議飯後半小時再吃火龍果。

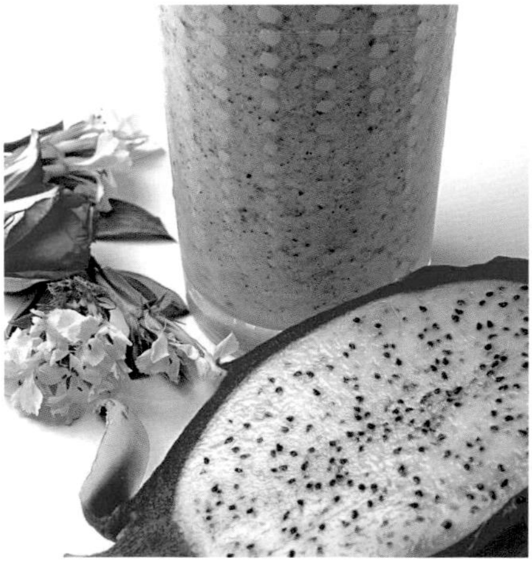

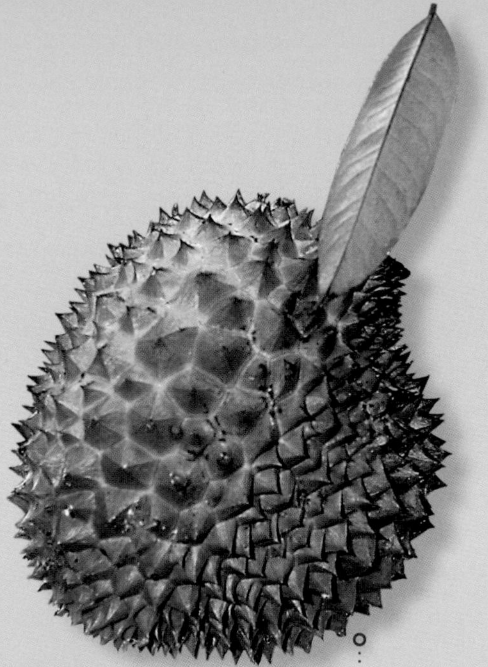

# 榴槤

滋補美白
抗氧化

榴槤（每 100 公克的營養成分）

| 熱量 | 粗蛋白 | 膳食纖維 | 鉀 | 碳水化合物 |
|---|---|---|---|---|
| 136Kcal | 2.6g | 3.7g | 420mg | 31.5g |

資料來源／食品營養成分資料庫

## 中醫師觀點

**長庚醫院中醫師 ‧ 喬聖琳**

不少孕婦分享吃榴槤有助於養胎，可增加胎兒體重，主因是榴槤熱量高、營養素豐富，被形容為「如同吃雞湯般營養」；不過，榴槤未必是最佳選擇，因為孕婦被胎兒壓迫腸胃，很容易便祕，榴槤在腸胃中會吸水膨脹，吃多了會阻塞腸道，加重便祕症狀。因此當一般的水果適量食用即可，不要當補品吃。

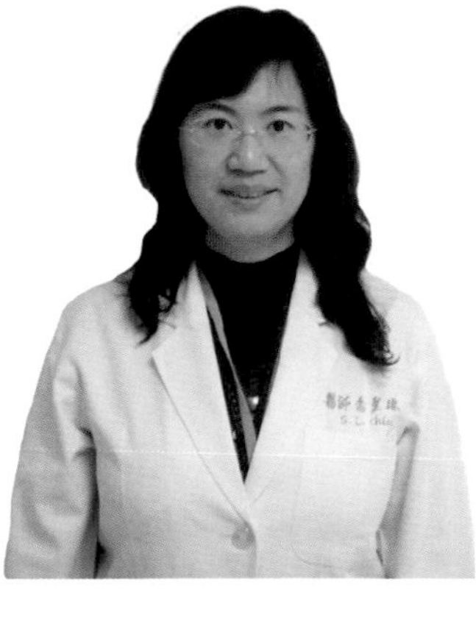

表面滿滿硬刺、果肉軟滑嫩甜的榴槤，許多人的第一印象就是聞起來奇臭無比，這股特殊的味道，源自果實成熟時產生硫化物，所以果實愈熟、味道愈重。

榴槤有「水果之王」的稱號，盛產於東南亞國家，其中以泰國的品質最優、產量最大。榴槤營養價值極高，與一般水果相比，蛋白質和脂質含量特別高，糖分也不低，可提供熱量補充及胺基酸來源；此外，榴槤的維生素C含量不低，有助於皮膚美白及抗氧化。

榴槤在中醫觀點屬於燥熱食物，容易長痘子、便祕、口乾舌燥等熱性體質的人，不適合食用，否則症狀可能會加重。若是體虛、怕冷的人，吃榴槤可獲得滋補的好處。不過，榴槤熱量高，兩瓣果肉熱量約一百二十大卡，吃多了可能變胖。

選購榴槤有三個指標：首先是看色澤，未成熟的果皮偏綠色，成熟的榴槤則偏黃，若是色澤偏暗且失去光澤，表示已經存放太久。其次是聞香味，味道愈濃表示愈成熟。最後輕輕敲果實，聲音比較厚實的表示還不夠熟，聲音若顯得空洞疏鬆，表示水分收乾已經成熟，這時候最適合食用。

可別把榴槤當椰子強行切開，最好吃的時機是榴槤味道濃郁，且會自己裂開，這時再順勢撥開，就會看到果肉，可用袋子將一塊塊果肉分裝，但最好是一次多人分食就吃完，否則放進冰箱，可能會留下鑾重的味道。

Tips

**生活小常識**

榴槤與酒都是燥熱之物，不適合一起食用。

**這樣吃最健康**

榴槤不能一次吃太多，如不控制恐攝取過高熱量。此外，榴槤因為糖分高，糖尿病患者必須限量攝取；每一百公克榴槤含鉀量高達四百二十毫克，必須限制鉀的慢性腎臟病患，也要謹慎食用。

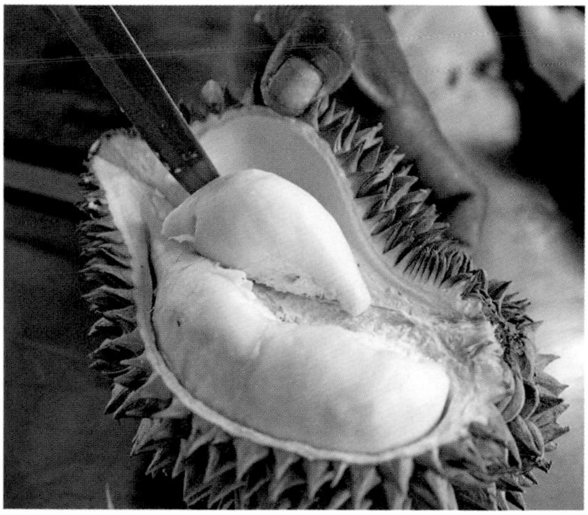

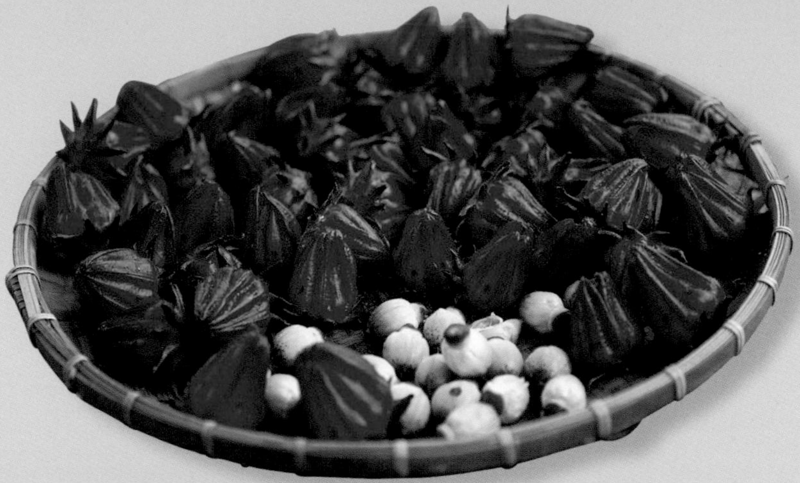

# 洛神花

抗氧化抗發炎
抑制腫瘤生長

洛神花（每100公克的營養成分）

| 熱量 | 碳水化合物 | 鉀 | 磷 | 鈣 |
|---|---|---|---|---|
| 66Kcal | 16.5g | 12mg | 24mg | 4mg |

資料來源／食品營養成分資料庫

## 營養師觀點

**中山醫學大學營養學系教授 · 王進崑**

洛神花屬於民間草藥，中醫典籍並無記載洛神花功效，但因洛神花熬煮後有些微酸味，民間將其視為和酸梅一樣可以生津止渴。現代醫學研究證實，洛神花跟多數蔬果一樣，有助抗氧化、抗自由基、抗發炎甚至抗癌功效。

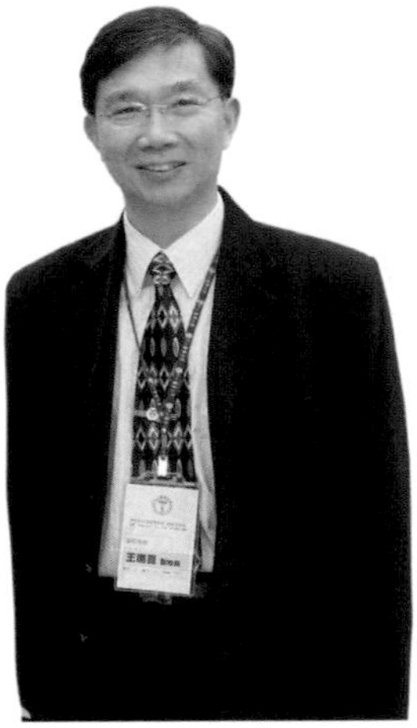

很多人以為洛神花是花草茶的一種，其實洛神花不是花，是果實中的花萼。最新研究發現，洛神花裡的「總多酚類」，不僅能降血壓、血脂，還能除皺比肉毒桿菌效果還好。中山醫學大學研究團隊研究發現，每天喝一杯兩百毫升洛神花熱飲，不但能讓皮膚水噹噹，也能讓臉上的皺紋變淡。

研究主持人王進崑教授表示，此一研究成果並不令人意外，醫學界早已知道洛神花是強力的抗氧化劑，含有植化素中的多酚類，例如類黃酮素、花青素、前花青素等，可清除體內自由基，達到抗老效果。

該研究進行為期六個月的人體試驗，針對四十名三十五至八十九歲有高血脂的成人進行實驗，受試者每天正常飲食外，飲用一杯約兩百毫升、含兩百五十毫克類黃酮素成分的洛神花熱飲。

六個月後，研究團體檢測受試者血脂濃度及血壓，都有明顯改善；研究團隊還發現，受試者的皮膚保水性、紅潤度也提升，連皺紋都變淡了。過去亦有研究指出，洛神花是強力的抗氧化劑，能有效預防癌症、抑制腫瘤生長、保護心臟。

另一個研究發現，若每天飲用洛神花茶，二十一天後能降低血壓達5.2%。很多水果也都含有植化素多酚類，如草莓、黑莓、藍莓等莓類水果，平常多吃這些水果，也可達到同樣功效。

Tips

**生活小常識**

洛神花性寒涼，體虛氣弱的人不宜多吃；且洛神花具活血效果，孕婦不宜食用。

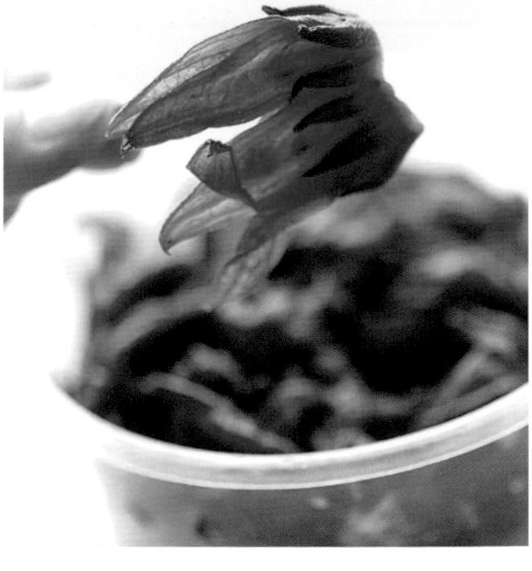

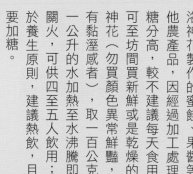

**這樣吃最健康**

洛神花製作的蜜餞、果醬等其他農產品，因經過加工處理、糖分高，較不建議每天食用。可至坊間買新鮮或是乾燥的洛神花（勿買顏色異常鮮豔，或有黏溼感者），取一百公克加一公升的水加熱至水沸騰即可關火，可供四至五人飲用；基於養生原則，建議熱飲，且不要加糖。

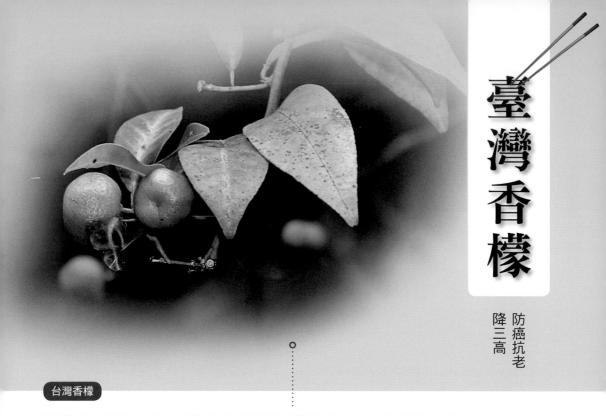

# 臺灣香檬

防癌抗老
降三高

台灣香檬

根據日本研究，十元硬幣大小的臺灣香檬維生素 C 是檸檬的三十倍，果皮所含的川陳皮素、橘皮素等植物類黃酮素高於其他柑橘類水果，是很好的抗氧化物。

## 營養師觀點

**臺灣全民健康促進協會營養師 · 陳怡靜**

臺灣香檬被日本人視為「養生之寶」，教育部更將它列入小學社會科教材，成為當紅炸子雞，不少人視為降三高殺手。臺灣香檬含有豐富的維生素 C 及生物類黃酮，是很好的抗發炎先鋒部隊。

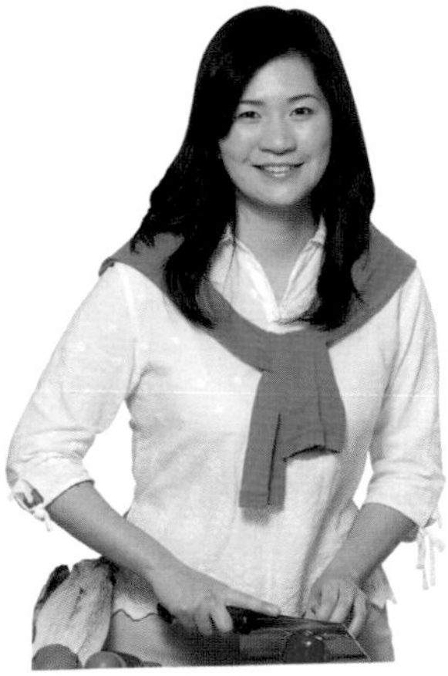

part 9

臺灣香檬是臺灣的野生柑橘，早期出現在臺灣東部和日本沖繩，老一輩的人都叫它「山桔仔」或「山柑仔」。日本學者研究發現，沖繩居民長壽原因之一，就是常吃一種類似檸檬的果實，經查證是臺灣的野生柑橘。

幾年前，日本學者到臺灣尋找原生種，臺灣香檬的知名度因此大開。根據日本研究，十元硬幣大小的臺灣香檬維生素C是檸檬的三十倍，果皮所含的川陳皮素、橘皮素等植物類黃酮素高於其他柑橘類水果，是很好的抗氧化物。

諸多研究發現，維生素C有抗發炎、抗氧化、抗過敏、抗老化、抗癌化、抗細菌、抗病毒作用，可將免疫系統發揮到最健康狀態。自然界的維生素C不會單獨存在，會與生物類黃酮同時存在，維生素C單吃效果不好，與生物類黃酮一起食用，有加乘效果，出現1+1大於3，甚至可能有大於5的效果。

生物類黃酮存在於果皮跟果肉間的白色絲狀纖維，但很多人吃橘子、檸檬、金桔等柑橘類水果，只吃果肉，相當可惜，建議連白色絲狀纖維一起吃，才能達到抗氧化、抗發炎效果。

Tips

### 生活小常識

儘管香檬有諸多功效，但陳怡靜認為，香檬不宜喝原汁，特別是有胃炎、胃潰瘍、胃食道逆流等疾病的人，千萬不要嘗試，以免加重病情。此外，原汁太酸會傷害牙齒琺瑯質，造成牙齒損傷，建議加水稀釋再喝。

### 這樣吃最健康

吃臺灣香檬最好連皮一起打成汁喝，才能把維生素C、類黃酮素一起吃下肚。不過，不要把食物當成藥猛吃，任何一種食物要達到藥的功效，如降膽固醇、高血壓、高血糖，必須吃到一定的劑量才有效，不要把各種食物功效當成護身符，均衡飲食才能讓身體更健康。

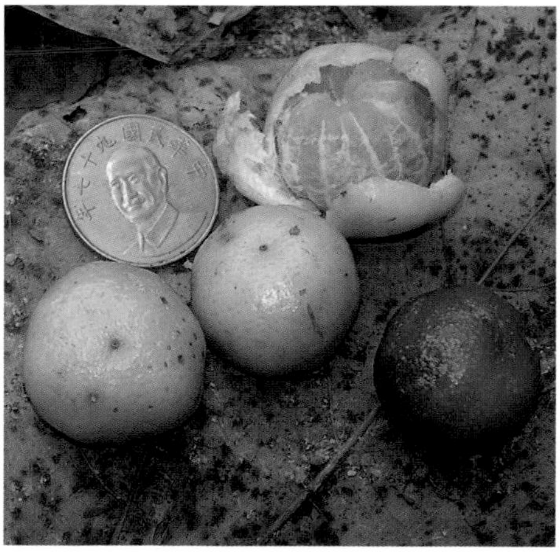

Part 10

# 清熱解毒，降火氣

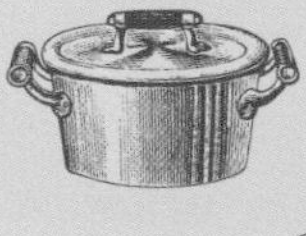

人體是很奧妙的物體，氣候一轉變便會冒出一些不適症狀，例如天熱時容易冒痘痘、食慾不振、便秘，這是因為體內累積了熱毒，透過各類食材的特性，可幫助祛除暑氣，緩和身體不適症狀，恢復健康活力。

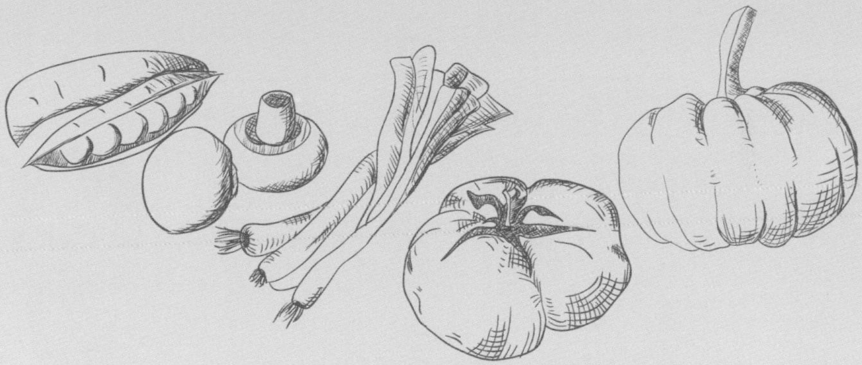

# 玉米鬚

解暑熱、抗發炎
利尿消水腫

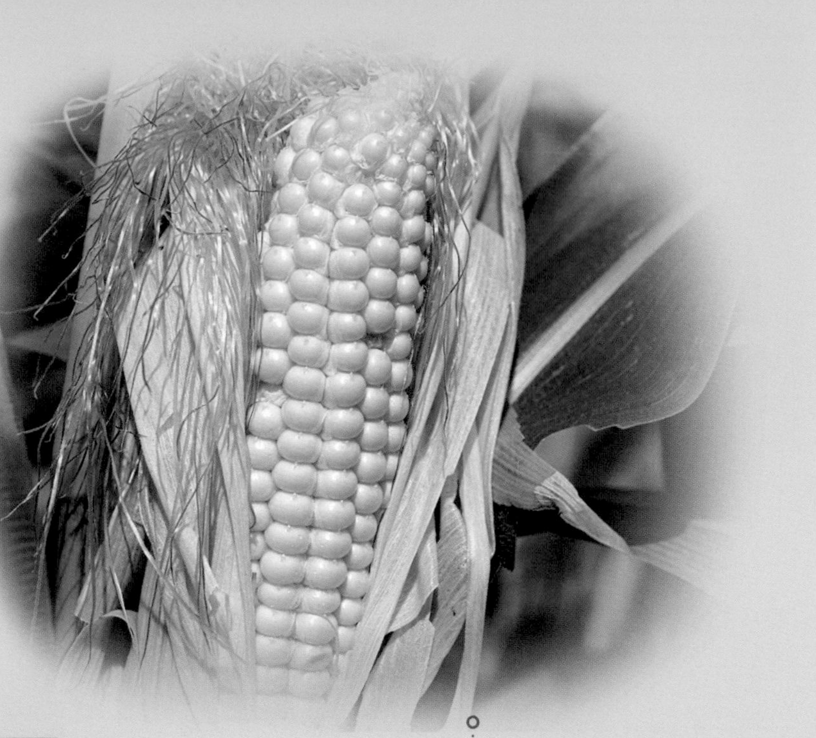

玉米鬚

依據現代營養學分析，玉米鬚含脂肪油、揮發油、樹膠樣物質、樹脂，苦味糖、生物鹼、抗壞血酸、泛酸、肌醇、維生素 K、蘋果酸、檸檬酸、酒石酸等成分。

## 中醫師觀點

**京華中醫診所專任醫師 ・ 鄒瑋倫**

玉米鬚不僅有利尿消腫的效果，它最厲害的是能解暑熱、熱症，若尿道長期處於發炎、服用抗生素產生抗藥性的患者可用玉米鬚煮水喝，緩解不適症狀，降低發炎頻率。中醫常用玉米鬚治療膀胱炎、骨盆腔發炎，但腎功能不好的人不宜食用過量。

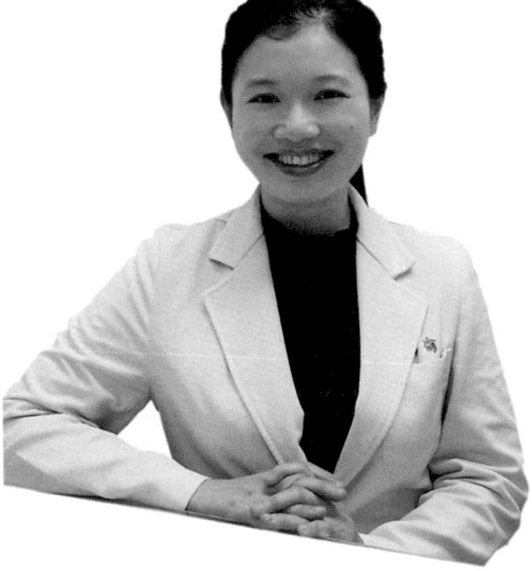

繼喝紅豆水、薏仁水減肥後，國內近來流行喝玉米鬚茶消水腫，體質寒溼、虛胖的人，喝玉米鬚茶比喝紅豆水、薏仁水效果更好，而且玉米鬚在中醫典籍裡屬於中藥材，具利尿、降血壓、止血等療效。

常被菜販當成垃圾的玉米鬚，在古代中醫典籍、日本與韓國卻被視為寶貝，早在十年前日本就發現玉米鬚除了具有抗發炎、降血壓等功效外，消水腫更是優於紅豆水，於是將玉米鬚製成各種產品，曾在市場上颳起一陣旋風。

這股風潮也從韓國吹來臺灣，超市隨處可見玉米鬚茶包。玉米鬚的保健功效非常多，在中藥裡，又稱為「龍鬚」，性平，具有降血壓、血脂、血糖、抗發炎之功效。

依據《現代實用中藥》記載，玉米鬚「為利尿藥，對腎臟病、浮腫性疾病，糖尿病等有效；又為膽囊炎、膽石、肝炎性黃疸等的有效藥。」《民間常用草藥彙編》也明確指出，玉米鬚不但能降血壓，利尿消腫，還具有止血效果。

現代醫學研究則發現，玉米鬚的成分可促進膽汁排泄、降低黏度，減少膽色素含量，加速血液凝固過程，增加血中凝血酶元素含量，提高血小板的數量。

玉米鬚的抗發炎效果備受推崇，很多女生長期深受尿道炎、骨盆炎所苦，建議平常可以多喝玉米鬚茶，降低發炎頻率，若搭配甘草一起服用效果更佳；有過敏性皮膚炎的人喝了，也能減緩過敏症狀。

Tips

**生活小常識**

腎功能不佳、頻尿的人最好少喝，以免加重身體負擔。

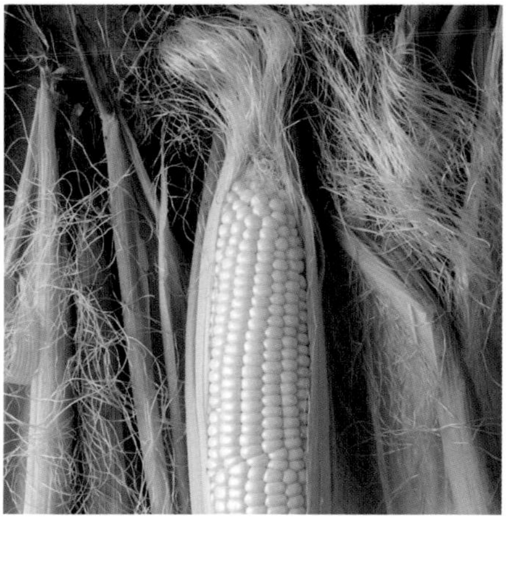

**這樣吃最健康**

在中醫觀念裡，任何藥材都不宜單服，最好搭配其他食物一起食用，才能達到最好的效果。玉米鬚也一樣，慈禧太后駐顏祕方裡，有一道湯品就是「冬瓜薏仁玉米鬚湯」，不但有利尿消腫之功效，還可以補充膠原蛋白，讓皮膚光滑柔嫩；要注意的是，冬瓜一定要連皮一起煮才有效。

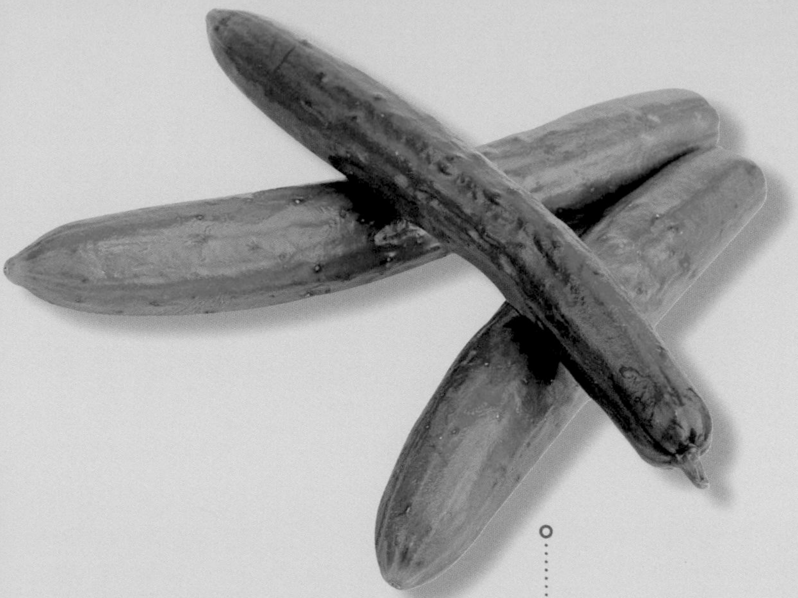

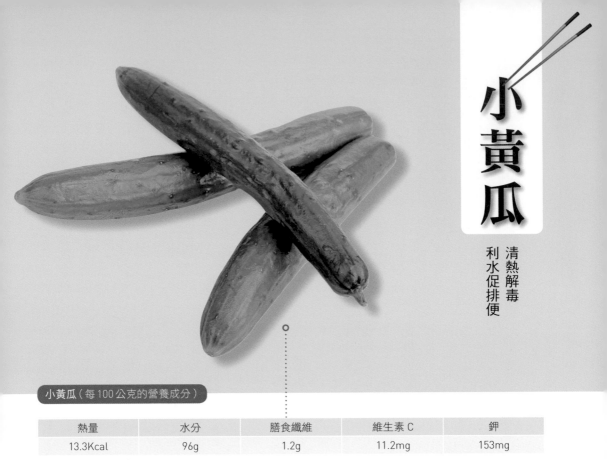

# 小黃瓜

清熱解毒
利水促排便

小黃瓜（每 100 公克的營養成分）

| 熱量 | 水分 | 膳食纖維 | 維生素 C | 鉀 |
|---|---|---|---|---|
| 13.3Kcal | 96g | 1.2g | 11.2mg | 153mg |

資料來源／食品營養成分資料庫

## 中醫師觀點

**長庚醫院中醫師 ・ 喬聖琳**

夏季許多人瘋吃冰消暑，然而吃冰只是讓溫度突然改變，無法讓身體的熱排出去，所以會愈吃愈熱，因此要透過食物來消暑，小黃瓜是比較好的選擇。不過，小黃瓜屬性偏涼，有鼻過敏、容易生理痛及寒涼體質者，不宜吃太多；至於腸胃不佳的人，不建議吃生食，生冷的小黃瓜最好少吃。

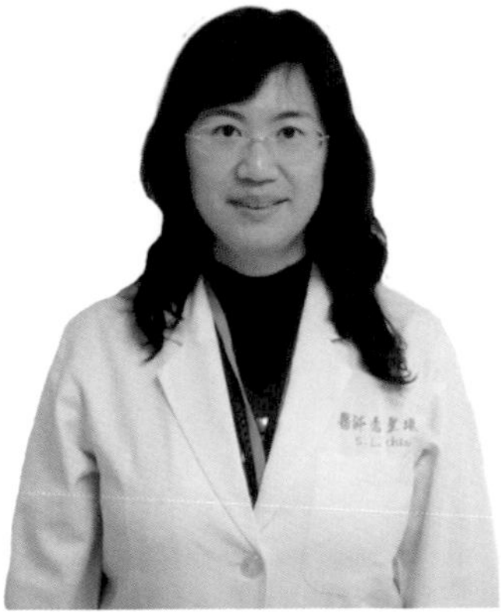

天氣熱不一定要吃冰，夏季盛產的小黃瓜就是消暑降溫的食物，不論生吃、熟食或醃製皆宜，可提供豐富的水分、纖維質、維生素C、維生素A和鉀、磷、鈣、鐵等礦物質。

小黃瓜是屬性偏涼的食物，中醫觀點入脾胃，有助於清熱解毒、生津止渴、利尿消腫，尤其夏天容易口乾舌燥、嘴破、便祕、水腫或食欲不振的人，多吃小黃瓜有緩解的效果。

近年流行「小黃瓜減肥法」，標榜小黃瓜熱量低、有纖維質，還含有丙醇二酸，可抑制碳水化合物轉化成脂肪，搭配雞蛋吃來補充蛋白質，成為可在短時間見效的減肥菜單。

小黃瓜能利水與促進排便，因排便不順或水腫造成的肥胖，吃小黃瓜能輔助減肥；若是其他因素造成的肥胖，甩肉成效可能就不夠好。此外，任何單一飲食減肥法，會有營養不均衡的問題，只靠這道食譜減肥，恐怕難以長久維持。

小黃瓜也可以外用，與蘆薈有類似抗發炎效果，曬傷、燙傷或蚊蟲叮咬也可敷小黃瓜療癒。想要美白保溼的人，最好將小黃瓜洗淨打成汁，沾在面膜上敷臉，比直接將小黃瓜切片後敷臉效果好一些。

選購小黃瓜，以外皮刺狀凸起明顯，呈現青綠色者較為幼嫩；如色澤過於黑綠、表皮軟凹或皺縮，就比較不新鮮。避免農藥殘留，食用前要先用流水多清洗幾次。

Tips

### 生活小常識

小黃瓜在室溫下放超過三天會變乾，建議將外皮擦乾，放進保鮮袋後冷藏，減少水氣有助於保鮮，但冷藏也不要超過十天。

### 這樣吃最健康

小黃瓜可以涼拌生吃，也可以快炒入菜，涼拌小黃瓜是許多家庭方便製作的輕食。名廚阿基師曾分享小黃瓜快速入味三撇步：一、小黃瓜切除頭尾，然後將瓜體切段拍碎。二、先放砂糖再加鹽，糖的比例約為小黃瓜的$\frac{1}{6}$，抓到砂糖都溶化。三、再加入白醋與蒜泥，白醋分量也是小黃瓜的$\frac{1}{6}$，盛盤前淋少許香油即可。

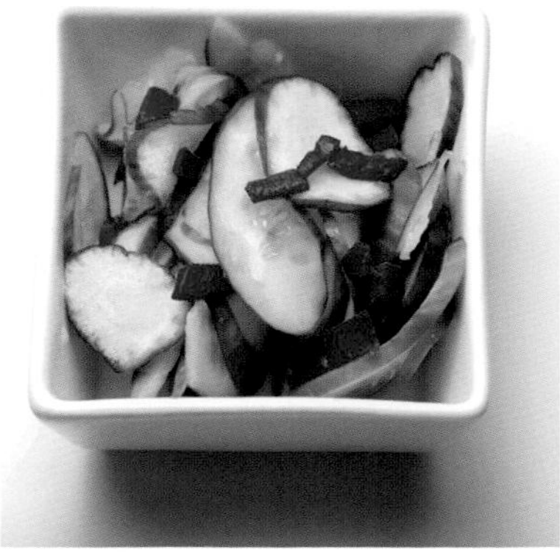

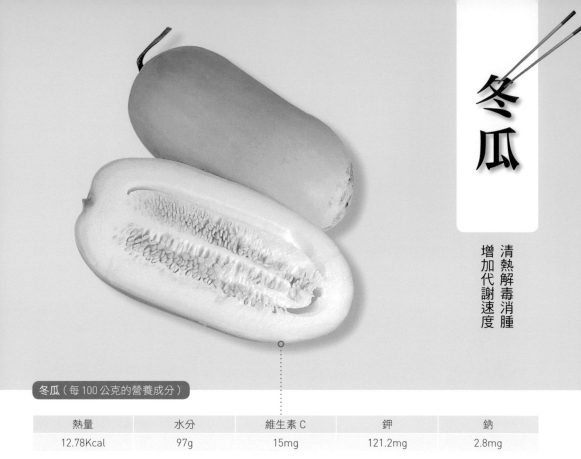

# 冬瓜

清熱解毒消腫
增加代謝速度

冬瓜（每 100 公克的營養成分）

| 熱量 | 水分 | 維生素 C | 鉀 | 鈉 |
|---|---|---|---|---|
| 12.78Kcal | 97g | 15mg | 121.2mg | 2.8mg |

資料來源／食品營養成分資料庫

## 中醫師觀點

### 陳潮宗中醫診所總院長 ・ 陳潮宗

冬瓜性甘平清熱、養胃生津，是夏天極好的蔬菜。《名醫別錄》上說：「冬瓜主治小腹水脹、利小便、止渴。」除此之外，冬瓜消暑解毒，可以去心火、除煩躁，還有化痰積、止喘咳、消痔瘡、化痘疹的作用，並能清神解酒醉、解輕度海鮮食物中毒。

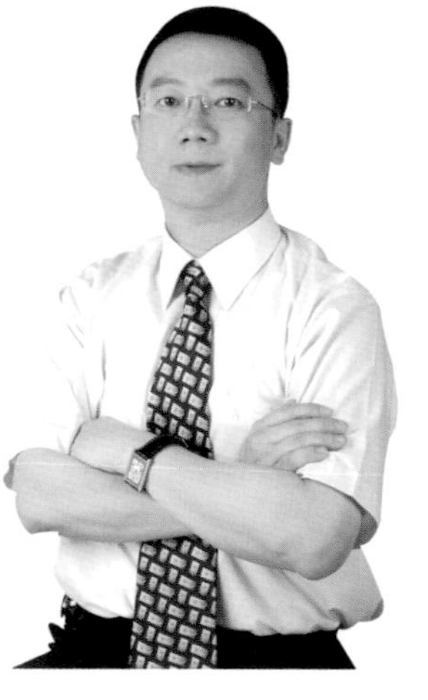

冬瓜是所有瓜類植物中體積最碩大、水分最多、熱量最低的蔬菜。外觀雖不起眼，但它的子、皮、肉、葉、藤都可入藥，尤其是冬瓜瓢（子）還可以養顏美容。

冬瓜最大的特色是水分多、熱量低。中醫學記載，冬瓜氣味甘寒，有生津解渴、清胃降火、利尿、消腫、祛溼、解熱等功效。近代醫學分析，腎臟炎、心臟病、肝硬化、腹膜炎等患者，若出現腹水、小便不順等症狀，可食用冬瓜消腹水。

汗流得多、容易疲倦、皮膚粗糙、不易上妝、易長青春痘的人，多吃冬瓜可改善症狀。但吃冬瓜時要特別注意，因冬瓜屬性寒涼，故胃腸寒滯的人，烹調冬瓜時建議加入一些生薑，有中和祛寒之功效。

冬瓜含有維生素B群、維生素C等，也含有鈣、鎂、磷、鐵、鉀等礦物質，每一百公克冬瓜約有一百二十毫克的鉀，有助於心臟病、糖尿病患排尿更順暢，糖尿病患多吃冬瓜，可增加代謝速度，降低血糖濃度。冬瓜含納量較低，對動脈硬化、冠心病、高血壓、腎炎、水腫等疾病有良好的治療作用。

很多人烹煮冬瓜時只會用到果肉，其實果肉以外的部分，是中藥鋪、中醫師入藥的材料，尤其是把冬瓜瓢（子）與瓜肉一起入鍋煮湯，待湯熟再撈棄，可補強利尿消腫、清暑明目效果。冬瓜子性味乾涼，能潤肺化痰、利水消腫，對熱咳有濃痰、腳氣浮腫、痔瘡痛、尿道炎等有效。

冬瓜子利用得當，還有美容效果。將乾燥的冬瓜子搗碎煮水或磨粉，加入其他藥方，可以製成各式面膜，能消除褐斑、雀斑、潔膚、美白，並使暗沉無光的肌膚得到改善。

### 這樣吃最健康

冬瓜能除去體內多餘的水分及脂肪，有減肥聖品之稱；但最好少吃經過加工的冬瓜封或冬瓜糖，不僅營養價值低，且因加入大量的鹽或糖，糖尿病、心血管疾病、腎臟病、高血壓等患者最好少吃，以免加重病情。

Tips

### 生活小常識

冬瓜加薑煮湯雖然可以抵消冬瓜寒性，但是久病未癒、嚴重腹瀉，或病後極為虛寒者還是不宜食用。

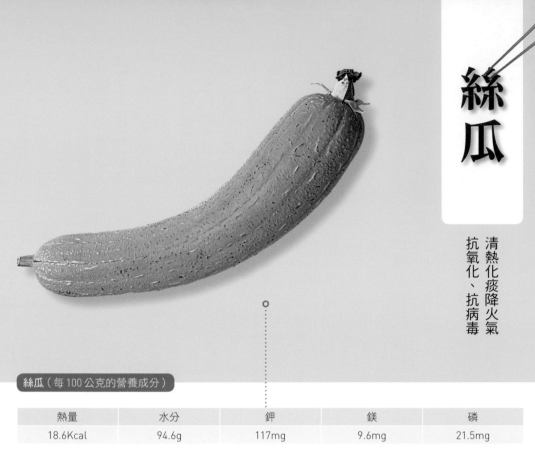

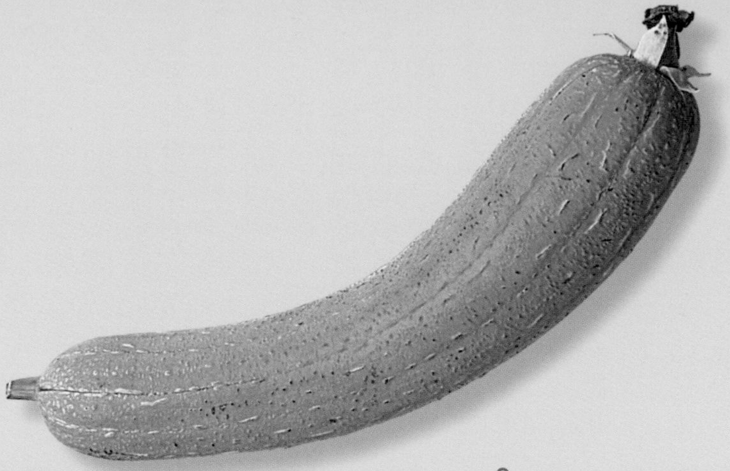

# 絲瓜

清熱化痰降火氣
抗氧化、抗病毒

絲瓜（每100公克的營養成分）

| 熱量 | 水分 | 鉀 | 鎂 | 磷 |
|---|---|---|---|---|
| 18.6Kcal | 94.6g | 117mg | 9.6mg | 21.5mg |

資料來源／食品營養成分資料庫

## 中醫師觀點

**吳明珠中醫診所院長 ・ 吳明珠**

絲瓜性屬甘涼，夏季食用可幫助清熱消暑、降火氣；絲瓜中的皂苷，有止咳化痰作用。李時珍在《本草綱目》記載，絲瓜藤滴出來的汁，具美容功效。絲瓜絡是中醫傷科常用的藥材，可通經活血。

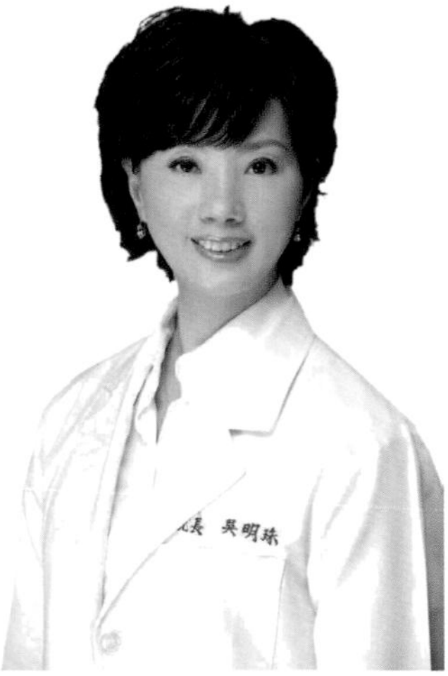

part 10

絲瓜渾身是寶，在老祖母年代，美容除皺的祕方就是塗絲瓜水；絲瓜也常被用來治療婦女疾病，如經血過多、經痛；喉嚨常有痰，也可以多吃絲瓜化痰。中醫師吳明珠表示，絲瓜是夏天很好的食材，有清涼、利尿、解毒功效。

以前常用絲瓜蒂塗臉的吳明珠表示，多數人只知道絲瓜水具美白防皺功效，很少人知道，絲瓜連接蒂頭處，趁絲瓜白肉還沒有氧化之前，塗抹於臉上可去角質，讓皮膚變得細緻光滑。

絲瓜是很好的蔬菜，根據記載，絲瓜的種籽可藥用，嫩芽可當菜食用，絲瓜藤流出的絲瓜水可美白護膚，瓜絡（菜瓜布）可用於沐浴、洗碗及藥用，花可炸食，根也具活血通絡功效。

絲瓜含有人參中的成分——皂苷及木膠、瓜氨酸、木聚糖、干擾素誘生劑等特殊成分，這些成分對人體有特殊作用。

皂苷有抗氧化作用與防癌抗癌有關。它是干擾素的誘生劑，能刺激人體產生干擾素，增強人體免疫力外，亦能抗病毒及抗癌。

有研究發現，絲瓜由嫩瓜到老瓜含有水溶性及非水溶性纖維，有助腸道蠕動，將致癌物排出體外，預防癌症。

絲瓜因為熱量低、水分高，非常適合糖尿病患食用。腎功能不佳，限制鉀攝取的患者，食用絲瓜最好先燙過，除去鉀離子後再食用。

Tips

**生活小常識**

絲瓜雖然營養價值高，但平時手足冰涼，容易腹瀉、胃寒的人不宜多吃。

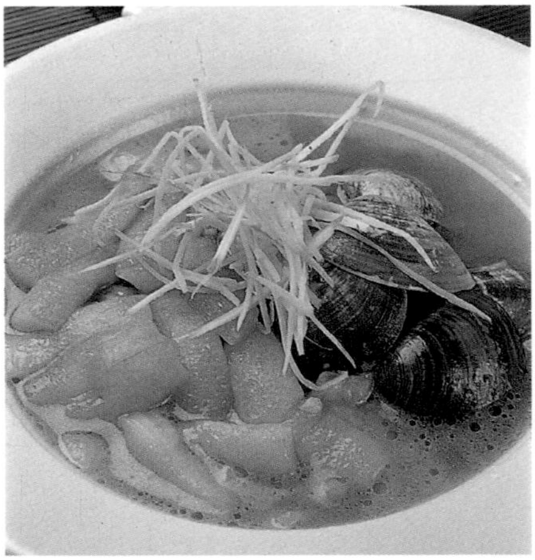

**這樣吃最健康**

絲瓜熱量低、纖維高，有清熱、解毒、利尿功效，很適合夏天食用；絲瓜水具有藥理作用，不少民眾喝絲瓜水治療頭痛、腹痛、神經痛及嘔吐。古印度僧侶生病時，會喝絲瓜水補充體力，但因性屬甘涼，體質比較虛寒的人，食用絲瓜最好搭配薑絲，可去除食物中的寒性。

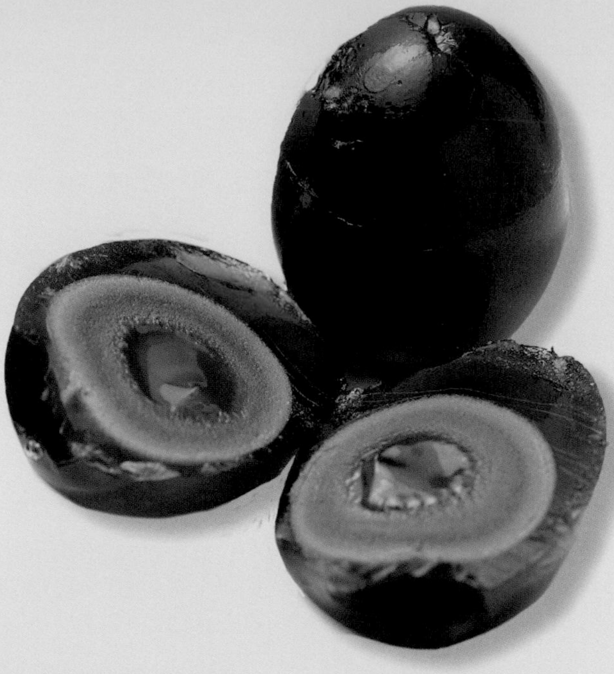

# 皮蛋

清熱開胃
滋陰潤腸

皮蛋（每 100 公克的營養成分）

| 熱量 | 粗蛋白 | 粗脂肪 | 鈉 | 磷 |
|---|---|---|---|---|
| 145Kcal | 12.3g | 9.6g | 676mg | 164mg |

資料來源／食品營養成分資料庫

## 營養師觀點

**鹿港基督教醫院營養師 · 吳姿瑩**

皮蛋的加工過程會浸泡鹼液，含鈉量偏高，因此高血壓患者食用時要注意，以免食鈉量過高，影響血壓控制；以新鮮的蛋來說，一般人建議每天不要吃超過一顆，皮蛋則建議一周吃一兩顆即可。另一方面，皮蛋的磷含量也偏高，若跟含鈣食物一起食用，恐影響鈣質吸收。

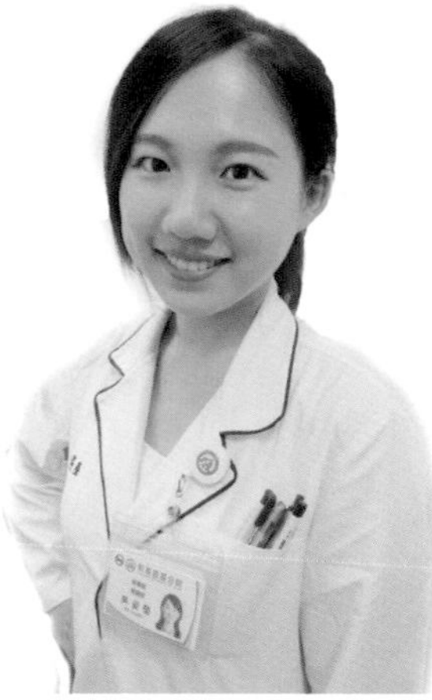

皮蛋黑漆漆的外觀，曾被美國CNN報導為「最噁心食物第一名」，但在國人心中，皮蛋可是常見的小菜與配菜，中醫古籍描述：「皮蛋性涼，有滋陰潤燥、潤腸順氣、清熱止渴的作用。」對於夏季容易出現口乾舌燥、便祕、牙齦腫痛等上火症狀者來說，皮蛋有助於清熱開胃。

鹿港基督教醫院營養師吳姿瑩指出，皮蛋的蛋白質、脂肪酸等營養成分與新鮮的蛋差不多，最大差別是風味的改變；由於經過鹼性醃製、加入許多化學物質，因此礦物質含量會比新鮮的蛋稍微高一些，也因為多了加工手續，可能造成維生素B群流失。

皮蛋製成時，為了讓蛋白質完全被凝膠化，必須浸漬在強鹼溶液中，且為了避免再液化而造成質變，鹼液中往往會添加氧化鉛、硫酸銅等化學物質，因此有重金屬殘留的疑慮。

現在製程上已有改善，要避免重金屬過度殘留有兩個方法：第一，挑選時，觀察蛋殼有無髒汙或大片黑斑，有的話最好不要買；第二種方式比較方便也較有保障，那就是選購有農政單位認可的CAS優質皮蛋認證標示產品，較能確保皮蛋的重金屬值在安全範圍內。

皮蛋最常見的料理方式是涼拌食用，有些人會將皮蛋炸過或炒過，加熱雖有另一種口感、還可除掉可能殘留的細菌，不過也會破壞皮蛋的營養素，且油量使用愈多，熱量愈高，不適合常常這樣吃。

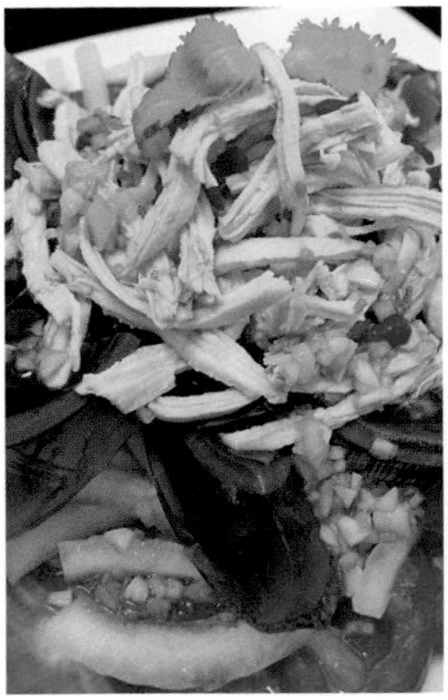

## 這樣吃最健康

### 泰式涼拌雞絲皮蛋

**材料（二至三人份）：**皮蛋兩顆、去皮雞胸肉一百克、番茄兩顆、洋蔥一顆、辣椒兩小條、蒜仁四顆。

**調味料：**魚露兩大匙、醬油一大匙、檸檬汁兩大匙、砂糖一大匙、烏醋一大匙。

**做法：**一、雞胸肉蒸熟，放涼剝絲；洋蔥切絲、冰鎮去嗆辣。二、番茄切片、皮蛋切瓣；辣椒、蒜仁切末。三、番茄片墊底，鋪上洋蔥絲、皮蛋與雞絲，香辛料與調味料拌勻、淋上。

Tips

**生活小常識**

皮蛋放在室溫陰涼處保存即可，不需要冷藏，以免放久後水分流失。

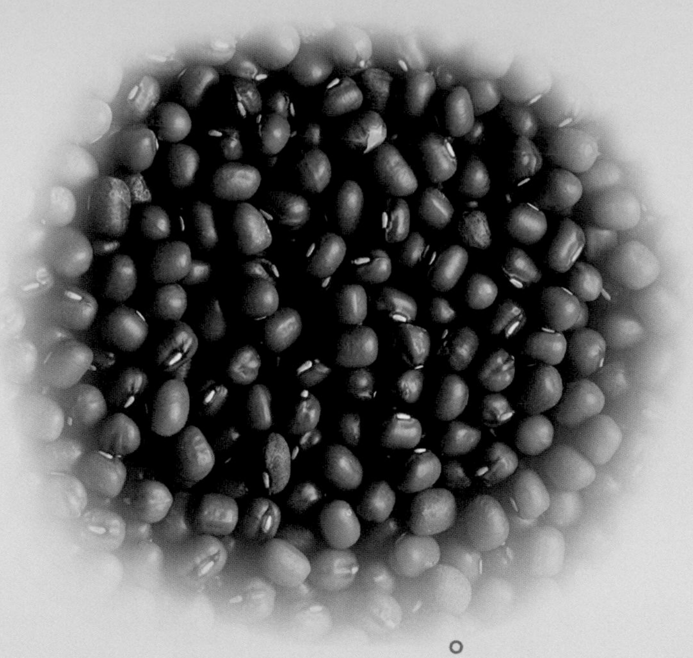

# 綠豆

清熱解毒
消水腫、控血糖

綠豆（每 100 公克的營養成分）

| 熱量 | 碳水化合物 | 膳食纖維 | 粗蛋白 | 鉀 |
|---|---|---|---|---|
| 345Kcal | 62.5g | 16.3g | 23g | 795mg |

資料來源／食品營養成分資料庫

## 營養師觀點

### 馬偕紀念醫院營養師 · 趙強

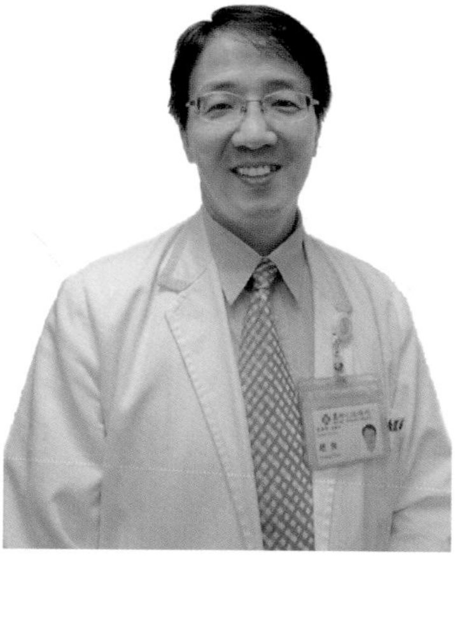

綠豆是豆類，屬於高普林食物，痛風患者應減量食用；另外，若是第三期之後的腎臟病人，不建議喝綠豆湯消水腫，因為效果不佳，且因綠豆的蛋白質含量稍高，磷、鉀的含量不少，這類患者的腎臟功能較差，代謝不掉會累積在體內，造成身體更大的負擔。

**綠**豆是常見的消暑食材，立生中醫診所院長陳旺全指出，酷暑天喝碗甘甜的綠豆湯，具清熱解毒、利尿消腫功效。根據《本草綱目》記載：「綠豆消腫下氣，治寒熱，潤皮膚，解金石、砒霜、草本等一切毒。」

綠豆的解毒作用，源於綠豆蛋白可與有機磷、重金屬結合成沉澱物；不過，與煮爛熟的綠豆湯相比，把綠豆加水後蓋鍋煮三分鐘，呈現黃綠澄清色澤的綠豆水，含有大量尚未氧化的多酚類物質，清熱解毒作用反而最強。

綠豆除了碳水化合物豐富、脂肪質較少，更含有植物性蛋白質、膳食纖維、磷、鉀等營養素。綠豆因為帶殼，屬於未精緻的澱粉，與吃白米飯相比，升糖指數比較低，較有利於血糖的控制。綠豆也很適合混搭其他五穀雜糧食用，比如綠豆和薏仁一起吃，由於都利尿，可加乘消水腫的效果。

許多人把綠豆當作甜點食用，不過，綠豆屬於主食的一種，煮熟的綠豆裝三分之一碗，約莫四分之一碗飯的熱量，因此不宜攝取過量；如果飯後要吃綠豆湯，建議將一碗飯減量為六、七分滿。

綠豆湯雖可消暑益氣，但陳旺全提醒寒涼體質的人，比如有腹瀉便稀症狀者，不適合太常喝綠豆湯，否則會加重症狀。綠豆膳食纖維高，會刺激腸胃蠕動，腹瀉的人暫時不要喝綠豆湯。

Tips

### 生活小常識

綠豆要用密封罐保存，最好放到冰箱冷藏，以免受潮容易發霉。

### 這樣吃最健康

綠豆本身沒什麼味道，因此煮綠豆湯時多半會加糖，提醒糖量不應加太多，否則會增加熱量。綠豆湯可以混搭其他五穀雜糧，比如紅豆、薏仁、麥片等，一方面可變化口味、增加口感，也能攝取更多元營養素。綠豆湯可以混搭薏仁、麥片，增加口感與營養素。

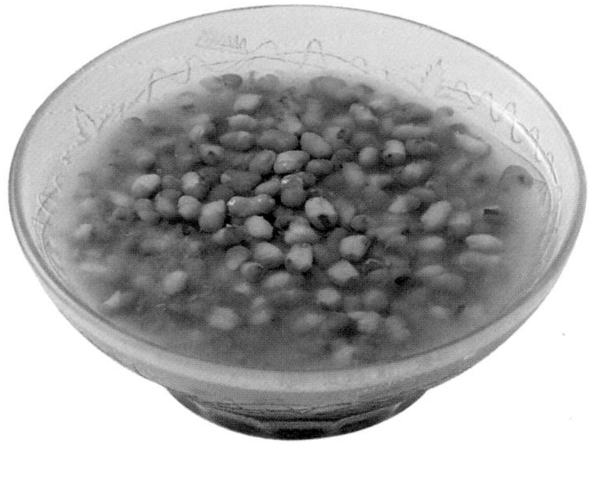

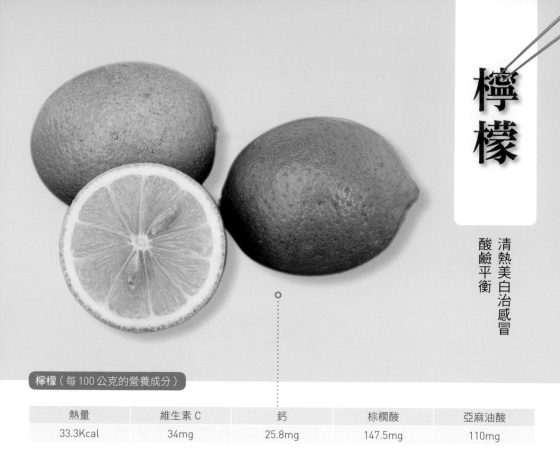

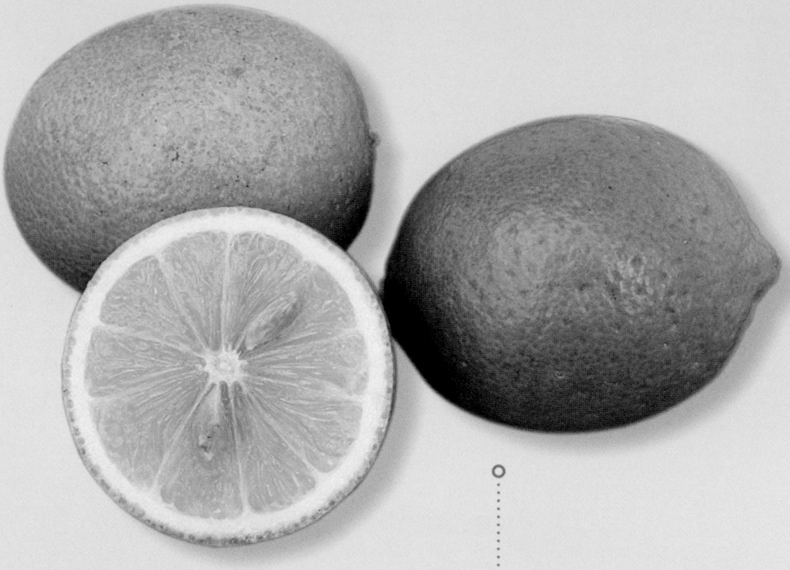

# 檸檬

清熱美白治感冒
酸鹼平衡

檸檬（每 100 公克的營養成分）

| 熱量 | 維生素 C | 鈣 | 棕櫚酸 | 亞麻油酸 |
|---|---|---|---|---|
| 33.3Kcal | 34mg | 25.8mg | 147.5mg | 110mg |

資料來源／食品營養成分資料庫

## 營養師觀點

**郵政醫院資深營養師 ‧ 黃淑惠**

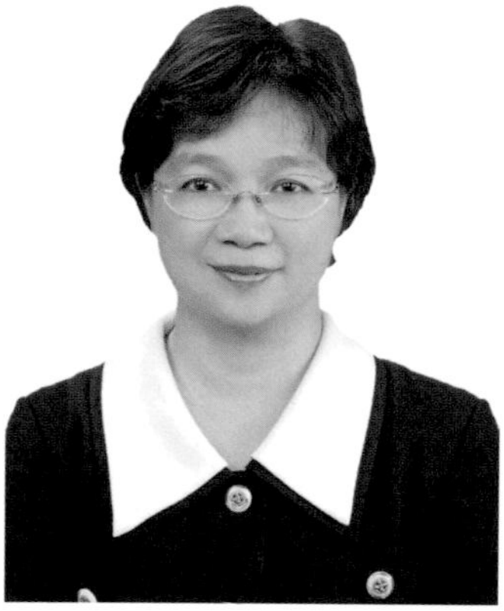

檸檬是很好的清熱、消暑食物，也是很好的解膩食材，吃太飽、胃不舒服時，嘴裡含一片檸檬片或喝一杯檸檬水可幫助消化，緩解不適症狀。正在服用鈣的人，可以喝檸檬提高鈣的吸收率，因為檸檬酸性可以提高鈣的吸收，增加骨密度，進而預防骨質疏鬆。

毒澱粉事件，讓很多人不敢吃芋頭、粉圓冰、珍珠奶茶，改喝新鮮果汁消暑，營養師表示，檸檬是夏天最佳消暑聖品，可消暑解渴、消除疲勞、增強免疫力，還可以減少乳酸堆積。

不少愛美女性為了瘦身，每天喝一杯檸檬汁，結果喝到牙齒酸化。檸檬能促進新陳代謝、解油膩、幫助消化、抑制食欲，但從未聽過喝檸檬汁可以甩肉，千萬不要聽信謠言，不僅「瘦」不了，還可能傷身。

在中醫裡，檸檬具有止咳、化痰、生津健脾的功效。而檸檬中的檸檬酸，可促進新陳代謝、增加腸子蠕動、幫助消化，還具有解渴、清熱、消暑的作用。檸檬富含維生素C，能預防色素沉著，具有美白作用，也可增強免疫力，但胃潰瘍、胃酸過多或痛經的人，最好不要喝，以免症狀加劇。

檸檬雖然是酸的，但其實是鹼性食物，可調和體內的酸鹼平衡。現代人每天忙於工作，身體過度疲勞易產生乳酸堆積，以致身體這裡痠、那裡痛，多喝檸檬汁可減少乳酸的產生。日本科學家發現，喝檸檬汁可防止搭乘長途飛機的旅客患上經濟艙症候群，建議民眾每天喝一杯檸檬汁，幫助血液循環。

夏天引起的熱感冒也可以喝檸檬汁緩解症狀。感冒時一天喝五百至一千毫升的檸檬水，可以減輕流鼻涕、緩解咽喉痛、喉嚨乾等不適症狀；尤其是剛感冒時，可以不藥而癒。建議民眾可以用檸檬加蜂蜜泡開水飲用。

Tips

### 生活小常識

檸檬是很好的祛痰藥方，祛痰功效比柳丁和柑橘還要強，民眾可將檸檬汁加溫開水和鹽喝，可將卡在喉嚨裡的痰咳出。

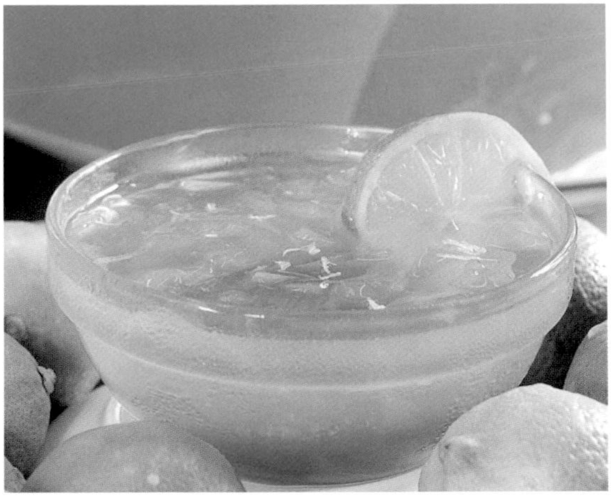

### 這樣吃最健康

喝檸檬水最好用溫涼水，熱度不能超過攝氏七十度，因為溫度太高會破壞檸檬的抗氧化成分；且最好在兩小時內喝完，因為檸檬裡的營養成分，一接觸到空氣就會逐漸流失。

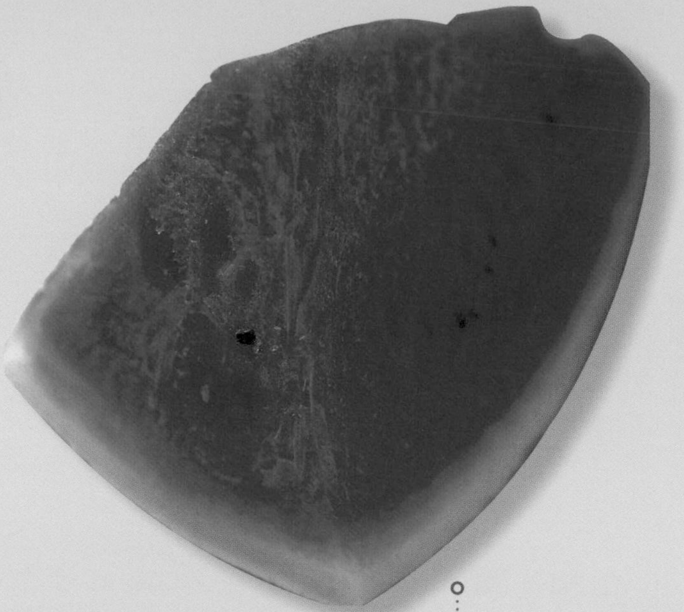

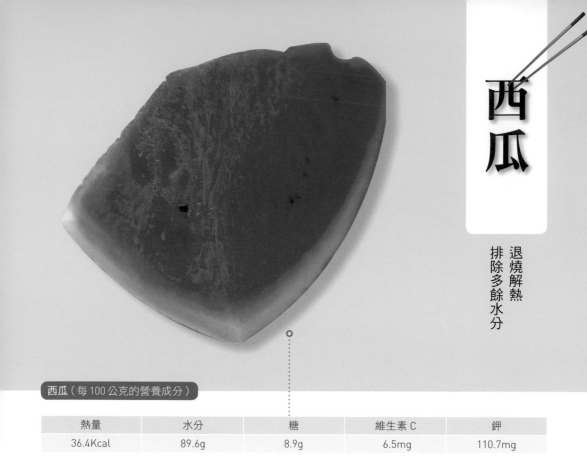

# 西瓜

退燒解熱
排除多餘水分

西瓜（每 100 公克的營養成分）

| 熱量 | 水分 | 糖 | 維生素 C | 鉀 |
|---|---|---|---|---|
| 36.4Kcal | 89.6g | 8.9g | 6.5mg | 110.7mg |

資料來源／食品營養成分資料庫

## 中醫師觀點

**吳明珠中醫診所院長 · 吳明珠**

西瓜是古代中醫拿來治療暑熱的方劑，有天然白虎湯之稱，可清熱消暑、益氣生津，對中暑發熱、疲倦乏力、汗流不止等病症很有效。西瓜皮白肉接近綠皮的部位，中醫稱為「翠衣」，是傳統用來治療暑熱毒火瘡熱的良方。

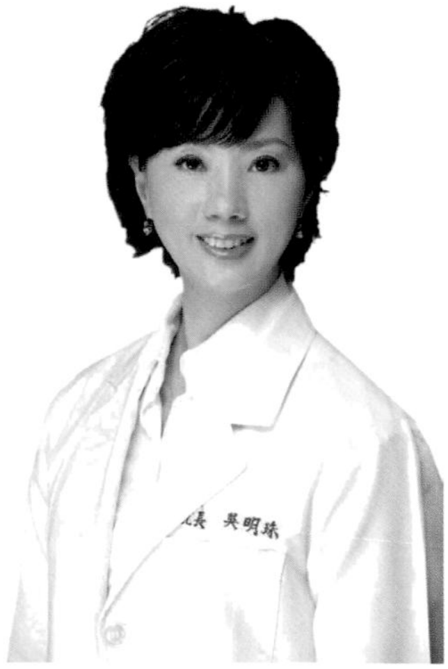

夏天是四季中暑氣最盛、氣溫最高的季節，黃帝內經說：「夏三月，此為蕃秀，天地氣交，萬物華實。」加上進入梅雨季節，溼氣漸重，外在環境呈現「暑邪」和「溼邪」並存。吃西瓜不但可以清脾、化溼，還可以清熱、解暑。

古代醫書裡，把西瓜稱為「天然的白虎湯」，是治高熱、煩渴最好的藥方。在沒有退燒藥的年代，西瓜是很好的藥方，尤其急性發燒、發熱時，吃西瓜可以緩解症狀。

西瓜被視為退燒解熱的良藥，主要是因為它含有94％的水分，可幫助排除體內多餘的水分，具有利尿、發汗的功效。《本草綱目》裡也記載，西瓜甘寒無毒，能消煩止渴，解暑熱，還可寬中下氣，治血痢，解酒毒。

夏季天氣炎熱，血液循環順暢，生理活動旺盛，容易出汗，體內營養物質消耗甚多，再加上酷暑易傷元氣，火氣也較大，心情煩躁，吃西瓜可以補充身體流失的水分及營養素，西瓜所含的氨基酸具有利尿功能，把體內的毒素排泄出來。

從營養師的觀點，西瓜不僅具有很好的食用價值，還可以讓女人變漂亮、變瘦，研究發現，西瓜皮可增加皮膚的彈性，減少皺紋。而西瓜的翠衣（西瓜皮白肉交接處）更可消除下半身循環不良引起的水腫。

然而，西瓜雖具有利尿、解熱、消渴的功效，但也不宜吃過多，尤其糖尿病及腎功能不好的人，吃過多反而適得其反。西瓜糖分含量高，糖尿病患者不宜多吃，吃過量可能造成血糖飆高；腎功能不佳者，恐會造成水分滯留導致水腫。

### 這樣吃最健康

西瓜屬寒性水果，最好在陽氣最旺、日正當中時吃，最能消暑、解渴、解疲勞；晚上最好不要吃西瓜。古有諺語：「晚上吃西瓜，半夜會反症。」是指晚上吃西瓜，半夜會起來尿尿或是拉肚子。西瓜也不宜空腹吃，糖分會被身體快速吸收，囤積成脂肪。

Tips

### 生活小常識

脾胃虛寒、消化不良的人不宜吃太多，會使腸胃功能下降。

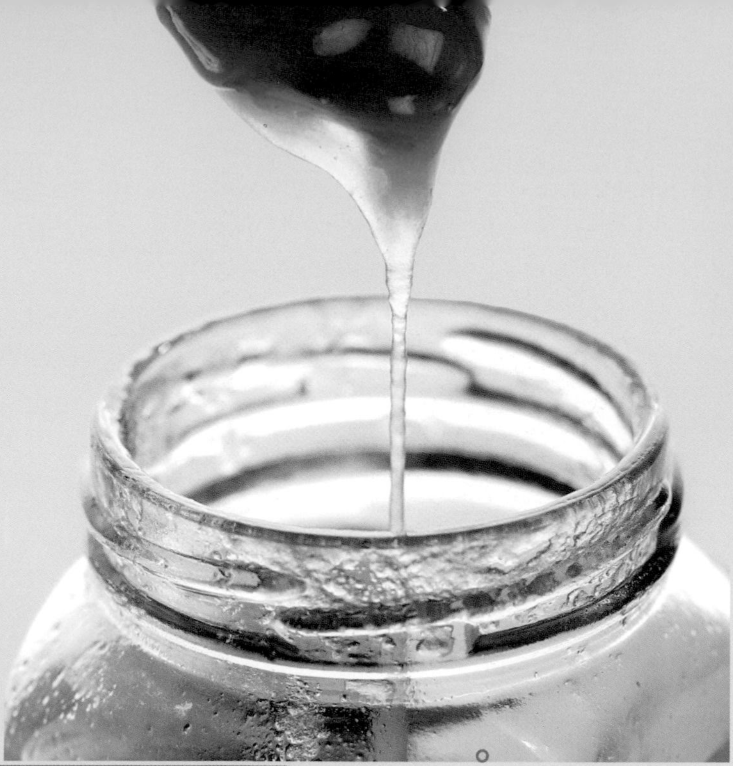

# 蜂蜜

清熱解毒殺菌
補氣潤肺助眠

蜂蜜（每 100 公克的營養成分）

| 熱量 | 水分 | 碳水化合物 | 維生素 C | 鈣 |
|---|---|---|---|---|
| 308Kcal | 19g | 79.6g | 2.6mg | 4mg |

資料來源／食品營養成分資料庫

## 中醫師觀點

**立生中醫診所院長 ・ 陳旺全**

蜂蜜分為上等、中等及下等，如何分辨？可從蜜的來源及顏色、味道來看：上等蜜包括龍眼蜜、荔枝蜜、桂花蜜、柑橘蜜，有清香味，呈淺琥珀色，是透明且黏稠的液體；中等蜜來自蔬菜開花的蜜，比如油菜花蜜，顏色稍稍偏黃；下等蜜來源則是樹，比如檜木蜜、樟樹蜜，顏色為深棕黃色，較為渾濁。

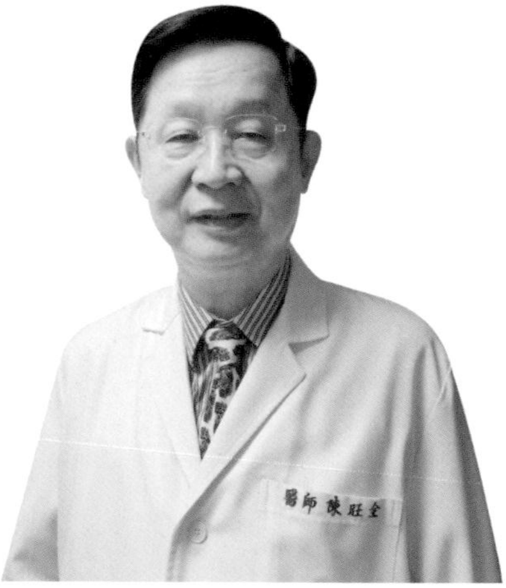

蜂蜜是營養豐富的天然滋養食品，營養成分包括糖類、有機酸、β-胡蘿蔔素以及維生素$B_1$、$B_2$、$B_6$、C等，礦物質則含有鐵、鈣、錳、磷。蜂蜜可說是天然的好糖，最大特色是含有葡萄糖與果糖，這種單糖類不需透過酶的作用，很容易被人體吸收利用。

蜜蜂從開花植物的花採得花蜜、在蜂巢中釀製蜂蜜，因此有「健身長壽百花菁」的形容詞，常見的好處包括清熱、解毒，因此天熱時吃點蜂蜜可保持體內溫度平衡；若有口內炎、咽喉不適，蜂蜜水有助於殺菌，咳嗽者也可利用蜂蜜來潤肺。

由於蜂蜜主要成分是糖類，對於體虛、缺乏能量的人來說，補充蜂蜜可補中氣。蜂蜜也能調整腸胃功能，尤其對於腸胃蠕動不佳者，蜂蜜可以潤腸。蜂蜜中的葡萄糖、維生素、鎂、磷、鈣均可緩解神經緊張，有促進睡眠的好處。

蜂蜜還有止痛效果，比如燙傷時可用蜂蜜抹在皮膚上，患部的腫脹、疼痛程度都會大大減輕，加速傷口癒合。即使將蜂蜜抹在沒有傷口的皮膚上，蜂蜜的營養素也可幫助美容，將蜂蜜加二至三倍水稀釋後抹在臉上，如同敷面膜的效果。

中醫觀點認為蜂蜜性平味甘，多數人都適合食用，不過，因蜂蜜會促進腸胃蠕動，有慢性腸胃炎、腸胃功能有障礙者，最好少用。此外，糖尿病患要限制醣類攝取，攝取蜂蜜時也要注意劑量。

Tips

**生活小常識**

蜂蜜雖然好處多多，但也不宜攝取過量，一般人每天不要吃超過一百毫升。

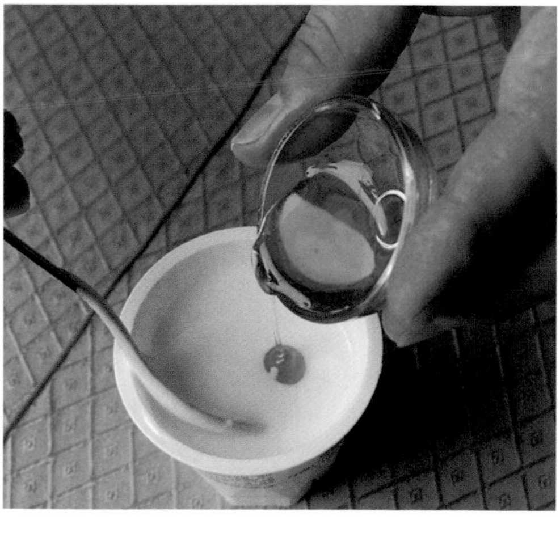

**這樣吃最健康**

蜂蜜可加入牛奶或與水果一起打汁，或是沾麵包、加入優格吃，還可依照不同保健需求來搭配，比如睡不好，睡前一小時可泡杯蜂蜜水（三十毫升蜂蜜＋六十毫升的水）。此外，將百合與麥門冬熬水後加蜂蜜，可緩解「慢性咳嗽」。

Part 11

# 保護眼睛、強化視力

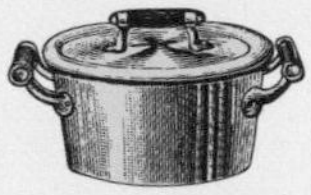

３Ｃ產品大行其道，不僅是青少年族群愛用，連銀髮族也趕上這波熱潮，然而３Ｃ產品銀幕光對眼睛影響甚大，且使用容易上癮，一用就用上半天，對視力更是一大致命傷。

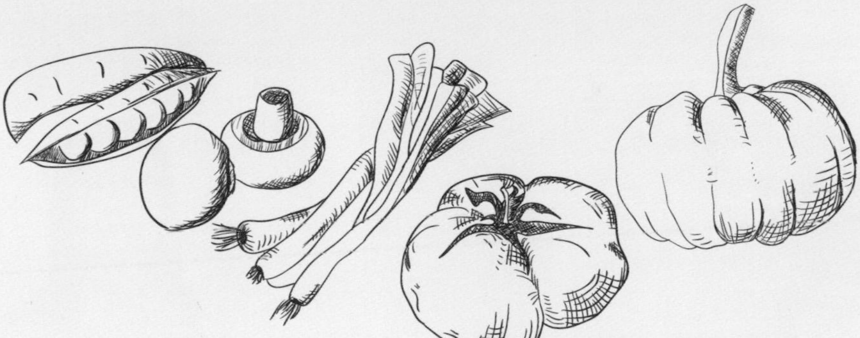

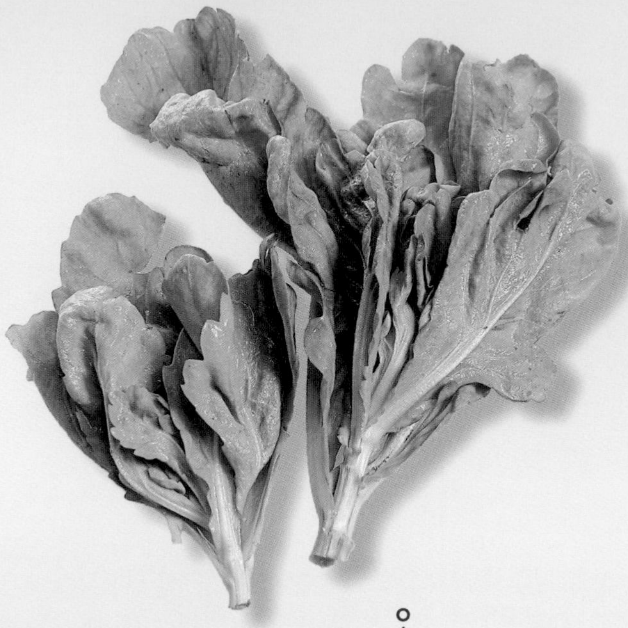

# 茼蒿

清肝明目助消化
增強記憶力

茼蒿（每 100 公克的營養成分）

| 熱量 | 水分 | 膳食纖維 | 維生素 A | 鉀 |
|---|---|---|---|---|
| 15.7Kcal | 94.7g | 1.6g | 4388IU | 362mg |

資料來源／食品營養成分資料庫

## 營養師觀點

**內湖國泰診所營養師 ・ 張斯蘭**

茼蒿含有豐富的 B 胡蘿蔔素、維生素 A、維生素 $B_1$、$B_2$、鐵、鉀、鈉等多種維生素、礦物質，尤其維生素 A 含量相當高，是小黃瓜、茄子的二十至三十倍，多吃可防止視力退化，冬天多吃則可強化醣黏膜系統，增強身體抵抗力。

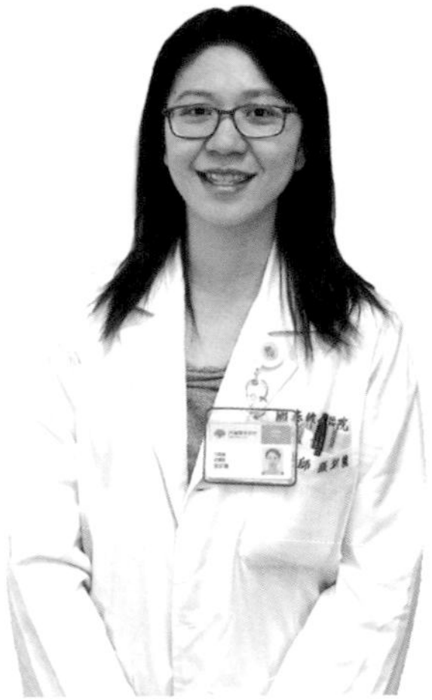

茼蒿是冬天吃火鍋必放的蔬菜，在古代茼蒿是宮廷裡必備的菜餚，由於其營養價值高，加上其特殊香味的發揮油，有助消化開胃、清血養心、潤肺化痰、利小便，在古代有「皇帝菜」之稱。

茼蒿含有特殊香氣的揮發油，對胃脘滿脹，消化不良者食之有幫助，還具有降血糖、清肝明目的功效。

內湖國泰診所營養師張斯蘭指出，多數人對茼蒿的第一印象是，農藥殘留量高，很多人因此不吃茼蒿。其實，茼蒿農藥含量雖高，但它含有豐富的維生素，民眾只要清洗時多洗幾次，或是用流動的水浸泡幾分鐘，就可以解決農藥殘留的問題。

撇開茼蒿農藥殘留問題，它是冬天必吃的蔬菜，含有十幾種胺基酸，能促進智力發展，增強記憶力，且有抗衰老的作用；也富含維生素A，有助抵抗呼吸系統的感染、防止視力退化，以及促進皮膚、頭髮、牙齒、牙床的健康生長。

茼蒿含有豐富的維生素、鈣、鐵量，非常適合兒童和貧血患者食用。唐代醫學家孫思邈在《千金方・食治》中說，吃茼蒿可以安心氣、養脾胃、消痰飲、利腸胃。不過，腸胃不佳常腹瀉的人最好少吃。

Tips

### 生活小常識

茼蒿能促進蛋白質代謝，可幫助脂肪分解，有助消化、增加食欲。

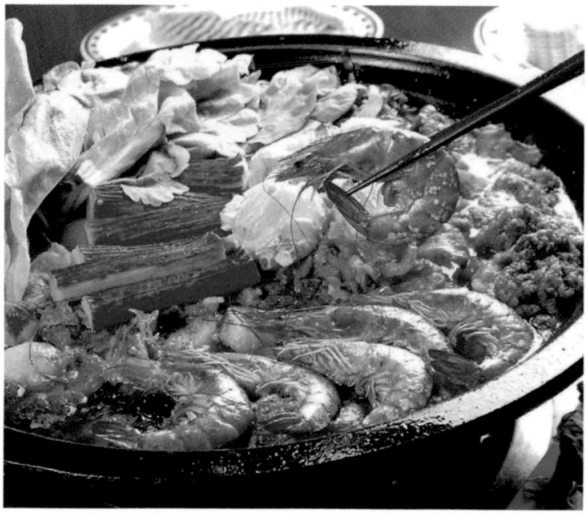

### 這樣吃最健康

吃火鍋、煮鹹湯圓時加入茼蒿可以促進魚肉蛋白質的代謝，解油膩。茼蒿很快就熟，汆燙一下即可食用，煮太久會讓營養素流失，由於茼蒿含有豐富的維生素A，民眾要讓身體吸收維生素A，可將茼蒿汆燙起鍋，拌橄欖油、蒜食用最健康。

# 玉米

延緩視力退化
促進排便

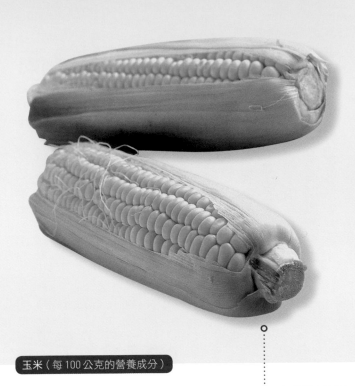

玉米（每 100 公克的營養成分）

| 熱量 | 膳食纖維 | 維生素 A | 維生素 C | 鉀 |
|---|---|---|---|---|
| 111Kcal | 4.6g | 179IU | 6mg | 240mg |

資料來源／食品營養成分資料庫

## 營養師觀點

**內湖國泰診所營養師 ‧ 張斯蘭**

一根玉米大約是一碗飯的熱量，且屬於低 GI 值食物、不會讓血糖過度波動，又能提供更多的纖維質和營養素，因此適度以玉米替換白米飯，對於穩定血糖是不錯的選擇。不過，啃食時要將胚芽吃乾淨，不要只吃玉米粒，因為胚芽是玉米最營養的部位。

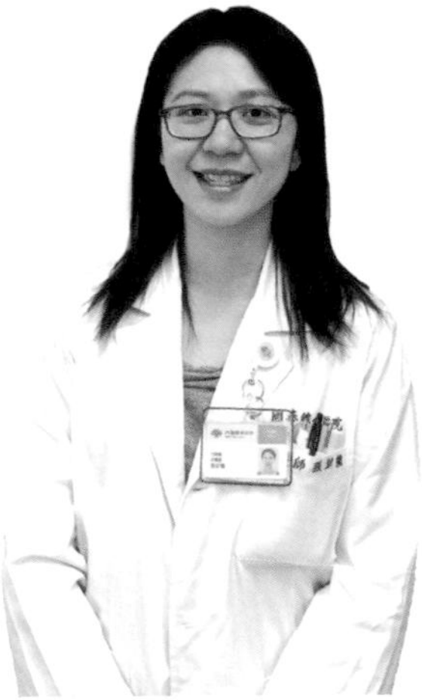

玉米是多功能的主食，是冬季吃火鍋時的必備食材，不僅含有豐富膳食纖維，可促進排便、預防便祕；對於長期用眼的電腦族來說，玉米含有葉黃素和玉米黃素，可幫助延緩視力退化。

依中醫觀點，玉米性平味甘，有開胃、健脾、除溼、利尿作用。在全穀根莖類食物中，玉米能提供大量膳食纖維，有助於潤腸道；且玉米含礦物質鎂，有利於腸胃蠕動，幫助消化吸收，改善便祕。

內湖國泰診所營養師張斯蘭指出，玉米含有葉黃素和玉米黃素，具抗氧化作用，可吸收進入眼球內的有害光線，保護黃斑部，延緩黃斑病變和白內障的發生，因此有助於護眼。

黃斑部位於視網膜中央，負責視覺和顏色覺的細胞分布其中，因此任何黃斑部病變都會引起視力下降、顏色變暗、影像變形，嚴重者甚至導致失明，對於用眼過度的電腦族來說，若缺乏保護，恐怕讓黃斑部退化與病變提早發生。

現代研究還發現，玉米因為含有卵磷脂、胡蘿蔔素、鉀、硒、鎂、膳食纖維及維生素A、E等，長期食用可使血脂肪下降，是很好的養生食材。

不過，不建議把玉米當零食吃，尤其是需要控制澱粉類攝取總量的糖尿病患，一根玉米大約是一碗飯的熱量，可適度代換成主食，來增加攝取纖維質與其他營養素。

Tips

### 生活小常識

玉米最好以真空包裝保存或放入冰箱，還要注意是否發霉，以免產生黃麴毒素，誤食會傷肝，甚至致癌。

### 這樣吃最健康

玉米可加入沙拉，或直接蒸來吃。黃玉米原本就有甜味、白玉米蒸熟後多半會抹一點鹽巴水，吃起來都相當有口感；相較之下，夜市常見的烤玉米，會添加過多的油和鹽，比較不建議多吃。此外，玉米也是冬季許多火鍋的必備材料，下鍋煮的時間不宜太久，水開後煮十分鐘即可，以免維生素C被破壞。

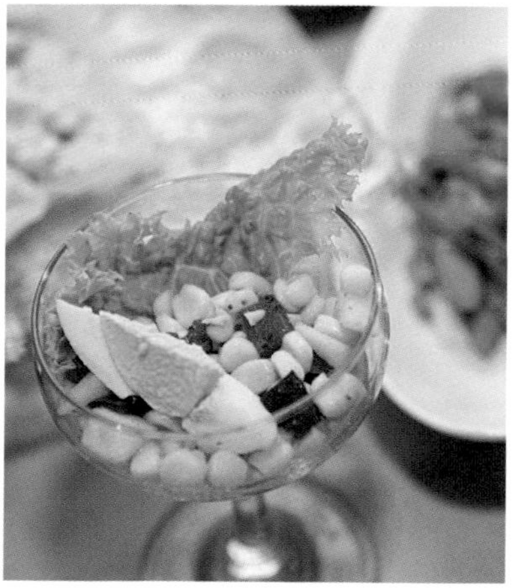

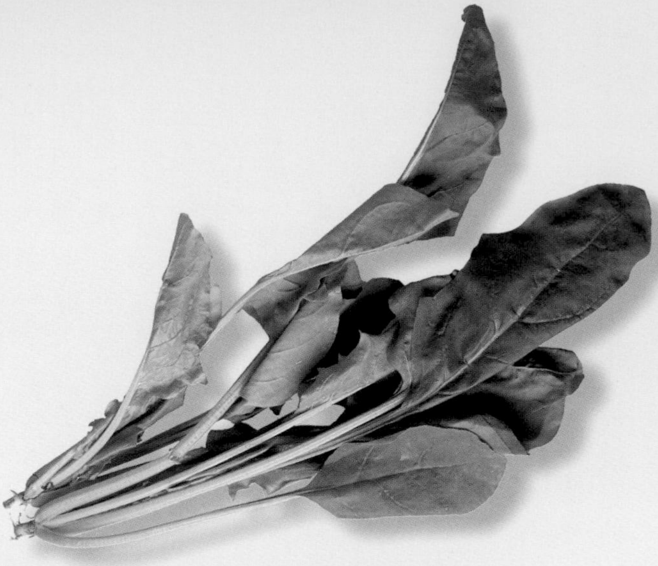

# 菠菜

護眼補血防癌
預防骨質疏鬆

菠菜（每 100 公克的營養成分）

| 熱量 | 粗蛋白 | 膳食纖維 | 維生素 A | 維生素 C |
|---|---|---|---|---|
| 19.4Kcal | 2g | 2g | 7205IU | 11mg |

資料來源／食品營養成分資料庫

## 營養師觀點

**內湖國泰診所營養師 ‧ 張斯蘭**

菠菜葉酸含量高，多吃可維持大腦血清素穩定，讓人保持快樂心情，在國外有「快樂食物」之稱。雖然多吃菠菜能讓情緒穩定，但菠菜草酸鈣含量高，吃過量會造成血液中草酸鈣含量過高，容易結石的人，不建議吃太多。

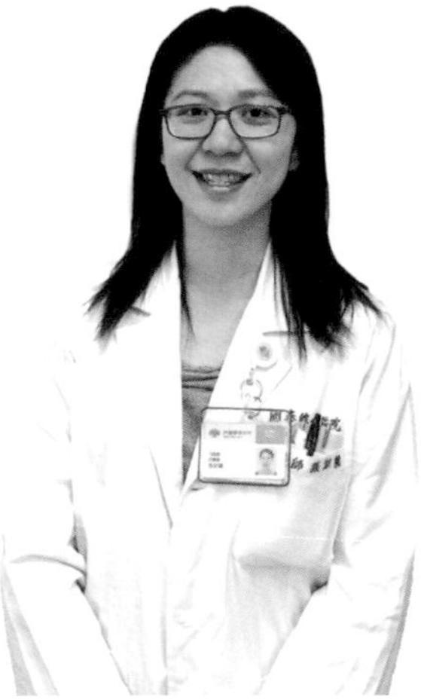

**菠**菜讓人印象最深刻的是，卡通人物大力水手卜派吃了之後，變得力大無窮。荷蘭最新研究也發現，菠菜含豐富營養成分及酪胺酸，多吃不但可以讓人元氣滿滿，還可以讓人反應變快。

平板電腦、智慧型手機上市後，現代人的眼力愈來愈差，不少人吃健康食品護眼，與其花錢買護眼健康食品，還不如到傳統市場買一把菠菜來吃，不但可護眼，還可以補血、預防骨質疏鬆。

菠菜中所含的β-胡蘿蔔素含量高於胡蘿蔔，多吃可以預防眼疾發生。菠菜維生素C的含量比大白菜高兩倍，比白蘿蔔高一倍。比較特別的是，菠菜的蛋白質含量也相當高，五百克菠菜的蛋白質含量相當於兩個雞蛋。

菠菜含豐富的鐵，有補血、止血效用；其豐富的膳食纖維，可以促進腸胃蠕動，幫助排便。菠菜含有一種類胰島素的物質，能保持血糖穩定，尤其適合第二型糖尿病病人。

國外研究發現，多吃菠菜能預防大腸直腸癌。根據研究，菠菜食用較多的地區，胃癌及大腸直腸癌發生率較低。研究團隊發現，菠菜有豐富葉綠素及纖維，可防止細胞內基因損害，維持細胞正常功能，同時促進腸道蠕動及化合作用，使腸胃道內致癌物質隨糞便排出體外，保持腸通暢。

Tips

### 生活小常識

菠菜有高量的草酸，會影響鈣的吸收，也可能與大量的鈣結合形成結石。建議食用菠菜時可用開水稍微氽燙，減少菠菜中的草酸。

### 這樣吃最健康

菠菜含豐富葉酸，常吃可增加免疫力及抗氧化能力，但葉酸是水溶性纖維容易被破壞，建議料理菠菜時，最好以蒸或拌炒方式，才能吃到葉酸的營養成分。要注意的是，菠菜含有很高的鉀離子，腎臟疾病患者不宜食用，患者如果要食用菠菜，可先將菠菜切段泡水再煮，可減少鉀離子含量。

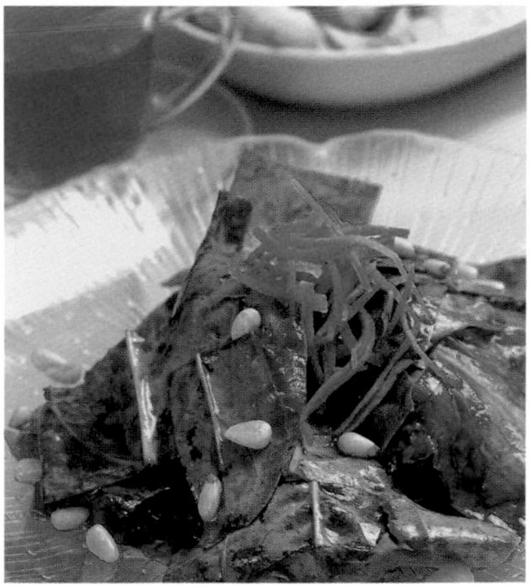

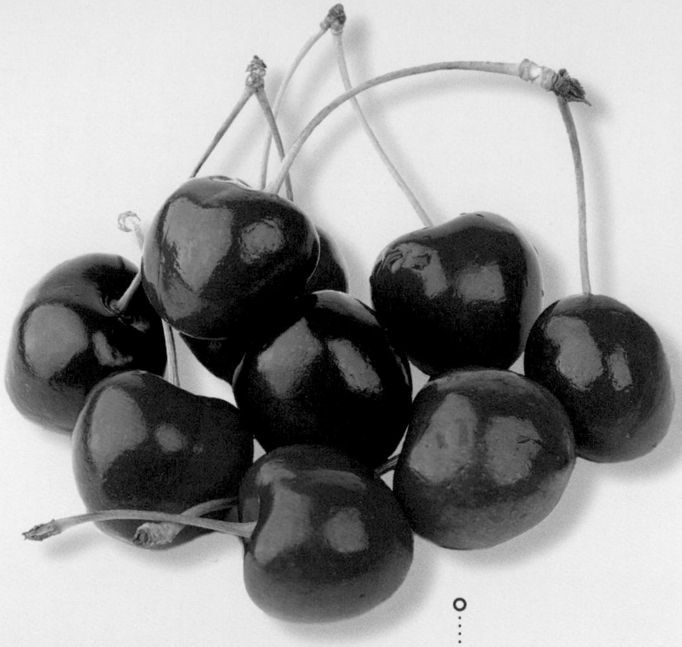

# 櫻桃

養顏強眼
穩定大腦神經

櫻桃（每 100 公克的營養成分）

| 熱量 | 膳食纖維 | 維生素 A | 維生素 C | 鉀 |
|---|---|---|---|---|
| 74Kcal | 1.3g | 20.4IU | 10.7mg | 220mg |

資料來源／食品營養成分資料庫

## 營養師觀點

**晨光健康營養專科諮詢中心院長 · 趙函穎**

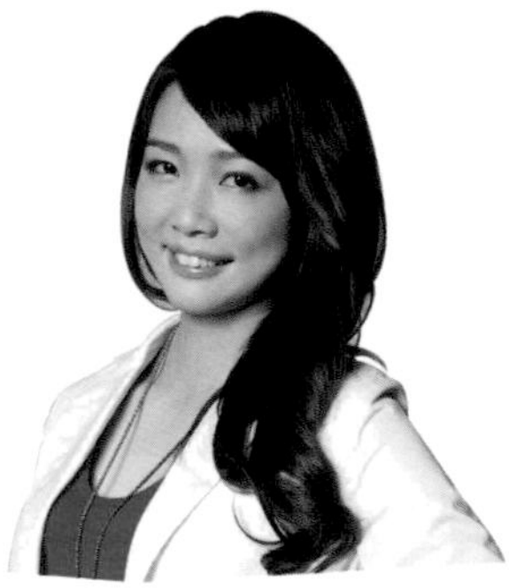

許多人認為櫻桃的鐵質含量高，吃了可補血，但從營養素來看，每一百公克櫻桃的鐵含量僅〇．三毫克，不算特別高，不過，櫻桃營養素分布很均衡，是最大特點。不少人會在蛋糕上吃到櫻桃，這種櫻桃多半不是新鮮的，而是加了糖水再醃漬過，營養素恐怕多已流失。

part 11

櫻桃是常見的進口水果，從營養的角度來說，櫻桃是營養素很均衡的水果，各式的維生素、礦物質都很豐富，其中維生素A、C都有抗氧化、抗衰老的效果，因此吃櫻桃有助於養顏美容。

櫻桃不僅維生素A豐富，還有玉米黃素、β-胡蘿蔔素、葉黃素，這類營養素對眼睛有好處，因此吃櫻桃可護眼，尤其對於電腦族來說，適當地補充可保健眼睛。

櫻桃顏色非常鮮豔，多半呈現深紫紅色，主要是含有豐富的花青素，此類多酚也是很強的抗氧化劑，不僅對皮膚有保護效果，研究顯示可防止誘發自由基，緩解運動後的肌肉痠痛。

美國路易斯安那州立大學曾在美國營養學會發表研究指出，櫻桃汁可改善老年人失眠問題，與對照組比較顯示，早晚各飲用一杯櫻桃汁的老年人，睡眠時間與品質都獲得改善。櫻桃能幫助人體形成褪黑激素，可穩定大腦神經，因此對有失眠困擾、情緒煩躁者，有輔助效果。

在礦物質方面，每一百公克櫻桃含兩百二十毫克的鉀，屬於高鉀水果，能抵銷體內過多的鈉，讓血壓維持穩定，但對飲食需要限鉀的腎臟病患來說，攝取時就要謹慎。

買櫻桃時最好選擇有果蒂、色澤光豔、表皮飽滿者，且櫻桃屬於漿果類，容易損壞，清洗時間不能太久，也不宜泡水，保存時最好冷藏。

Tips

**生活小常識**

中醫觀點認為櫻桃屬於熱性食物，吃太多容易上火。

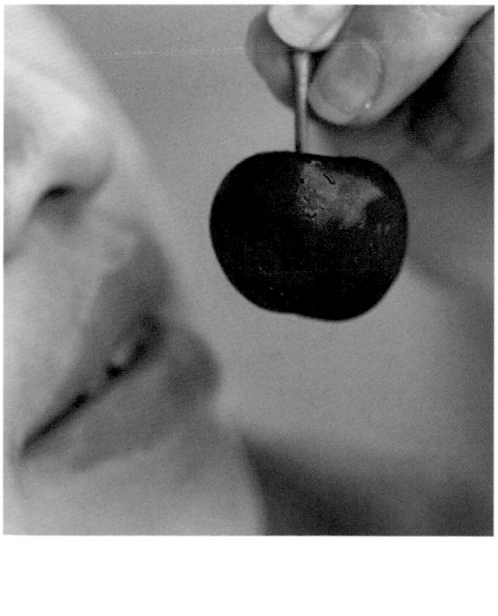

**這樣吃最健康**

櫻桃主要是當水果吃，或是搭配在沙拉上，雖然不含膽固醇，但仍不建議過量攝取，櫻桃一天吃一份（約九顆）的量即可，否則可能造成肥胖。櫻桃的品種多元，有深紫紅、淡紅色或偏黃的品種，顏色愈深的營養愈高，也就是深紫紅色的櫻桃最好。

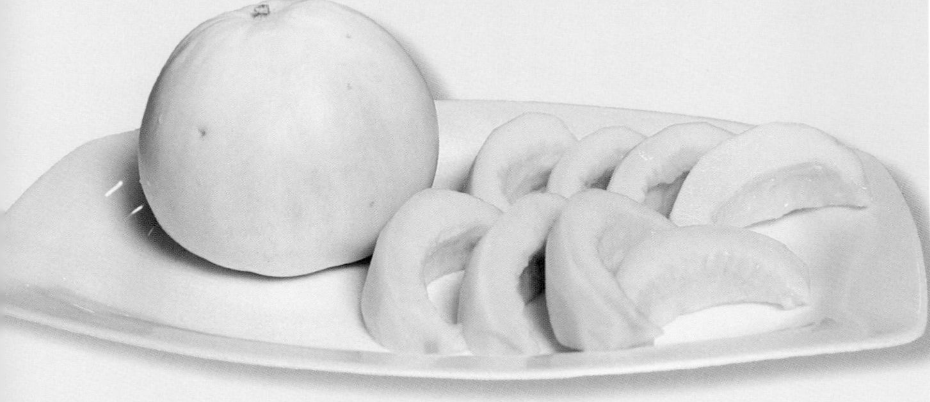

# 香瓜

保護眼睛
利尿助消化

香瓜（每 100 公克的營養成分）

| 熱量 | 水分 | 膳食纖維 | 維生素 C | 鉀 |
|---|---|---|---|---|
| 29Kcal | 91g | 0.6g | 10.9mg | 218mg |

資料來源／食品營養成分資料庫

## 營養師觀點

**彰化基督教醫院營養師 · 徐嘉罄**

香瓜屬於高鉀水果，每一百公克含有兩百至三百毫克的鉀，一般健康的民眾，食用有利尿效果；但腎臟功能不佳的患者，即使水腫、也不適合攝取高鉀水果，因為不僅無法利尿，還會加速損壞腎功能。

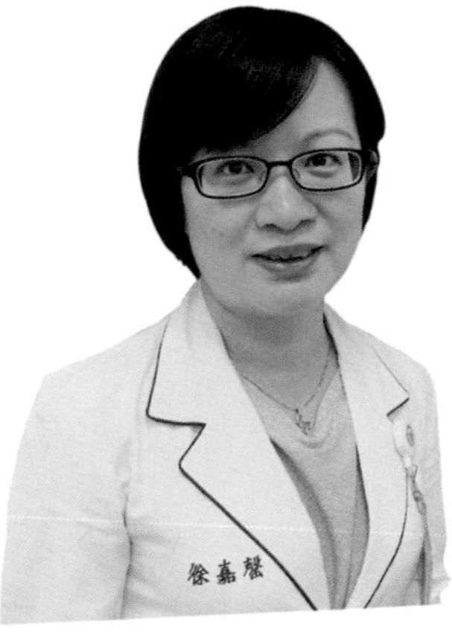

香瓜又稱為甜瓜、甘瓜，可分為東方甜瓜與洋香瓜兩大系統：東方甜瓜又分厚皮黃色的香瓜，以及薄皮白色的美濃瓜；至於洋香瓜最知名的，就是有黃橙果肉的哈密瓜。

香瓜的營養成分包括醣類、膳食纖維、維生素A、維生素C、類胡蘿蔔素、鈉、磷、鉀等。每年四至十月是香瓜產季，香瓜水分高，且味道香甜，被視為消暑聖品。

食用香瓜還有另一個禁忌，衍生自中醫觀點，認為香瓜屬性偏寒，容易腹瀉等體質偏寒涼的人，不宜吃太多香瓜。

此外，香瓜的類胡蘿蔔素含量比一般水果高，可以幫助皮膚修復，也對眼睛有保健作用。至於膳食纖維可促進腸胃蠕動，幫助排便。

如何買到香甜的香瓜？選購時聞聞看是否有香味，若有香味，表示已經熟成、味道比較甜；另一種選擇方式是看香瓜底部圓形區，愈大表示愈成熟，但如果底部按壓下去很硬，表示還不夠熟。

已經熟成的香瓜，可放入冰箱冷藏，反之則應放在常溫下催熟。由於香瓜的種植過程多噴灑農藥，食用前最好先清洗、削皮，以免把農藥吃下肚，可能影響健康。

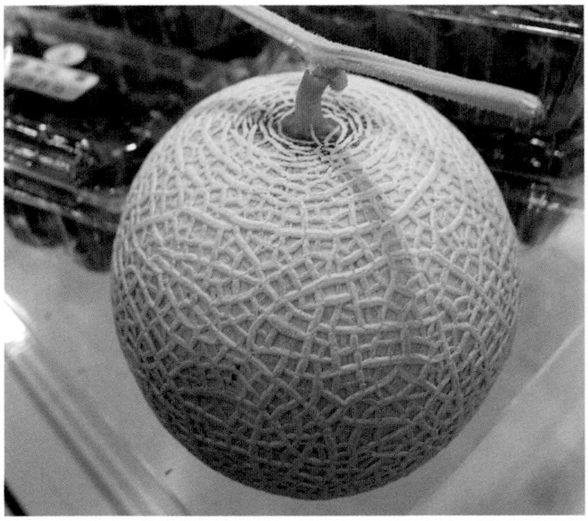

### 這樣吃最健康

香瓜主要是當水果食用，也可以做成沙拉。水果要注意攝取量，一份香瓜的量約莫是切開後裝一碗，一般人建議每天吃三份水果，香瓜不要吃超過一份，以免吃太多容易腹瀉。

Tips

### 生活小常識

哈密瓜又稱洋香瓜，營養成分與香瓜類似，不過含有的類胡蘿蔔素特別高，是木瓜的四倍、香瓜的九倍，因此吃多了可能沉積在體內，導致手掌等皮膚變得泛黃，建議適量食用就好。

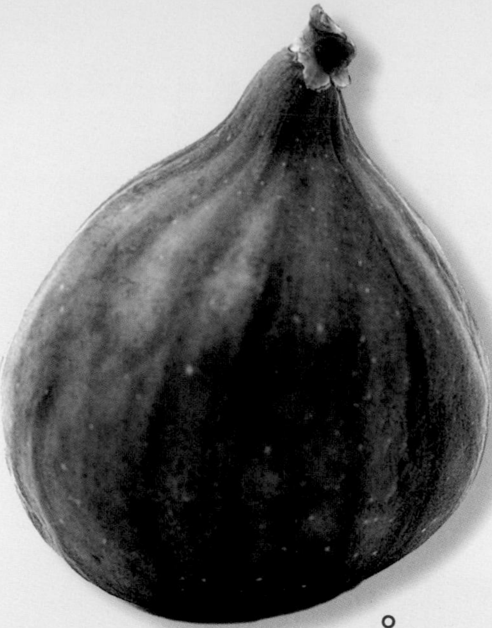

# 無花果

護眼降鈣血壓
幫助細胞形成

無花果（每 100 公克的營養成分）

| 熱量 | 粗脂肪 | 維生素 C | 鉀 | 鈣 |
|---|---|---|---|---|
| 364Kcal | 4.3g | 5.1mg | 897mg | 363mg |

資料來源／食品營養成分資料庫

## 營養師觀點

**郵政醫院資深營養師 · 黃淑惠**

無花果是營養密度最高的水果，熱量低、礦物質及維生素含量豐富，尤其維生素 C 的含量最高，是桔子的二・三倍、桃子的八倍、葡萄的二十倍、梨子的二十七倍；維生素 $B_6$ 的含量也很高，$B_6$ 是製造抗體及白血球的重要營養素，人體缺乏 $B_6$ 容易出現抽筋、貧血等症狀。

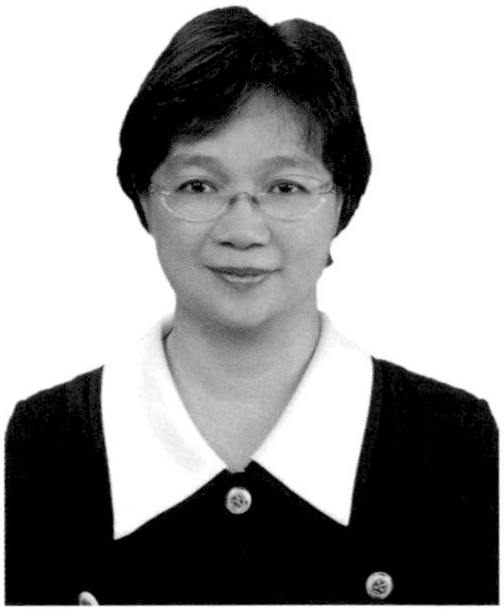

在古希臘，無花果被當成奧林匹克運動員訓練時必吃的水果，由於它熱量低、含豐富的營養素及礦物質，在歐美、中東國家有「生命果」之稱。無花果的營養價值非常高，是減肥、降血壓、護眼的好幫手。

無花果在臺灣屬於罕見的水果，很多人不知道臺灣也產無花果；嘗過新鮮無花果的人，對於無花果清淡、甜美的滋味都難以忘懷。新鮮無花果不僅味道清甜，營養密度也很高。

無花果最為人津津樂道的是，含有豐富的葉黃素、花青素、胡蘿蔔素，可保護眼睛，預防白內障及黃斑部病變。特別是，糖尿病視網膜病變患者，更應多吃含有葉黃素的食物，維護視網膜黃斑部的健康。

植化素含量豐富外，無花果也含有豐富的膳食纖維，每一百公克中，膳食纖維含量達二．九公克。膳食纖維屬可溶性纖維，能吸收腸道內多餘的水分，刺激腸道蠕動，抑制血糖上升，維持腸道的自然排便作用。

無花果含豐富的泛酸，可幫助細胞形成，維持正常成長及中樞神經系統運作，同時也是脂肪及醣類轉變為能量不可或缺的物質。泛酸參與體內能量的製造，可以控制脂肪的新陳代謝。泛酸與頭髮、皮膚的營養狀態有密切關係，當頭髮缺乏光澤或變得較稀疏時，可多吃新鮮無花果或乾果補充。

研究發現，人體缺乏泛酸易造成低血糖、血液及皮膚異常、疲倦、憂鬱、失眠、食欲不振、消化不良、十二指腸潰瘍。一般而言，泛酸可由腸內菌在體內合成，也可從天然食物攝取，或者藉由人工合成的錠劑補充。

**這樣吃最健康**

高血壓患者不妨多吃無花果，可輔助降血壓，國外推行的得舒（DASH）飲食中，無花果被列入食材之一。

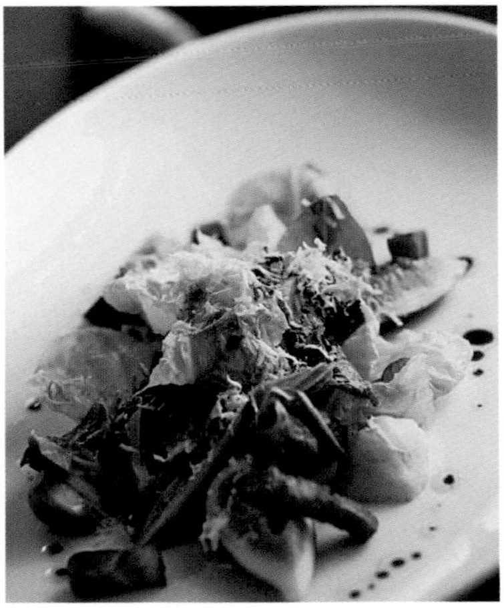

Tips

**生活小常識**

無花果屬高鉀、高纖水果，所以慢性腎臟疾病患者最好少吃。

# Part 12

# 慎選飲食、聰明減脂

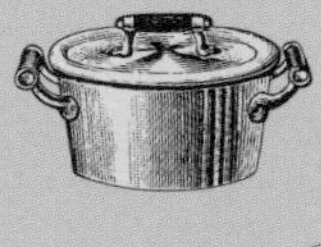

二十一世紀文明病之首當屬肥胖症了，人們三餐不定時、晚餐宵夜過量，吃得飽更要吃得好，胃的負擔大增，導致體內吸收了過多而無幫助的熱量，便轉化成脂肪、膽固醇，代謝速度變慢，嚴重影響個人健康與外貌。對治肥胖除了要勤做運動，更要慎選飲食。

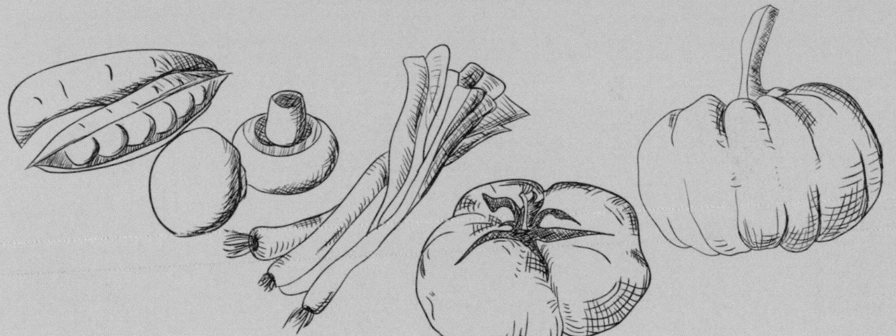

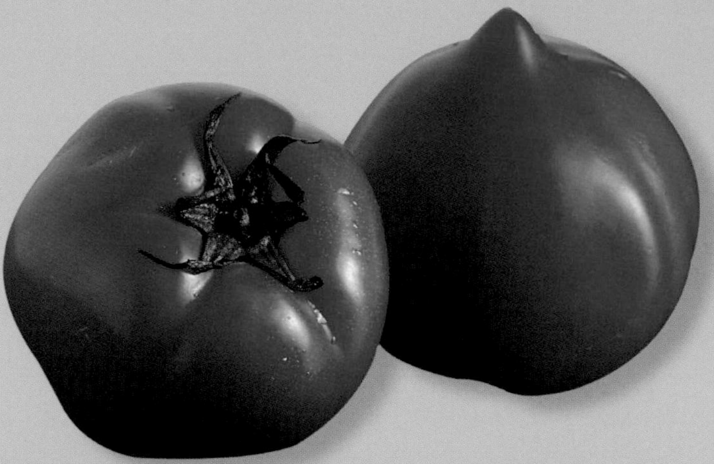

# 番茄

美白護心抗氧化
改善易胖體質

番茄（每100公克的營養成分）

| 熱量 | 水分 | 膳食纖維 | 維生素C | 鉀 |
|---|---|---|---|---|
| 31Kcal | 90g | 1.6g | 21mg | 210mg |

資料來源／食品營養成分資料庫

## 營養師觀點

**晨光健康營養專科諮詢中心院長 ‧ 趙函穎**

對於想減重的人來說，選對時間吃水果很重要，比如坊間盛行的「番茄減重法」，著眼於番茄的膳食纖維和抗氧化物豐富，但並非毫無限制吃番茄就會瘦，最佳吃水果的時間點，應該是「餐與餐之間吃」或是「飯前吃」，一來可增加飽足感，二來可讓消化酵素發揮作用，才能輔助減重。

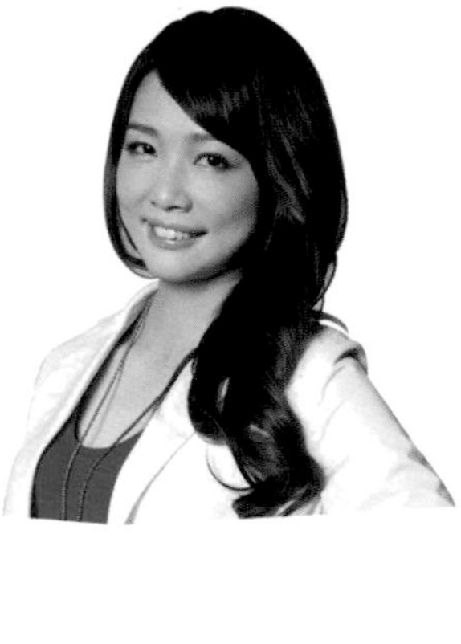

俗諺說：「番茄紅了，醫師的臉就綠了！」番茄對人體有益，多吃番茄可增進健康。其中最獨特的營養素就是茄紅素，是$\beta$-胡蘿蔔素的一種，可幫助抗氧化、美白、保護心血管，對於男性的攝護腺也有保健效果。

除了茄紅素，番茄還含有豐富的維生素Ａ、Ｃ，一百公克的番茄、維生素Ｃ含量就有二十一毫克，是每人每日建議攝取量的五分之一。此外，番茄的膳食纖維高、熱量低，也被視為輔助減重的食材。

市面上番茄有大、小之分，大番茄（比如牛番茄）當蔬菜、小番茄（如聖女番茄）當水果，若以減重來說，比較推薦多吃大番茄，因為熱量比小番茄低，也不像小番茄含較多的果糖，所以小番茄也不能吃過量，否則過多的糖分容易在體內轉換成脂肪。

番茄是紅色食物的代表，一周可吃三至五次，大番茄若切片做沙拉生吃，可攝取到維生素Ｃ；若改煮湯、炒蛋熟食，有助於攝取茄紅素，因為茄紅素是脂溶性的營養素，烹調時加點油更容易吸收，可幫助體內環保並提升抗氧化能力，適合想改善易胖體質的人食用。

有些人認為大番茄的皮會刮口，食用時會去皮，但若要吃到最多的膳食纖維，仍應連皮吃，食用前務必洗淨；此外，要避免皮有刮口感，也可以將番茄先用果汁機攪碎，再做成湯品。

Tips

**生活小常識**

番茄鉀含量高，因此需要限鉀的腎臟病患，食用番茄時要限量。

**這樣吃最健康**

### 甩油瘦身蔬菜湯

對想控制體重的人來說，番茄是很好的輔助食材，推薦一道以番茄為基底的蔬菜湯。

**材料**：牛番茄兩個、洋蔥半個、高麗菜一百克、紅蘿蔔十克、香菇高湯兩百毫升、黑胡椒少許、羅勒葉少許。

**做法**：將番茄及香菇高湯放入果菜汁機打碎再放入鍋中，再放入高麗菜及紅蘿蔔煮熟，最後撒上羅勒葉及黑胡椒調味即可上桌。

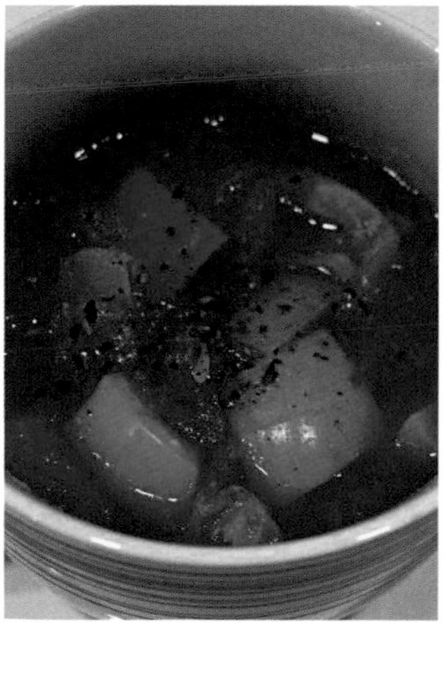

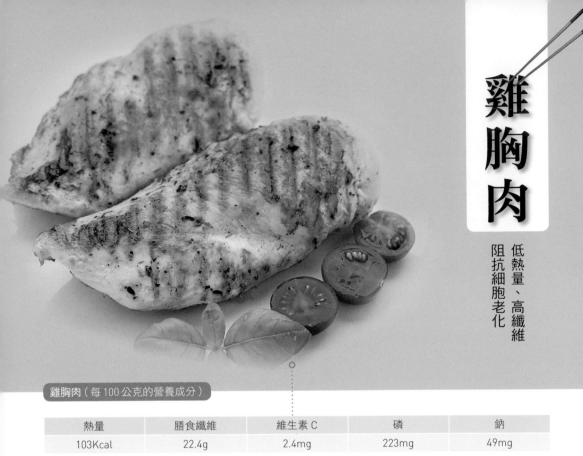

# 雞胸肉

低熱量、高纖維
阻抗細胞老化

雞胸肉（每 100 公克的營養成分）

| 熱量 | 膳食纖維 | 維生素 C | 磷 | 鈉 |
| --- | --- | --- | --- | --- |
| 103Kcal | 22.4g | 2.4mg | 223mg | 49mg |

資料來源／食品營養成分資料庫

## 營養師觀點

**振興醫院營養師 ・ 蕭如榆**

雞肉的脂肪含量比牛肉和豬肉少，且富含屬於優質蛋白質的必需胺基酸，有助於細胞、神經、皮膚，清除老廢細胞。體質虛弱、病後、產後、老人、小孩的族群，若要補充蛋白質增加肌肉量，雞胸肉是不錯的選擇。

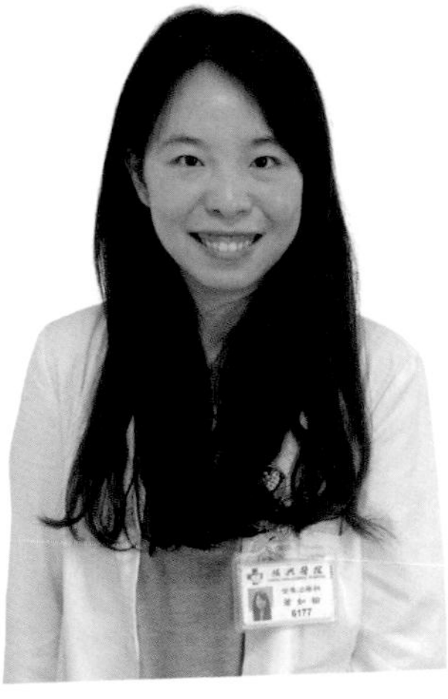

**雞**胸肉深獲好萊塢明星青睞，不少女明星靠它瘦身，而它不僅是很好的減肥食材，也是優秀的抗老食物，其豐富的肌肽和甲肌肽抗氧化作用高，能有效預防身體和肌膚老化。

問一下周遭朋友，你愛吃雞胸肉嗎？相信很多人會皺眉回答「不好吃」。市場上的雞胸肉常乏人問津，而軟嫩多汁的雞腿總是大受歡迎。

雞胸肉雖不受喜愛，卻是運動員及明星減重、養肌的必備聖品。從營養角度分析，同樣去皮的雞胸肉和雞腿肉相比，雞胸肉一百公克的含脂量只有〇．九克脂肪，腿肉含脂量則高達八．七克，雞胸肉熱量明顯少$^1/_3$，所以大家都愛吃雞腿肉，因為吃起來比較滑嫩、爽口。

雞胸肉熱量低外，最重要的是它含豐富的維生素$B_6$及菸鹼酸，能消除疲勞、保護皮膚。維生素$B_6$與菸鹼酸是身體能量及新陳代謝不可或缺的營養素，可清除體內自由基，阻抗細胞老化，預防身體及肌膚老化。

日本研究發現，雞胸肉所含的肌肽和甲肌肽抗氧化作用高，不僅有抗老效果，還能提升運動能力。激烈運動時，屬於疲勞物質的乳酸會囤積在肌肉，而肌肽和甲肌肽可預防乳酸產生，同時去除活性氧，快速恢復精神。

Tips

### 生活小常識

雞胸肉含脂量遠少於雞腿肉，是減重或健身的飲食好夥伴。

### 這樣吃最健康

很多人對乾澀的雞胸肉敬而遠之，其實只要用點巧思，適當地烹調，雞胸肉也能很美味。水煮雞胸肉後切絲，搭配蒜苗、小黃瓜涼拌，原本乾澀的口感，立刻滑順好吃；或是乾煎好吃又嫩的雞胸肉，小技巧就是熱鍋後，先用大火煎一分鐘讓香氣出來，再翻面轉小火、蓋上鍋蓋悶十分鐘悶熟。

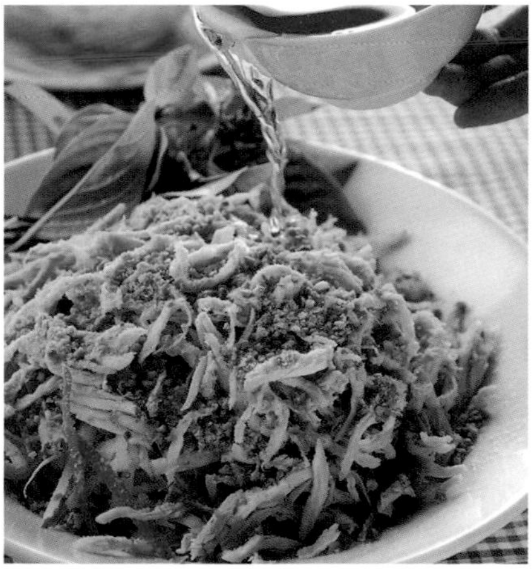

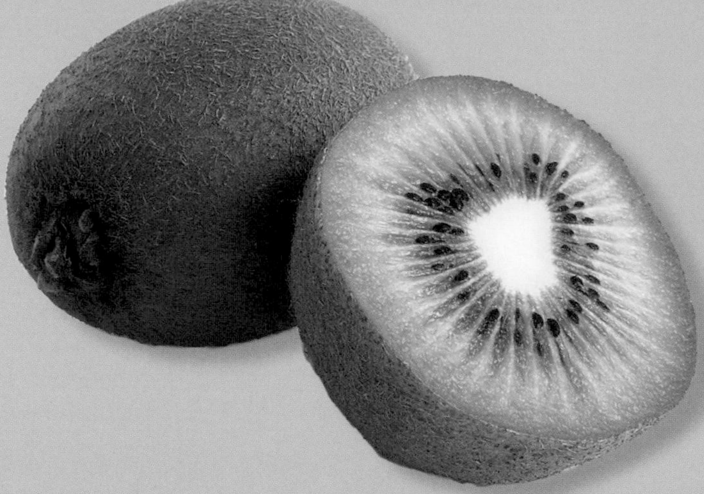

# 奇異果

加速消化道蠕動
助眠、穩定血壓

奇異果（每100公克的營養成分）

| 熱量 | 膳食纖維 | 維生素C | 鉀 | 鎂 |
|---|---|---|---|---|
| 55Kcal | 2.4g | 76.2mg | 300mg | 12.2mg |

資料來源／食品營養成分資料庫

## 營養師觀點

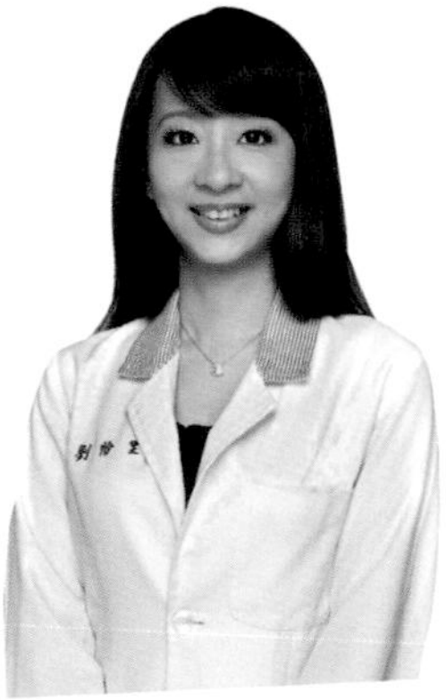

**臺安醫院營養師 · 劉怡里**

奇異果含有相當高的維生素C，一天只要吃2顆就可以達到衛生署的建議量，維生素C是人體很重要的營養素，它可以保護細胞、提升抵抗力；鉀、鎂含量也很高，鉀能幫助利水，鎂則可消除疲勞、安定神經，晚上難以入睡的人，可以也多吃含鎂量高的食物。

在大家的印象裡，水果之王是榴槤，其實談到營養成分，奇異果才是真正的水果之王。美國研究發現，奇異果的營養素密度居水果之首，可降血脂預防心血管疾病，還可以改善腸道環境，讓排便更順暢。

有臺灣瑪丹娜之稱的藍心湄曾分享過兩個月瘦五公斤的方法，就是狂嗑帶皮奇異果。營養師表示，連皮帶肉吃奇異果能減肥，並不是奇異果皮含有消脂成分，而是因為含有豐富的纖維，增加飽足感，有助排便。

奇異果是營養密度最高的水果，所謂的營養密度是指相同的熱量下，所含各種營養素的種類與含量的多寡。食物，而這類食物大多指的是蔬菜水果。奇異果的營養密度遠高於柳橙、小紅莓、香蕉、藍莓、蘋果等。美國藥物暨食品管理局已將奇異果列為抗癌蔬果之一。

奇異果最為營養師推崇的是，維他命C含量相當高，比檸檬高二至三倍，比蘋果高二十至三十倍，所以只要吃兩顆奇異果，就可以補充一天人體維生素C所需的量。

現代人工作忙碌，常熬夜、火氣大、嘴破，需要維他命C提升免疫力，緩解因壓力引起的疾病。每天吃一到兩顆奇異果可改善因免疫力下降引起火氣大、口腔炎等問題。維他命C也可以使三酸甘油脂及膽固醇加速轉化為膽酸，避免血管硬化及高血壓等現象。

國外研究也發現，奇異果含有奇異酵素，具有水解蛋白質的能力，可增加蛋白質的分解並加速消化道蠕動，幫助富含蛋白質的食物例如：肉類的消化，預防便祕；研究還發現，奇異果中的鈣、鎂及維生素C可穩定情緒，抑制交感神經，改善失眠。

## 這樣吃最健康

奇異果有很多好處，但中醫角度認為並非人人適合，過敏體質或是懷孕、經期不順的女性，最好少吃奇異果。奇異果含有豐富纖維，但不建議民眾連皮一起吃，因為有些人對奇異果皮會過敏，連皮吃下肚恐引起嚴重過敏反應，例如氣喘。

Tips
### 生活小常識

從中醫角度來看，奇異果屬涼性水果，不宜多吃。

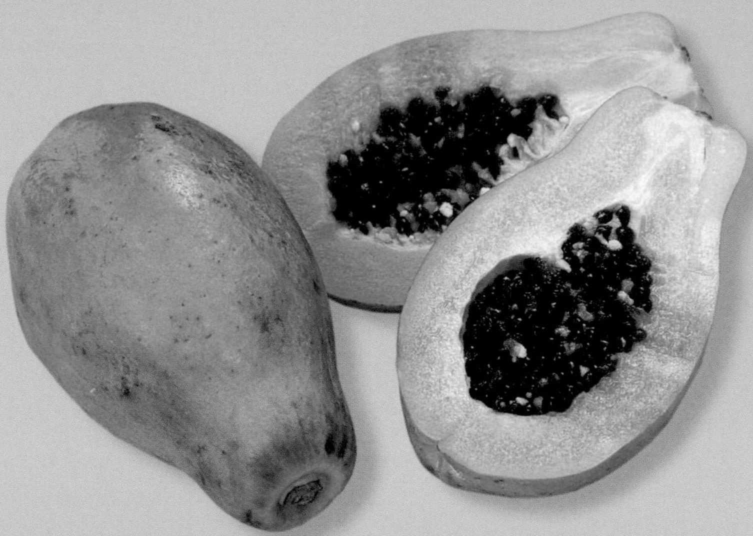

# 木瓜

健胃整腸
清除下半身脂肪

木瓜（每 100 公克的營養成分）

| 熱量 | 膳食纖維 | 維生素 C | 維生素 A | 鎂 |
|---|---|---|---|---|
| 38.5Kcal | 1.3g | 59mg | 660IU | 14.7mg |

資料來源／食品營養成分資料庫

## 中醫師觀點

**陳潮宗中醫診所總院長 · 陳潮宗**

木瓜性味甘平微寒，適合大部分人食用，是營養豐富，對健康有益的水果。中醫藥用木瓜稱為宣木瓜，性味酸溫，有和胃化溼、舒筋活絡功效。《本草綱目》中記載：「木瓜治溼痺腳氣。」意指木瓜可緩解腳氣浮腫、關節腫痛、腰膝無力、抽筋風溼等現象。

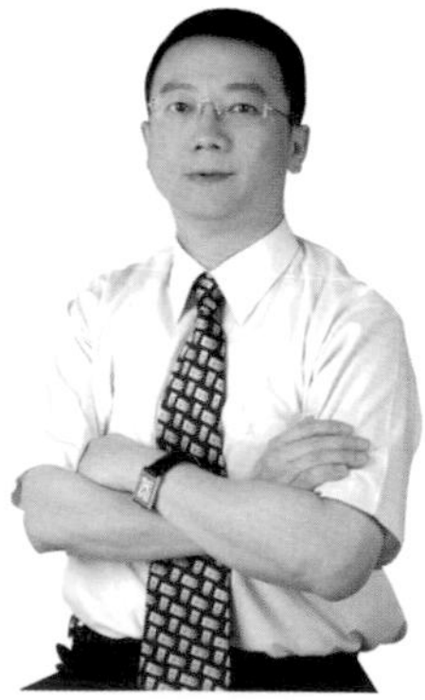

## 營養師觀點

**振興醫院營養師 · 涂蒂雅**

木瓜最獨特的是含有木瓜酵素（papain），有分解蛋白質和澱粉的作用，以青木瓜含量較高，所以多吃木瓜能改善慢性消化不良、胃炎、胃痛、十二指腸潰瘍等症狀，對腸胃消化系統大有裨益，還能清除積聚在身體的脂肪。

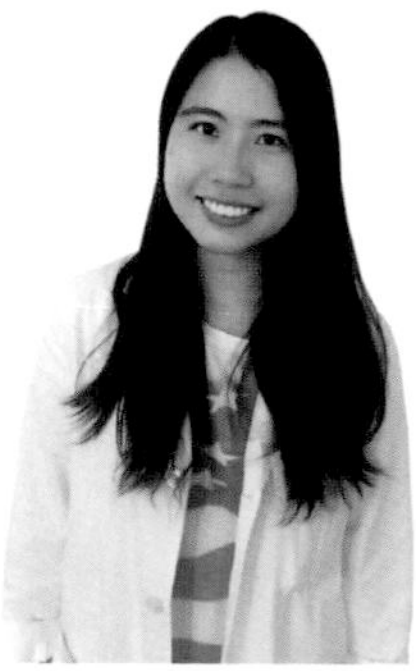

營養密度僅次於奇異果的木瓜，曾被美國科學家評定為，營養含量最豐富的水果之一，維生素C、維生A含量高，每天只要吃兩百克的木瓜，就可以滿足一天所需維生素C；鉀含量也很高，多吃可以改善水腫。

木瓜含有維生素A、B群跟維生素C等，鉀、鈣、鎂、磷等礦物質也都有，還有豐富纖維質，可幫助消化，達到整腸健胃的功效。值得注意的是，木瓜雖然好處多多，但對於血糖代謝異常者，任何水果需限量。

美國佛羅里達大學的鄧楠博士與日本學者在《民族藥理學雜誌》上發表研究報告指出，木瓜酵素可殺死多種癌細胞，其中包括乳腺癌、肺癌、胰腺癌、子宮頸癌和肝癌等，同時還不殃及正常細胞。

馬來西亞癌症專家陳駿教授也曾發表文章表示，在自然界中，最好的防癌酵素就是木瓜酵素。

木瓜酵素可以從青木瓜取得，但值得注意的是，必須用成熟的青木瓜，即皮還是青的，肉則剛開始要轉紅（一點點紅），可以攝取更多的木瓜酵素及礦物質。

Tips

**生活小常識**

值得注意的是，木瓜雖然好處多多，但對於血糖代謝異常者，任何水果需限量。

**這樣吃最健康**

吃木瓜的時間建議餐後兩小時食用，可幫助消化脂肪及蛋白質。木瓜屬黃色水果有抗氧化物質，除能整腸健胃，還具防癌及保護心血管疾病等功效，尤其木瓜所含的木瓜鹼可抑制癌症，腫瘤患者適當食用，可緩解病情。

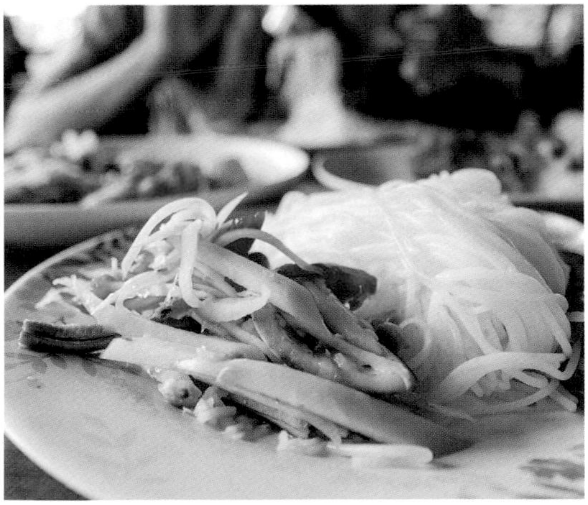

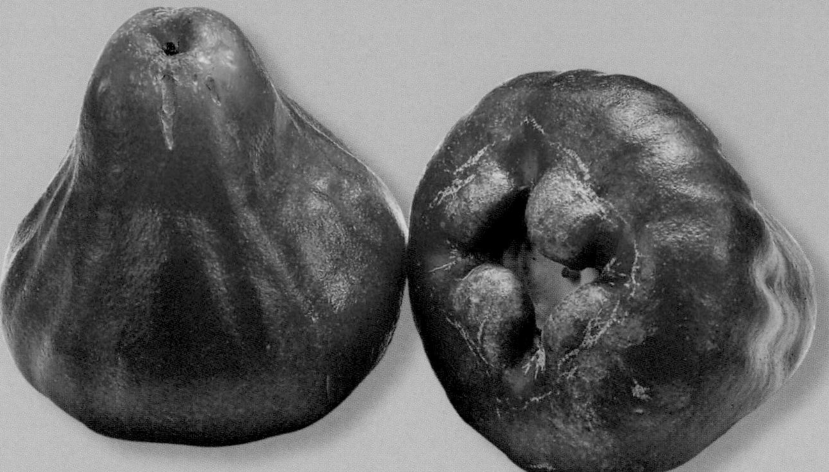

# 蓮霧

減少脂肪吸收
化痰降火氣

蓮霧（每 100 公克的營養成分）

| 熱量 | 水分 | 碳水化合物 | 維生素 C | 鉀 |
|---|---|---|---|---|
| 36.5Kcal | 89.6g | 9g | 17mg | 101mg |

資料來源／食品營養成分資料庫

## 營養師觀點

**汐止國泰醫院營養師 · 羅悅伶**

蓮霧熱量低、糖分低、鉀離子低，對於有禁忌水果的糖尿病患或腎臟病患來說，是相對安全的選擇。不過，免疫力比較差的患者，比如正在接受治療的癌症患者，建議暫時不要吃，因為蓮霧沒有外皮可剝除，若清洗不夠乾淨，殘餘的細菌或微生物，可能危害患者健康。

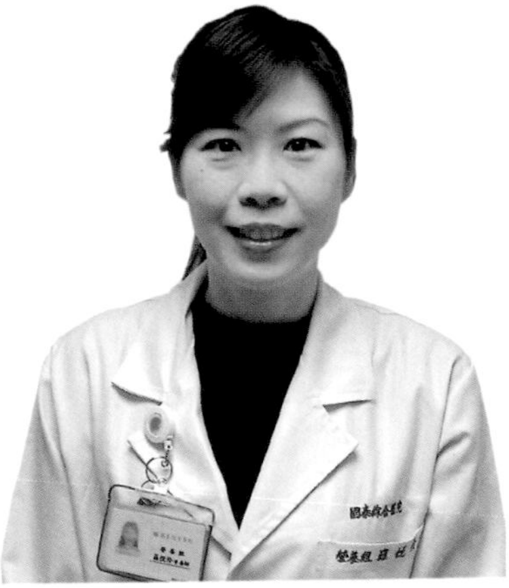

蓮霧是一種熱量低、水分多的水果，在營養素方面除了可提供膳食纖維，也富含維生素C，每一百公克有十七毫克，含量是蘋果的八倍。

由於蓮霧有大量的水分和膳食纖維，有助於控制體重。建議飯前吃蓮霧，可使胃部增加飽足感，用餐時就會吃得少，同時能減少膽固醇與脂肪的吸收。但是，不鼓勵大量吃蓮霧減肥，每餐約吃兩顆蓮霧即可。

中醫觀點來說，蓮霧性味甘平，高水分而成為很好的利尿劑，有安神的效果；將蓮霧抹微量食鹽來吃，有助於生津止渴、緩解消化不良。蓮霧低糖分、低鉀，適合飲食上必須限制糖分的糖尿病患、限鉀的腎臟病患食用。

不過，蓮霧屬偏寒性的水果，因此寒性體質者宜少量食用，避免增加身體負擔。此外，蓮霧利尿，對於頻尿或晚上常起來上廁所者，晚上最好不要吃蓮霧。

對於有黃痰的熱咳患者或口乾喉嚨癢的燥咳患者，吃蓮霧等偏寒涼而多汁的水果，可助化痰、降火氣，緩解咳嗽的不適；不過，鼻水多、白痰的冷咳患者，暫時不適合吃蓮霧。

挑選蓮霧有句口訣：「黑透紅，肚臍開、皮幼幼、粒頭飽。」就是要挑果色深紅、沒有斑點及粉狀物、臍底夠黑的蓮霧，最成熟也最甜。

Tips

**生活小常識**

蓮霧缺乏果皮保護，一碰傷就易腐爛，且容易脫水，保存別超過一周。

### 這樣吃最健康

吃蓮霧最好整顆直接咬、從尖端咬起，才會愈吃愈甜，並且獲取最多的水分，由於沒有外皮，因此食用前要沖洗乾淨，以免農藥殘留。要注意的是，以流水直接清洗就好，不要用鹽水洗，因為鹽分裡面有鈉、鉀離子，會和農藥的成分結合，導致農藥更容易留在表皮。此外，蓮霧也很適合切成丁狀，與其他水果搭配成水果沙拉食用。

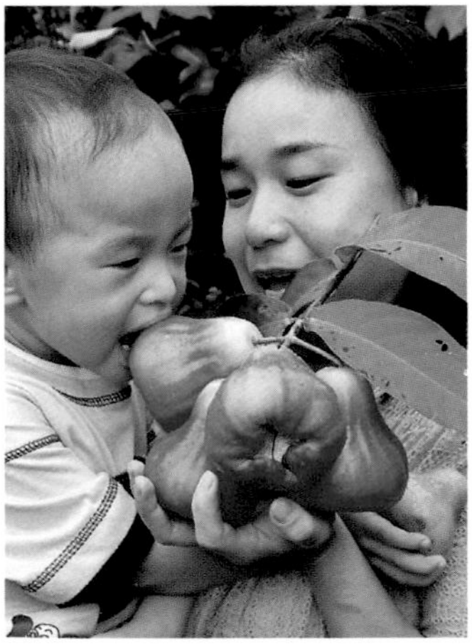

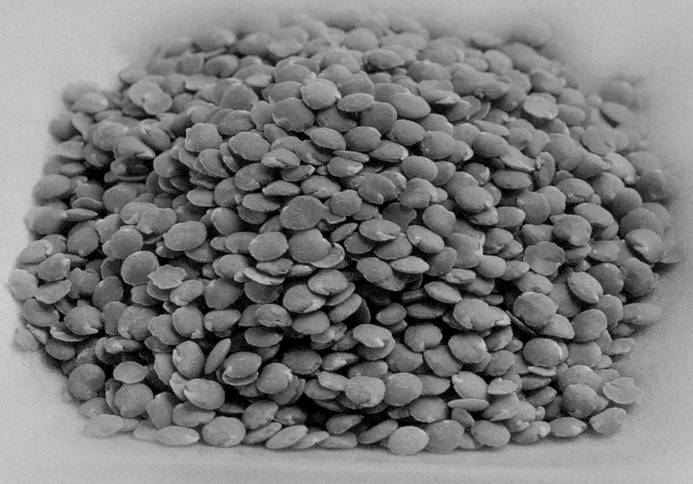

# 小扁豆

預防肥胖
降低膽固醇

小扁豆（每 100 公克的營養成分）

| 熱量 | 碳水化合物 | 膳食纖維 | 蛋白質 | 脂質 |
|---|---|---|---|---|
| 353Kcal | 60g | 30g | 26g | 1g |

資料來源／《小扁豆瘦身法》，時報出版
註／國內營養資料庫沒有該食物成分。

## 營養師觀點

**郵政醫院資深營養師 ・ 黃淑惠**

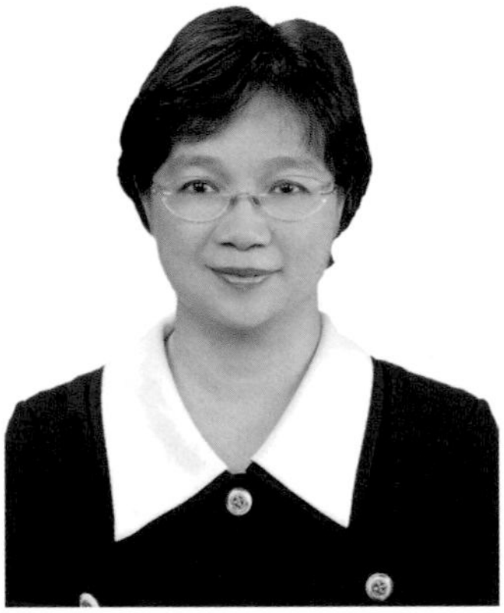

印度小扁豆跟臺灣的薏仁、中南美洲的鷹嘴豆很類似，屬低 GI 食物，且富含膳食纖維、蛋白質，會在腸道中慢慢消化，可帶來長時間的飽足感，是很好的減肥食物。不過，小扁豆的纖維含量高，平常纖維量攝取不足的人，吃了可能會出現腹痛症狀。

減肥，是女人畢生的志業，只要聽到吃某樣食物可以減肥，總被搶購一空。韓國流行吃小扁豆甩肉，原沒沒無聞的小扁豆成為搶手貨，吸引不少人嘗鮮。郵政醫院資深營養師黃淑惠表示，小扁豆能減肥是因為膳食纖維含量高，讓人有飽足感。

曾被美國《健康》月刊列為世界五大健康食品之一的印度小扁豆，近年在韓國相當火紅，成為女性「瘦身」祕密武器。不少女性食用小扁豆一個月，發現原本臃腫的身材「消風」，因此呷好道相報，跟親朋好友分享，小扁豆一夕間暴紅，在韓國賣到缺貨。

美國農業部研究人員發現，小扁豆營養成分高而完整，建議女性可多食用。根據國外研究，小扁豆葉酸含量是菠菜的二・四倍、蓮藕的三・六倍；食物纖維是香蕉的十二倍；蛋白質是牛肉的一・六倍、玄米的二・五倍。

由於小扁豆含有豐富的食物纖維，屬低GI食物，可延緩葡萄糖吸收，有助於讓血糖緩慢上升，因此能預防肥胖、便祕、糖尿病，以及降低血液中膽固醇含量，預防新陳代謝症候群。

小扁豆剷肉效果相當好，分別有褐色、綠色、紅色等，不同顏色所含的食物纖維含量有很大的差異，褐色扁豆所含的纖維量最高，想要減肥建議吃褐色小扁豆。

Tips

**生活小常識**

吃小扁豆好處多，但也不宜攝取過量，吃太多不僅會引發腹痛，還可能導致體重增加。從營養學角度來看，膳食纖維攝取過量，會阻礙鈣質、鋅和鐵等重要礦物質的吸收。

**這樣吃最健康**

小扁豆營養成分類似薏仁，熱量低、蛋白質及鐵含量相當高，具有預防便祕、預防心血管疾病、抗衰老等功效，不過它要當主食計算，才不會吃過量。

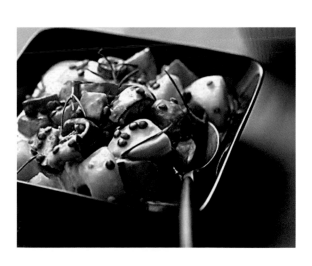

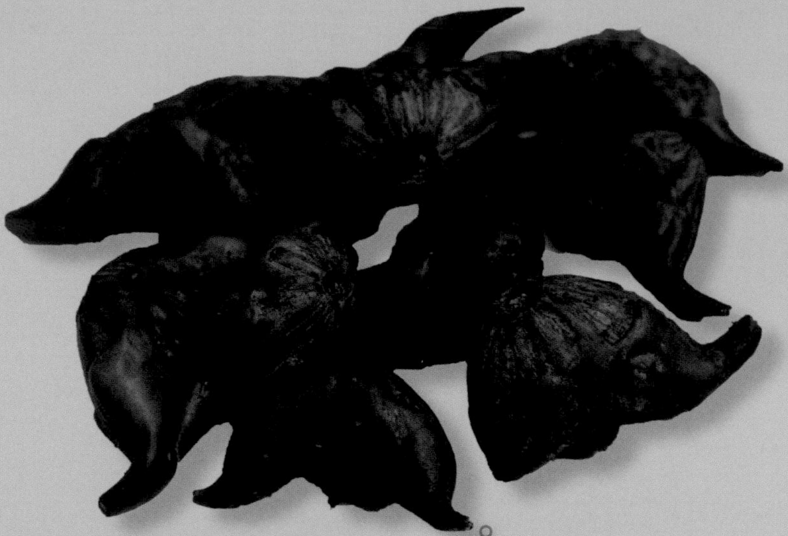

# 菱角

低熱量
利尿補氣

菱角（每 100 公克的營養成分）

| 熱量 | 碳水化合物 | 粗蛋白 | 維生素 E | 鐵 |
|---|---|---|---|---|
| 109Kcal | 23.5g | 3g | 7.7mg | 3.6mg |

資料來源／食品營養成分資料庫

## 中醫師觀點

**立生中醫診所院長 ・ 陳旺全**

菱角可入菜、也能當零食吃，如果要入菜去煮，建議先剝殼，使用的分量約莫不超過十二顆；若當零食吃，一次建議不要超過八顆。選擇菱角也有撇步，比較飽滿的菱角，放在手裡會有沉甸甸的感覺，或是泡水檢視，會沉入水的菱角比較飽滿、不會有酸味。

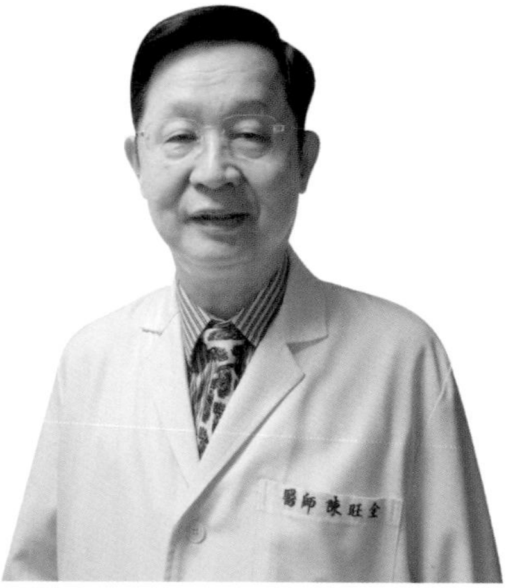

減肥不能完全不吃澱粉，菱角是不錯選擇。中醫師表示，菱角屬於熱量較低的澱粉類食物，適合替代成為減肥時的主食，且又有利尿補氣的效果，不過菱角不能吃太多，否則可能出現脹氣。

菱角又稱「沙角」或「水栗」，每年九至十二月是盛產的季節，《本草綱目》指菱角「安中補五臟，不飢輕身」，菱角性味甘平，入胃及大腸經，可作為健脾益氣、行水的食材，且菱角屬於熱量較低的澱粉類食物，因此可當作減肥時的主食，提供人體需要的能量、又不會吃下過高熱量。

菱角還含有鉀、磷、鐵、鈣等礦物質以及維生素。菱角連殼一起煮出的菱角水，有利尿的效果；此外，不僅菱角本身可以入菜來煮，黑黑的菱角水也很適合用來煮莧菜、髮菜等深色蔬菜。

不過這類煮法務必要把菱角殼刷洗乾淨，因為菱角是生長在水中的水生植物，外殼易受到薑片蟲的侵染，人若不慎食入，會導致腸黏膜發炎，進而腹痛噁心、上吐下瀉。

菱角營養豐富，尤其吃了很耐餓，因此不少人減肥時，會改吃菱角以替代米飯。市面上常見販售蒸熟的菱角、花生，不少人買來當零食吃，但菱角若吃太多，可能出現脹氣，所以不建議一次食用太多。

由於菱角的鉀和磷含量不低，提醒腎臟疾病患不宜多吃，以免加重身體負擔；菱角也是澱粉類食物，對於要控制醣類的糖尿病患者來說，吃過量可能讓血糖瞬間飆高，因此建議吃菱角時，下一餐的主食就必須減量來代換，估計吃十五顆菱角，就相當於半碗飯的熱量。

### 這樣吃最健康

菱角可以取代根莖類的食材入菜，比如山藥排骨湯，就有不同的食材變化，也可以和糙米飯一起煮，增加口感。單單將菱角蒸熟吃也很營養，不過建議將殼洗乾淨後、連殼一起蒸，吃的時候再剝掉，這樣可以吃到原味，也保留較多營養素。

Tips

### 生活小常識

腸胃容易脹氣、或消化道有發炎的人，應該避免吃菱角，以免更加不適。

養生村 0003

# 40位中西醫嚴選健康食物，教你排毒減肥、防癌抗老，愈吃愈年輕

作　者／時報周刊
美術設計／果實文化設計工作室
責任編輯／林巧涵
執行企劃／汪婷婷
董 事 長／趙政岷
總 經 理／
總 編 輯／周湘琦
出 版 者／時報文化出版企業股份有限公司
10803 臺北市和平西路三段二四〇號二樓
發行專線／（〇二）二三〇六—六八四二
讀者服務專線／〇八〇〇—二三一—七〇五、（〇二）二三〇四—七一〇三
讀者服務傳真／（〇二）二三〇四—六八五八
郵撥／一九三四四七二四時報文化出版公司
信箱／一九三四四七二四時報文化出版公司
時報悅讀網／http://www.readingtimes.com.tw
時報風格線粉絲團／https://www.facebook.com/bookstyle2014
電子郵件信箱／books@readingtimes.com.tw
法律顧問／理律法律事務所 陳長文律師、李念祖律師
印　刷／詠豐印刷有限公司
初版一刷／二〇一六年一月十五日
定　價／新臺幣三二〇元



國家圖書館出版品預行編目(CIP)資料

40位中西醫嚴選健康食物，教你排毒減肥、防癌抗老，愈吃愈年輕 / 時報周刊作.
-- 初版. -- 臺北市 : 時報文化, 2016.01

ISBN 978-957-13-6512-1(平裝)
1.食療 2.食物

418.91　　104028109